Sonja Floto-Stammen

Von Kakaokühen und Rülpsbakterien

Das große Lebensmittel Sach- und Machbuch für Kinder

mit Illustrationen von Charlotte Wagner

für Lara und Lennard

moses.

Impressum

Die Ratschläge in diesem Buch sind von der Autorin und vom Verlag sorgfältig erwogen und geprüft worden. Dennoch kann eine Garantie nicht übernommen werden. Eine Haftung des Verlages für Personen-, Sach- und Vermögensschäden ist ausgeschlossen.

moses. Verlag GmbH
Arnoldstraße 13d
47906 Kempen
Fon 0 21 52 - 20 98 50
Fax 0 21 52 - 20 98 60
Mail info@moses-verlag.de
www.moses-verlag.de

ISBN 10: 3-89777-326-0
ISBN 13: 978-3-89777-326-4

Titelillustration: Charlotte Wagner
Layout, Typographie, Satz & Titelgestaltung: Ulrike Busch
Lektorat: Nicola Berger
Redaktion: Tanja Mues
Schlussredaktion: Daniela Schönkes

Printed in Germany

Das große Lebensmittel Sach- und Machbuch für Kinder

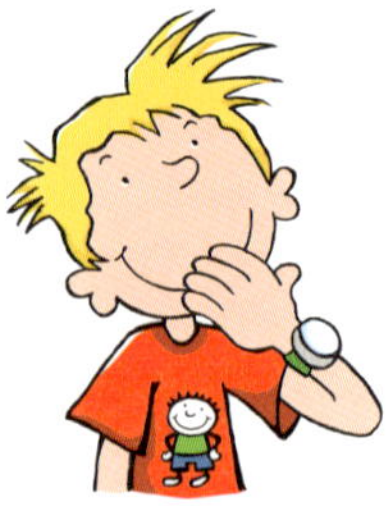

Wie werden deine Knochen und Zähne stark?

Wie wirst du schneller groß?

Welcher Pausensnack beim Sportfest macht dich fit?

Wie schützt du dich vor Erkältungen?

Welche Lebensmittel helfen dir beim Lernen?

All diese Fragen haben auch etwas mit Essen zu tun, denn nur wer abwechslungsreich und clever isst, kann das Beste aus sich herausholen!

Wie wird aus Milch Joghurt oder Butter?

Was ist eigentlich Kefir?

Warum werden aufgeschnittene Äpfel braun und wie kann man das verhindern?

Was passiert, wenn man ein Ei in Essig legt?

All diese Fragen haben viel mit Chemie zu tun und können in Experimenten wunderbar untersucht werden – probier es aus!

Wie kannst du erkennen, ob ein Ei ganz frisch ist?

Was war zuerst da, das Huhn oder das Ei?

Was ist der Unterschied zwischen Obst und Gemüse?

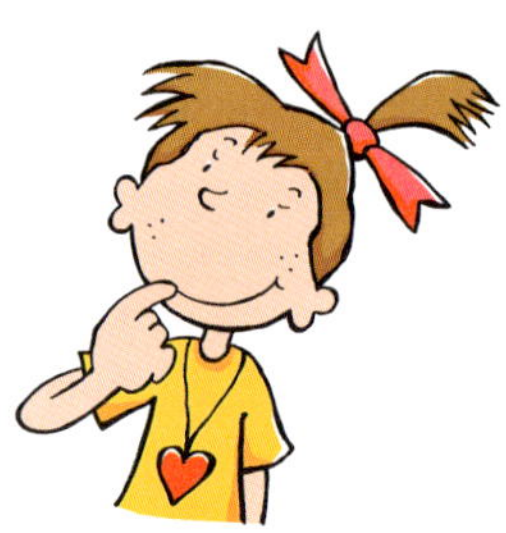

Diese Fragen eignen sich hervorragend zum Klugscheißen, denn Erwachsene wüssten die Antworten auch ganz gern!

Komm mit ins Mach- und Sach-Labor von Laura und Niklas!

Willst du wissen, wie viel Milch du brauchst, um die stärksten Knochen zu bekommen, und wie viele Äpfel du essen musst, um der nächsten Erkältung vorzubeugen? Möchtest du selber mal Butter machen oder ausprobieren, wie Bakterien arbeiten? Und willst du auch wissen, was Essen und Trinken mit guter Laune zu tun haben? Na, dann bist du hier genau richtig – im Mach- und Sach-Labor von Laura und Niklas.

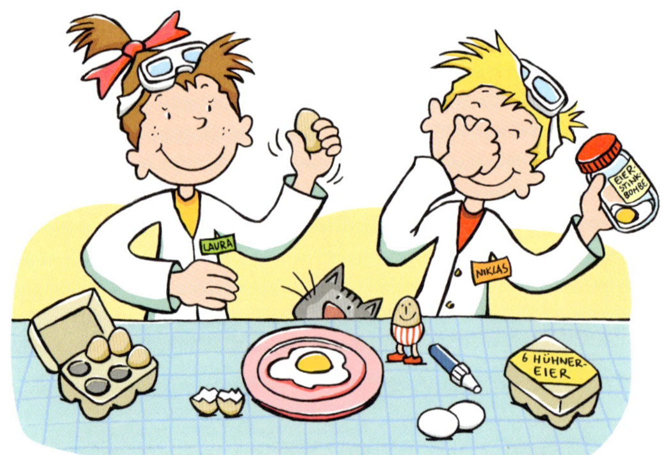

In acht großen Themenblöcken werden unsere Lebensmittel mal so richtig unter die Lupe genommen, damit dir keiner mehr sagen kann, Eis sei zu kalt für den Magen oder von Pflaumen mit Wasser bekäme man Bauchschmerzen.
Du bist der Forscher und stellst dir dein eigenes „schneller-groß-werden-Menü“ zusammen oder – wenn die Zähne gerade nachwachsen – einen „feste-schöne-

Zähne-Drink". Vor dem nächsten Sportfest weißt du dann selbst, welche Stärkung du mitnehmen musst, um schneller zu sein, und bei nächster Gelegenheit kannst du auch mal die Erwachsenen mit verblüffenden Neuigkeiten zum Thema Lebensmittel überraschen.

1) Milch
2) Getreide
3) Eier
4) Obst und Gemüse
5) Fleisch und Geflügel
6) Fisch
7) Zucker und Salz
8) Öle und Fette

Damit du dich schnell zurechtfinden kannst, ist jedes Thema unterteilt in folgende Rubriken:

Wissensecke – hier findest du kompaktes Sachwissen rund um das jeweilige Thema, Erstaunliches und Lustiges in Kürze mit Würze (mit dem Wissen für Klugscheißer kannst du sogar Erwachsene überraschen!).
Lebensmittel – wie sie heißen, wo sie herkommen, was sie machen, wofür sie gut sind und was sie für deinen Körper und sein Wachstum bedeuten.
Mach-Labor mit Laura und Niklas – hier kannst du beim Experimentieren mit den Lebensmitteln erstens viel Spaß haben und zweitens noch viel mehr über die Lebensmittel, ihre Beschaffenheit und ihre Funktion für den Menschen lernen.
Rezeptecke – die die Lust am Kochen weckt – garantiert!

Milch

7

Milch – Starkmacher für Knochen und Zähne

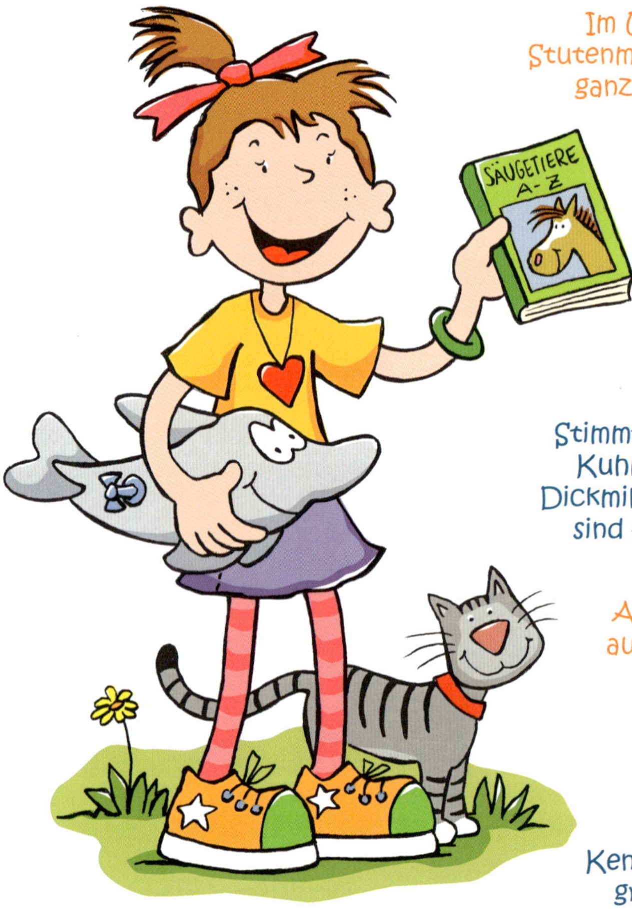

Im Urlaub habe ich mal Stutenmilch getrunken – die hat ganz anders geschmeckt!

Ja, mir schmeckt die Kuhmilch auch besser. Welche Tiere geben eigentlich Milch?

Na, alle Säugetiere, weil doch deren Jungen damit groß werden.

Stimmt, aber wir trinken fast nur Kuhmilch, und auch Joghurt, Dickmilch und Buttermilch und die sind fast immer aus Kuhmilch.

Außer Käse, da gibt es auch Ziegenmilch- oder Schafsmilchkäse.

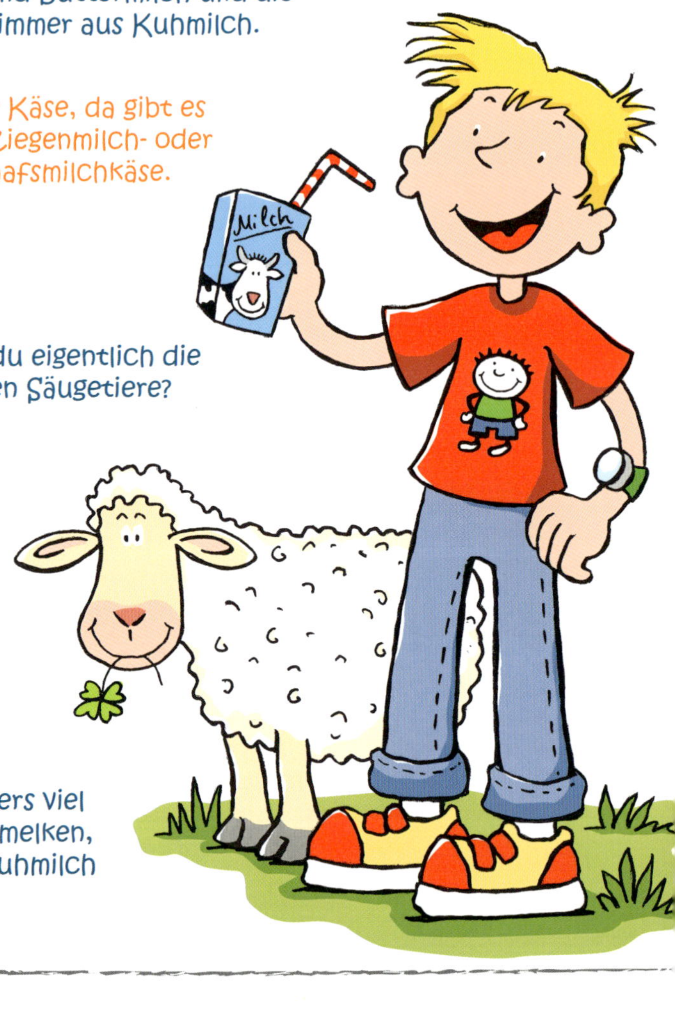

Kennst du eigentlich die größten Säugetiere?

Ja, das sind Wale.

Genau – aber Walmilch wird wohl nirgendwo angeboten.

Nee, Delfinmilch auch nicht, obwohl Delfine auch Säugetiere sind.

Bestimmt geben Kühe besonders viel Milch und lassen sich einfach melken, so dass man bei uns fast nur Kuhmilch kaufen kann.

Wissensecke

Etwa 90 % der Milch stammt von Kühen. Den Rest liefern Ziegen, Büffel, Schafe, Rentiere, Yaks und andere Wiederkäuer.

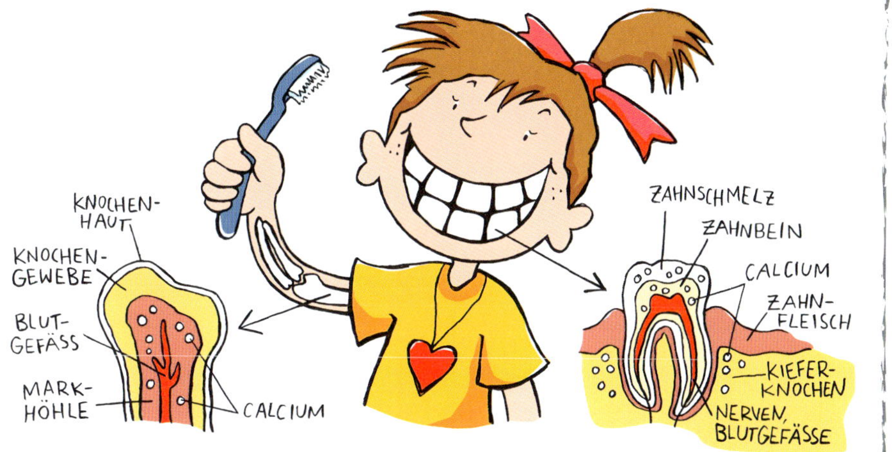

Calcium ist sehr wichtig für den Knochenaufbau und für deine Zähne.

Unter der Lupe

Milch enthält wertvolles **Eiweiß**, das du für den Aufbau von **Muskeln** und zum **Wachsen** brauchst. Außerdem ist in der Milch der Mineralstoff Calcium reichlich enthalten. **Calcium** ist sehr wichtig für den Knochenaufbau und für die Zähne.

Hier siehst du einen Milchtropfen unter der Lupe.

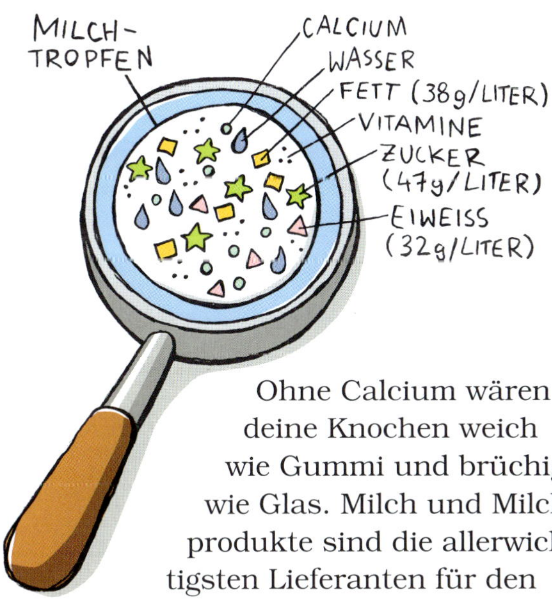

Ohne Calcium wären deine Knochen weich wie Gummi und brüchig wie Glas. Milch und Milchprodukte sind die allerwichtigsten Lieferanten für den Knochenbaustoff Calcium. Wer keine Milchprodukte isst, hat es sehr schwer, genug Calcium aufzunehmen.
Außerdem beinhaltet die Milch auch noch Fett. Fett macht satt, liefert viel Energie und enthält fettlösliche Vitamine.

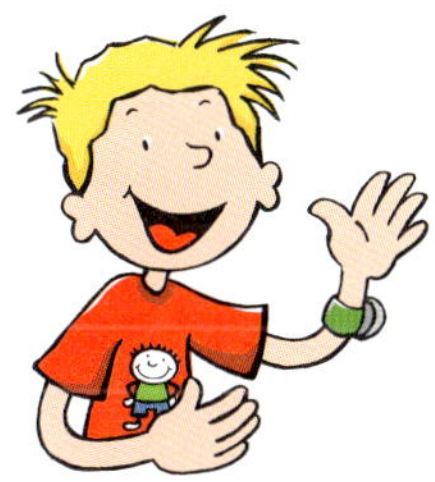

Milch aus Gras???

Hast du dich auch schon mal gefragt, wie es funktioniert, dass Kühe den ganzen Tag Gras fressen und dann jede Menge Milch geben?

Ist im Gras denn alles drin, was Kühe brauchen, um Milch zu produzieren?

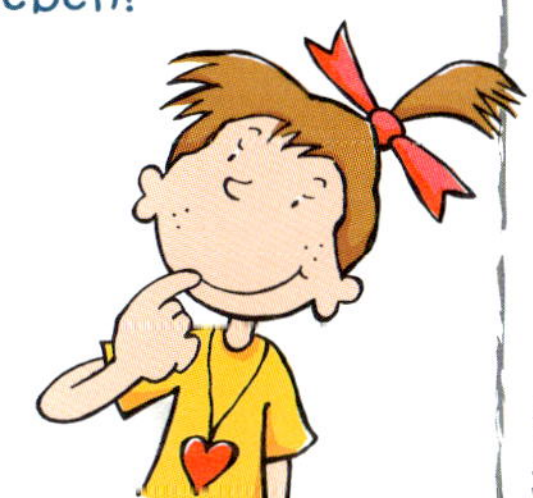

Nicht ganz – denn die Kuh hat einen ausgefeilten Umbaumechanismus in ihrem Körper. Dazu gehören zunächst einmal **vier Mägen**! Und das **Wiederkäuen**. Durch das Ab- und Umbauen von Grasbausteinen entstehen schließlich alle wichtigen Bestandteile, die Kühe zum Leben und zum Herstellen von Milch brauchen.

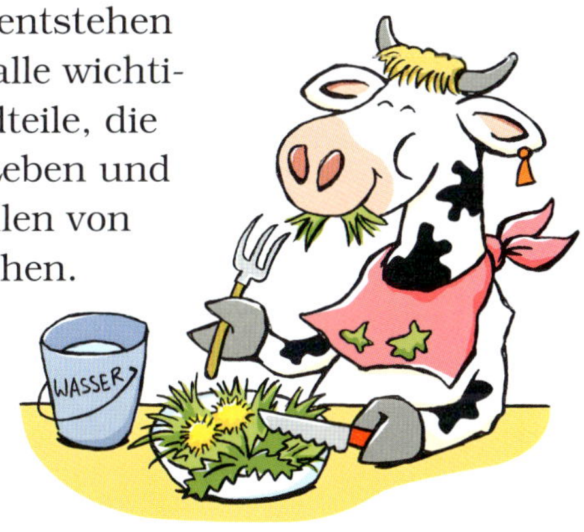

Wiederkäuer

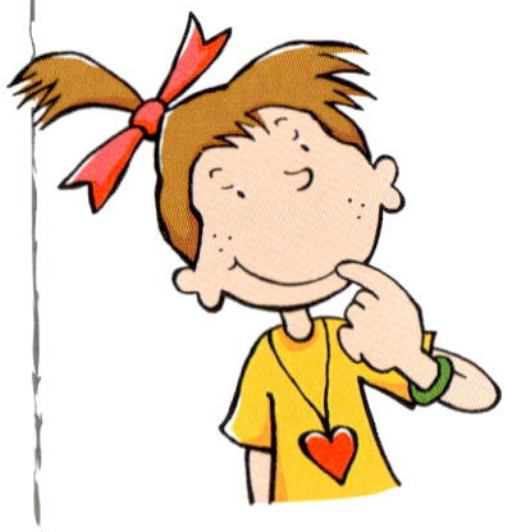

Was sind denn eigentlich Wiederkäuer?

Wiederkäuer sind Tiere, die neben dem normalen Magen (Labmagen) noch mehrere Vormägen haben. Dazu gehören **Kühe**, **Schafe**, **Ziegen**, aber auch **Hirsche**, **Antilopen**, **Giraffen** und **Gazellen**. Sie alle futtern fleißig Gras.
In den Vormägen wird das Gras von Millionen winziger **Bakterien** zerlegt und umgebaut. Dabei entstehen viele lebenswichtige Nährstoffe und Bakterien.

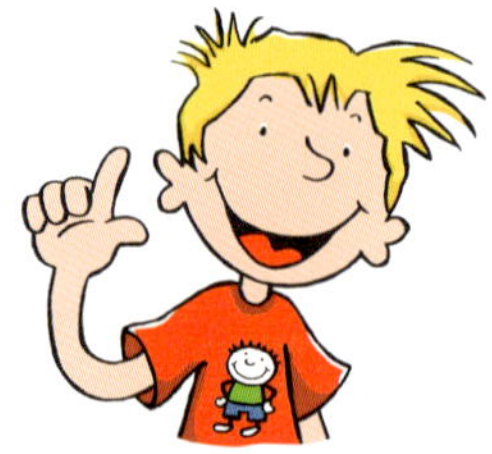

Und was hat das mit Kauen zu tun?

Damit aus Gras und Heu Energie und Nährstoffe entstehen, müssen sie vorher besonders intensiv gekaut und gekaut und gekaut und gekaut werden. Wiederkäuer schlucken daher beim Grasen das Gras zunächst nur runter und machen es sich anschließend

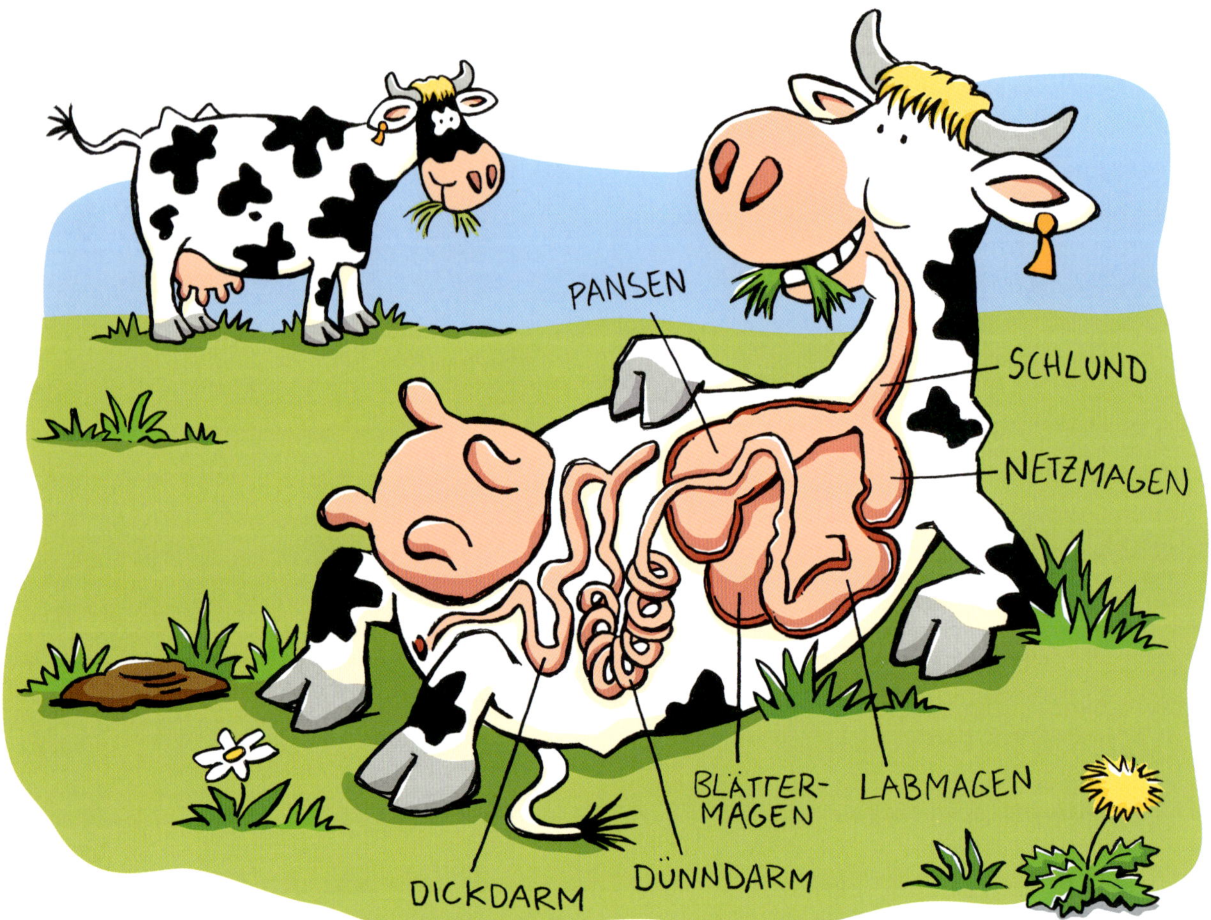

In den Vormägen wird das schwer verdauliche Grünfutter mit Hilfe von Bakterien in Nährstoffe umgebaut.

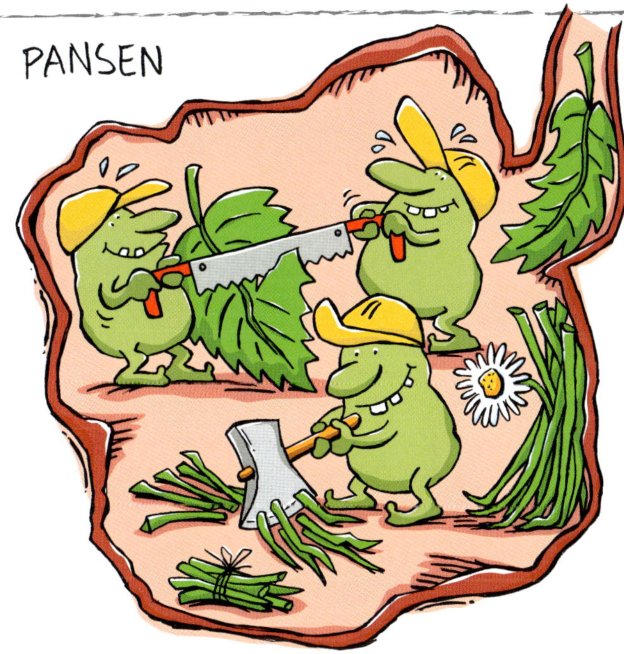

Millionen winziger Bakterien in den Vormägen zerlegen das Gras so, dass alle lebensnotwendigen Nährstoffe entstehen.

irgendwo gemütlich. Das mittlerweile mit Bakterien aus dem Magen vermischte Gras wird dann wieder hochgewürgt. Im Maul angekommen wird es ausführlich zermalmt und mit Speichel vermengt. Der durchgekaute Brei ist jetzt reif für weitere Bakterien-Kleinarbeit in den Mägen.

Vier Mägen – wozu denn das?

Wir Menschen und die meisten Tiere haben nur einen Magen, um Nahrungsmittel zu verdauen. Kühe und andere **Wiederkäuer** besitzen hingegen mehrere Mägen, die der Futterbrei nacheinander durchläuft. Neben dem eigentlichen Magen, dem **Labmagen**, gibt es einige Vormägen. Das schwerverdauliche Grünfutter wird dort mit Hilfe von Mikroorganismen – also Bakterien – in kleine Bausteine gespalten und in Nährstoffe umgebaut. Alle Nährstoffe, die so entstehen, brauchen Kühe (und alle anderen Wiederkäuer) zum Leben und zum Produzieren von Milch.

Eine Kuh macht Muh – viele Kühe machen Mühe!

Davon kann jeder Bauer ein Lied singen, denn Milchkühe müssen jeden Tag **zweimal gemolken** werden. Auch im Urlaub und an Weihnachten sowie an Geburtstagen und sogar, wenn der Bauer einmal krank ist.
Ist die Kuh gesund, gibt sie ungefähr **25 Liter** Milch pro Tag, also genug für dich und deine ganze Schulklasse samt Lehrerin zusammen – eine einzige Kuh!

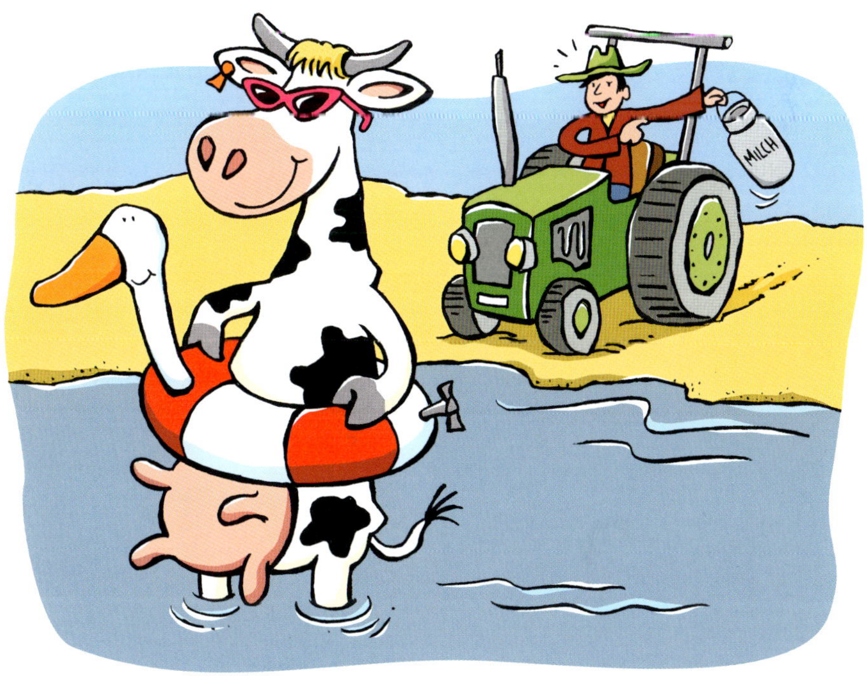

Lebensmittel

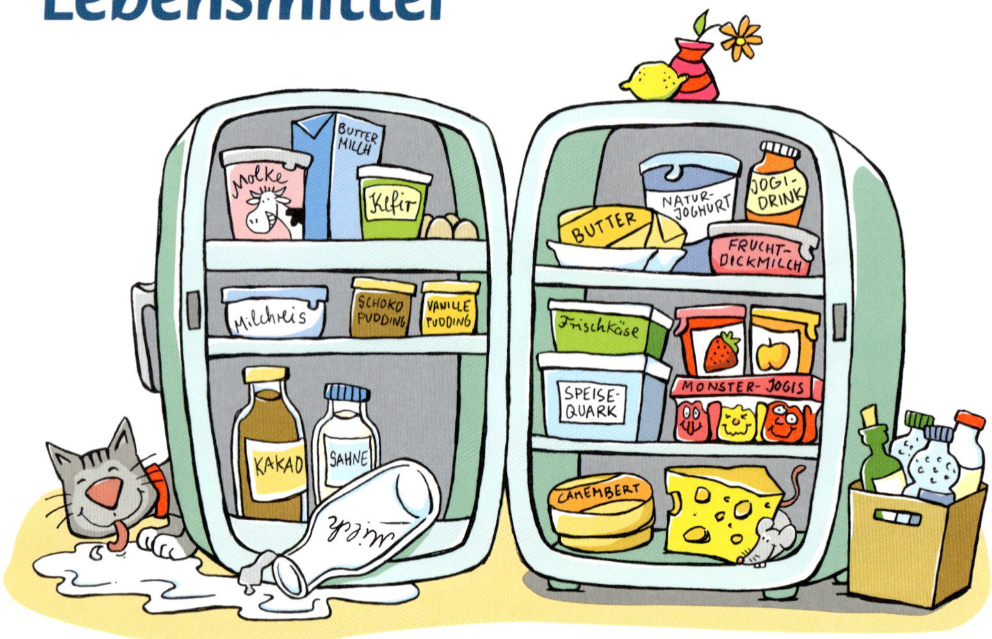

Aus Milch werden viele verschiedene Lebensmittel hergestellt, und bei manchen würdest du gar nicht vermuten, dass sie vorher einmal Milch waren. Dazu gehören Butter, Sahne, Käse, Joghurt, Buttermilch, Kefir, Molke, Dickmilch und Quark. Diese **Milchprodukte** lagern meistens im **Kühlschrank**, da sie schnell verderben können.

Butter – wird aus Milch gewonnen. Genau genommen ist sie Milchfett, das in winzigen Kügelchen in der Milch herumschwimmt. Wenn man frisch gemolkene Milch stehen lässt, setzt sich nach einiger Zeit dieses Fett oben ab und bildet eine dicke **Rahmschicht**. Dieser Rahm kann abgeschöpft werden. Er muss nur noch gestampft werden und es entstehen Butter und Buttermilch. So wurde es früher gemacht, und so könntest du es sogar zu Hause nachmachen. Heute gibt es dafür moderne Maschinen, die **Zentrifugen**. Die drehen sich unheimlich schnell – schneller als der Musikexpress auf der Kirmes. Dabei werden die schwereren Teilchen nach außen geschleudert – so wie deine Eltern im Musikexpress! Die schwerere Magermilch wird also nach außen geschleudert und das leichtere Fett bleibt zurück. Zum Schluss werden noch Geschmacks-Hilfsarbeiter in das Fett gegeben – das sind die Milchsäurebakterien. Die fangen sofort an, durch Umbauarbeiten den Geschmack der Butter herzustellen. Jetzt wird die Butter noch kräftig geschlagen, damit sie so schön zart wird.

Buttermilch – wenn Butter aus Rahm gemacht wird, bleibt noch etwas Flüssigkeit übrig: die Buttermilch. Da ist dann fast gar kein Fett mehr drin, aber noch **Eiweiß** und **Calcium** – die wertvollsten Bestandteile der Milch. Buttermilch schmeckt herrlich säuerlich und erfrischend. Am besten kaufst du natürliche Buttermilch und stellst selbst deine Lieblingsgeschmacksrichtung her, z. B. mit Zitronensaft und Zucker oder mit einem Päckchen Vanillezucker.

Sahne – ist das, was sich als Rahmschicht oben auf der Milch absetzt, wenn sie direkt nach dem Melken ruhig steht. Die leichten Fettkügelchen schwimmen dann nach ganz oben. Unten bleibt so genannte Magermilch, also Milch mit wenig Fett, zurück. Oben kann der Rahm – also die Sahne – abgeschöpft werden. Heute geht das in modernen Maschinen – den Zentrifugen. Die schwerere Magermilch wird dabei nach außen geschleudert und der Rahm bleibt zurück. Wie du selber aus Sahne Butter machen kannst, lernst du im **Mach-Labor** auf Seite 22.

Die faszinierende Arbeit der Milchsäurebakterien

Joghurt – entsteht, wenn man in die Milch ganz spezielle Bakterien (Milchsäurebakterien) einrührt und sie dann für einige Zeit ungestört arbeiten lässt. Die Bakterien mögen den Milchzucker,

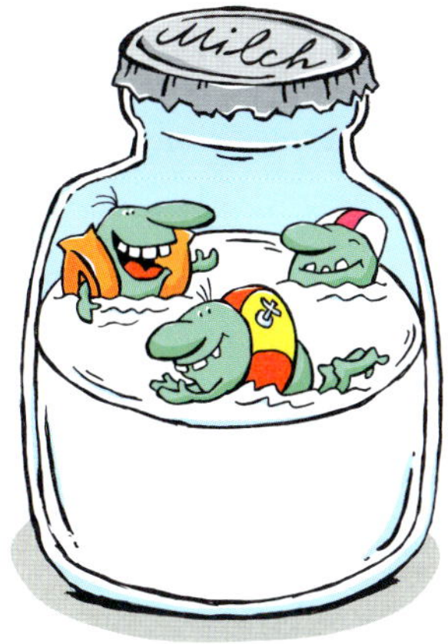

und während sie sich daran zu schaffen machen, entsteht Milchsäure. Diese Säure schmeckt herrlich erfrischend. Sie kann aber noch mehr, nämlich aus der flüssigen Milch festen Joghurt machen. Dies passiert, weil das Eiweiß in der Milch durch Säure klumpt – oder, wie es in der Fachsprache heißt, „gerinnt". Das kannst du selbst mal ausprobieren im **Mach-Labor** auf Seite 23.

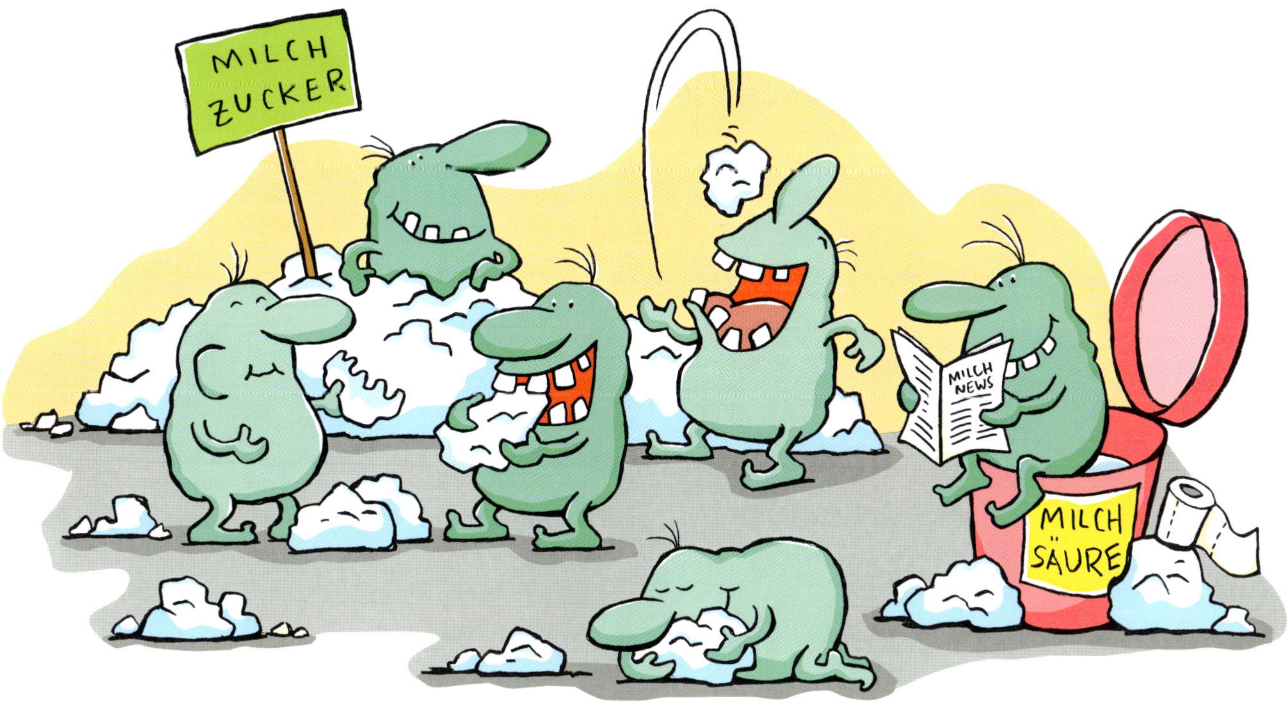

Fleißige Milchsäurebakterien bei der Arbeit.

Dickmilch – ist eine dickgelegte Sauermilch. Und wie wird die Milch dick? Ja, genau, das machen wieder die Milchsäurebakterien. Das heißt also, aus dem Milchzucker wird Milchsäure und dadurch gerinnt das Eiweiß, das dann dick wird. Im Gegensatz zum Joghurt wird bei der Dickmilch die übrig bleibende Flüssigkeit abgeschüttet und als Molke verwendet.

Molke
So heißt die wässrige Flüssigkeit, die übrig bleibt, wenn die Milch (mit Hilfe von Bakterien wie bei der Dickmilch) dick gelegt wird. Molke enthält nur noch winzige Reste von Eiweiß und Fett, dafür aber noch Milchzucker, hochwertiges Molkeneiweiß, Vitamine und viele Mineralstoffe.

Kefir – aus einem Pilz?
Kefir entsteht auch aus Milch, soviel ist klar. Er schmeckt aber anders als

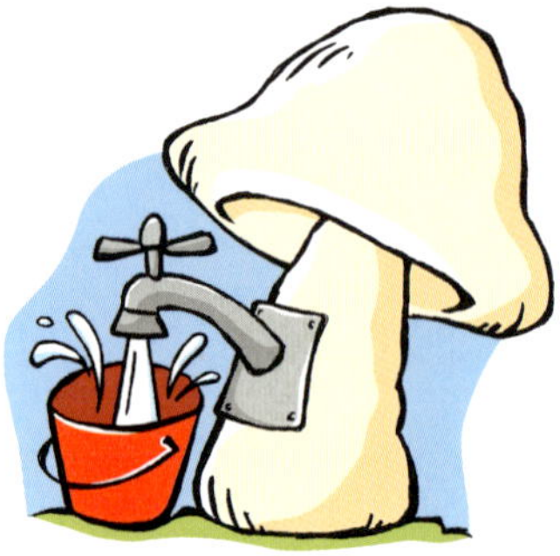

Joghurt oder Buttermilch. Er ist kribbelig und spritzig. Der Grund dafür ist ein Pilz! Der Kefirpilz. Dieser wird zusammen mit den Milchsäurebakterien in die Milch gerührt und macht sich ebenfalls über den Milchzucker her. Allerdings entsteht bei seiner Arbeit neben der Säure auch noch Kohlensäure. Diese prickelt so schön auf der Zunge. Außerdem entsteht sogar eine winzige Menge Alkohol. Nein, keine Sorge, die Menge ist so gering, dass auch Kinder bedenkenlos Kefir (den du ab heute vielleicht Kinderbier nennst) genießen dürfen!

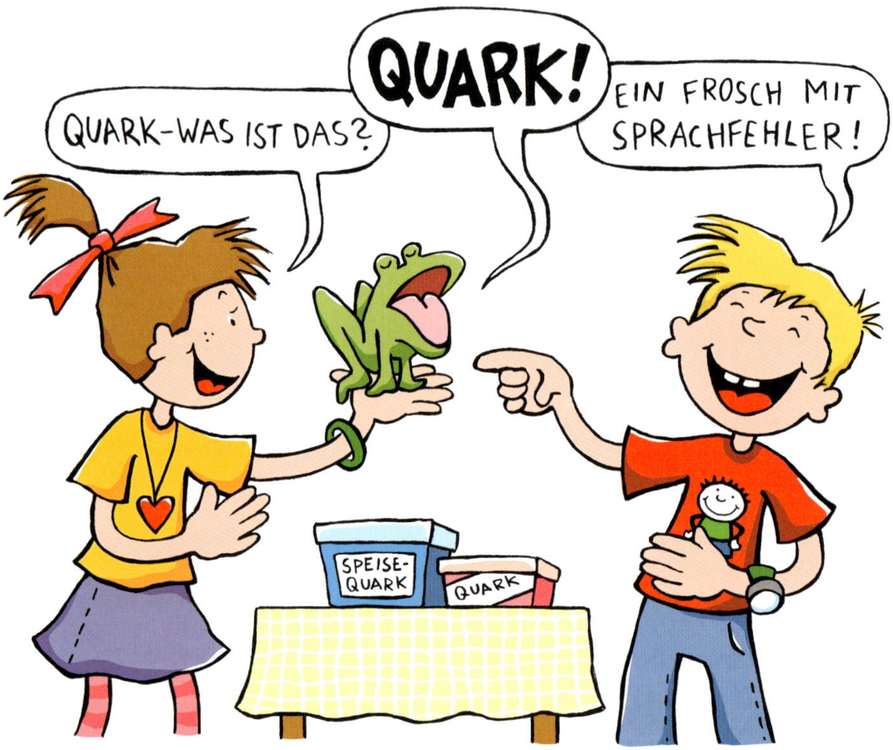
QUARK-WAS IST DAS?
QUARK!
EIN FROSCH MIT SPRACHFEHLER!
SPEISE-QUARK
QUARK

Quark – nennt man auch Frischkäse, da er wie Käse hergestellt, aber dann frisch gegessen wird, ohne vorher zu reifen. Und wie wird aus Milch Frischkäse? Auch hier sind Spezialarbeiter am Werk: die **Labenzyme**. Außerdem mischt man oft auch ein paar Milchsäurebakterien hinzu, damit der fein säuerliche Geschmack entsteht. Mehr über Labenzyme erfährst du auf der nächsten Seite.

Zusammenfassung
Alle diese Milchprodukte entstehen mit Hilfe von Milchsäurebakterien. Bei manchen Produkten geben sie nur den guten Geschmack durch ihre milde Säuerung, bei anderen machen sie aus flüssiger Milch eine feste Masse, da das Milcheiweiß durch ihre Säure gerinnt.

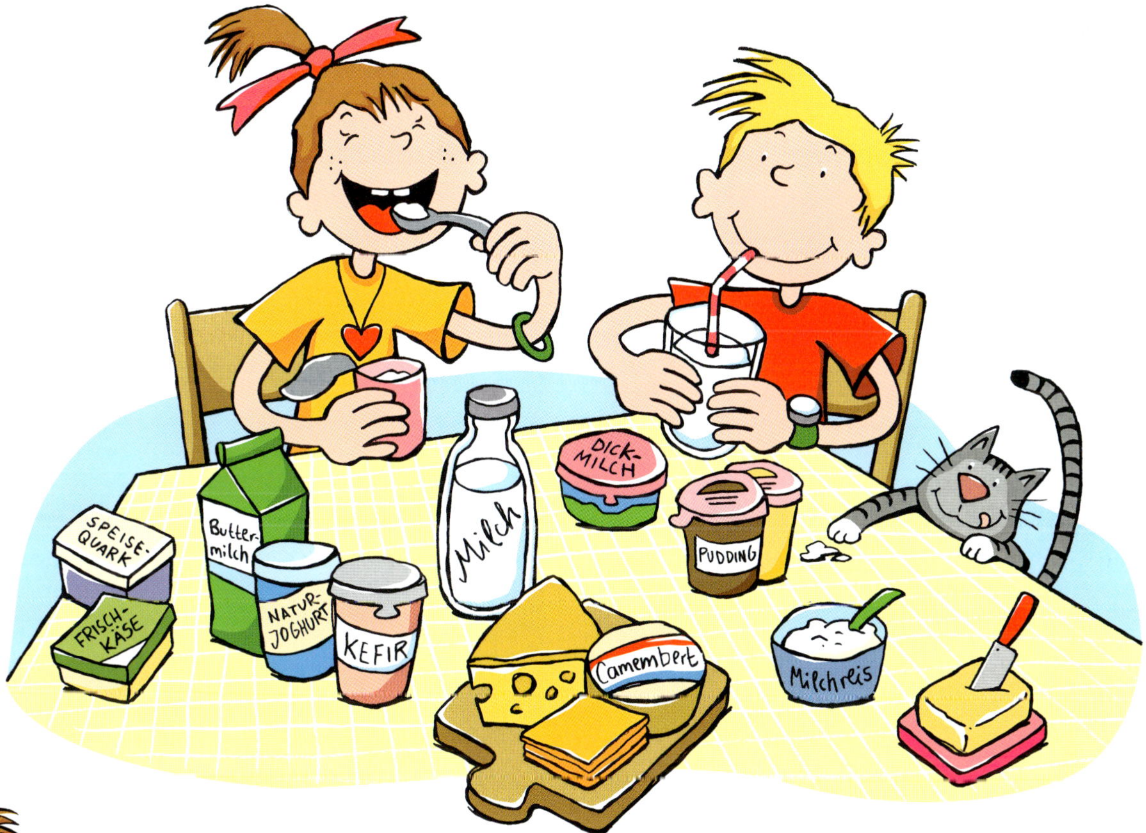

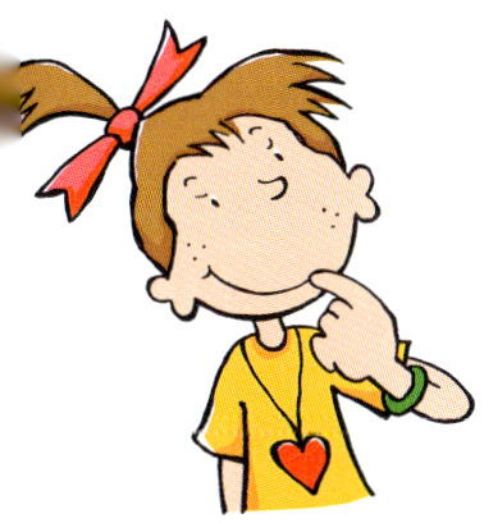

Was ist das?
Erst ist es flüssig und weiß, am Ende ist es jedoch fest und meist gelb, zwischendurch arbeiten Millionen von Kleinstarbeitern am Umbau, ein Teil der Arbeiter kommt aus Kälbermägen.

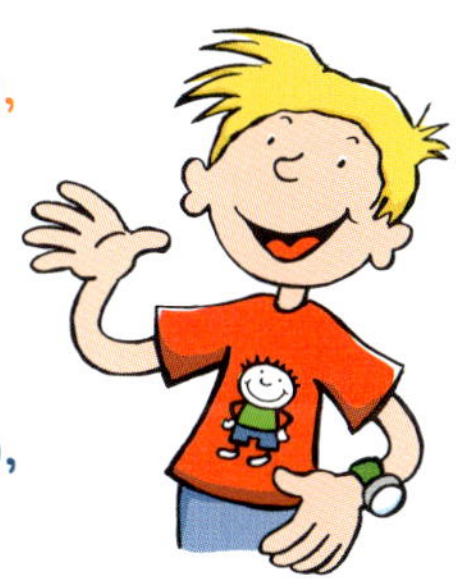

Das ist Käse!
Sollen wir mal Mama fragen, ob die auch drauf kommt?

Käse – ist im Grunde nur umgebaute Milch. Auch hier werden Spezialarbeiter gebraucht. Diesmal sind es **Enzyme** – die kann man sich vorstellen als kleine Handwerker mit Spaltwerkzeugen. Man gewinnt sie aus den Mägen säugender Kälber. Sie heißen **Labenzyme** und werden in die Milch gerührt, um sie dick zu legen. Danach muss diese dicke Milch einiges durchmachen und viel reifen, bis daraus die verschiedenen Käsesorten entstehen.

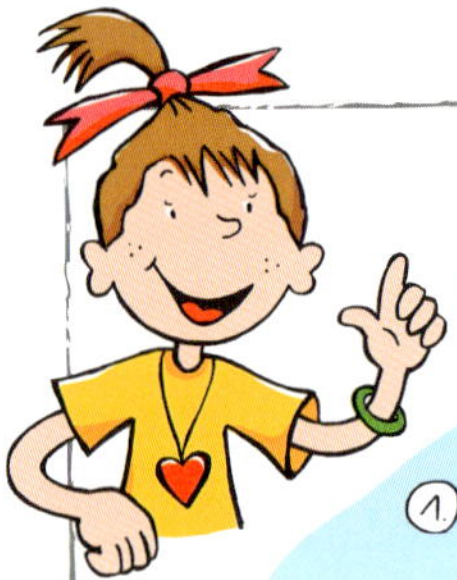

Guck mal, so wird mein Lieblingskäse hergestellt:

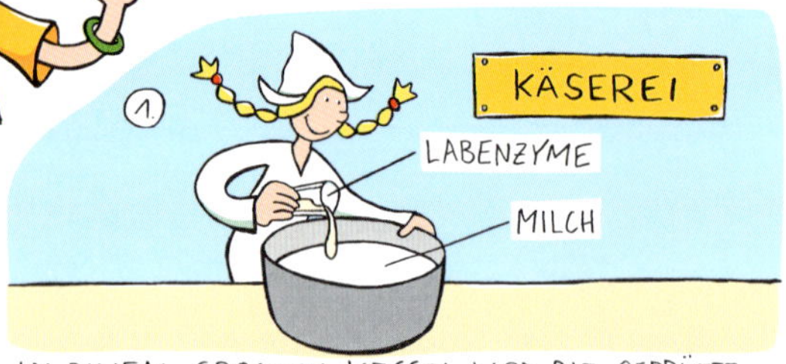

IN EINEM GROSSEN KESSEL WIRD DIE GEPRÜFTE, HOMOGENISIERTE UND PASTEURISIERTE MILCH DICKGELEGT.

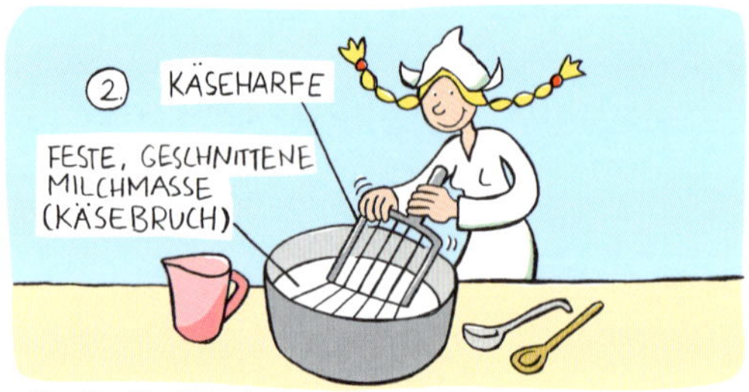

ES ENTSTEHT DER KÄSEBRUCH, DER ERWÄRMT, GERÜHRT UND MIT EINER KÄSEHARFE IN STÜCKE GESCHNITTEN WIRD.

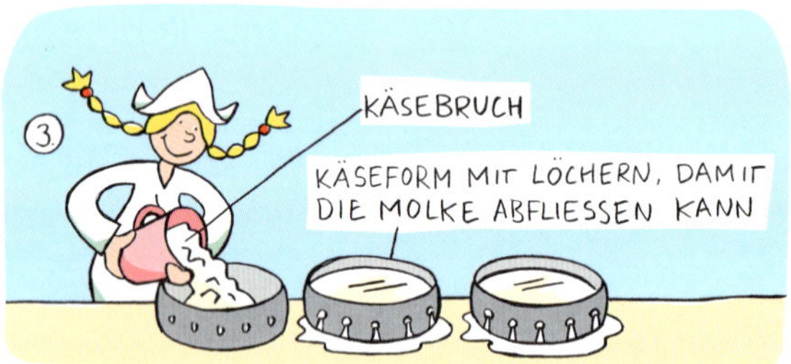

DER KÄSEBRUCH WIRD GESALZEN, IN FORMEN GEFÜLLT UND GEPRESST. DABEI LÄUFT DIE ÜBERSCHÜSSIGE MOLKE AB.

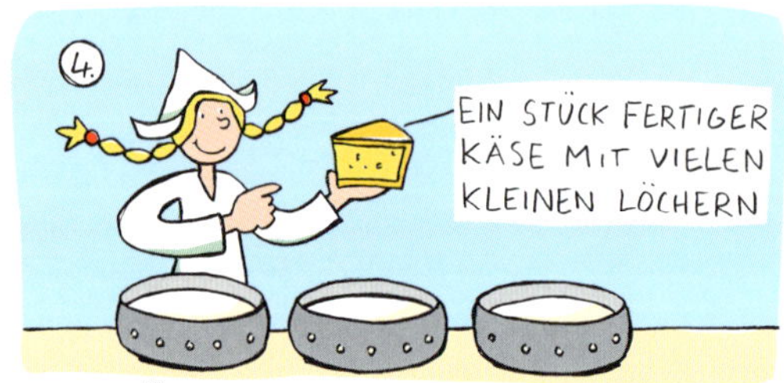

BEIM GÄREN ENTSTEHT KOHLENSÄURE, DIE KLEINE LÖCHER IN DEN KÄSE BOHRT. AUSSERDEM WIRD DER MILCHZUCKER ZU MILCHSÄURE UMGEBAUT.

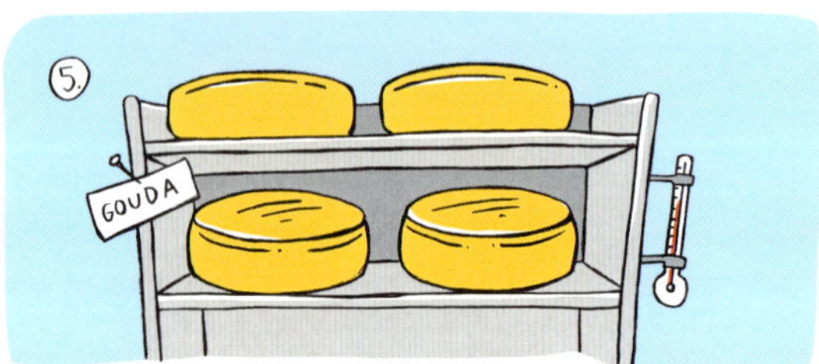

BEIM REIFEN HERRSCHT EIN KONSTANTES KLIMA.

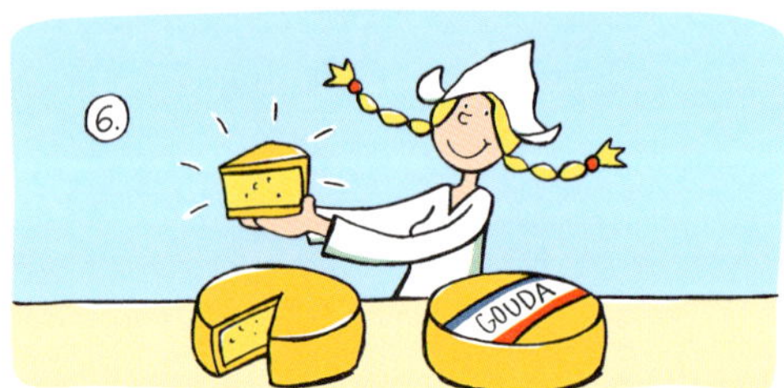

NACH UNGEFÄHR SECHS WOCHEN GIBT ES LECKEREN JUNGEN GOUDA!

Schimmel – mal Ih und mal Ah!

Schimmel ist ein untrügliches Zeichen dafür, dass eine Speise verdorben ist. Stimmt meistens, aber nicht immer. Denn es gibt auch leckeren Edelschimmel, der den Käse würzig macht. Diese **Edelschimmel** werden extra auf den Käse gestrichen, man sagt, der Käse wird damit geimpft. Sie vermehren sich dort kräftig und sorgen für die richtige, typische Würze.

Bakterienrülpser – oder: Wie kommen die Löcher in den Käse?

Welche Tierchen könnten den Käse durchlöchern? Oder bohrt etwa jemand die Löcher hinein, damit er schöner aussieht? Nein, beides falsch. Es handelt sich in Wahrheit um Kohlensäurebläschen, die du aus Mineralwasser oder Limo kennst. Diese Kohlensäure entsteht bei der Arbeit, die die Bakterien im Käse verrichten.

Während sie sich nämlich kräftig vermehren, müssen sie häufig mal rülpsen und furzen. Dabei entweicht Kohlensäure. Ganz viele dieser Rülpser und Fürze bilden Bläschen, und die wiederum breiten sich im Käse als Löcher aus, da sie aus der festen Käsemasse nicht heraus können.

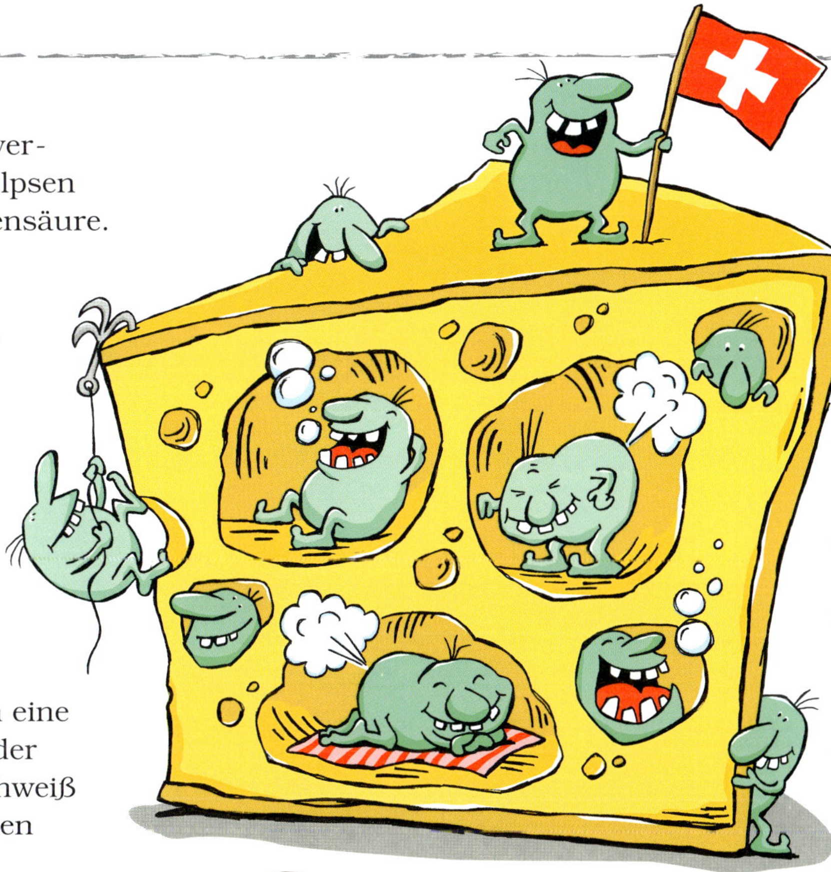

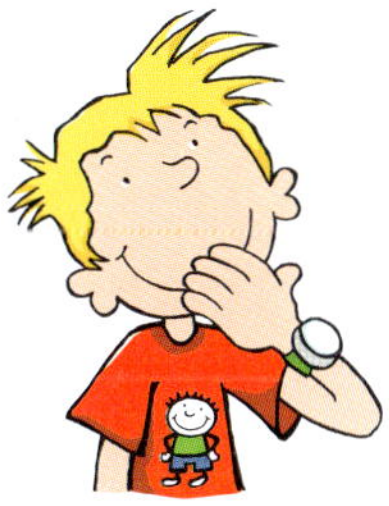

Wieso nennt man stinkende Füße eigentlich Käsefüße?

Na, ganz so wie Käse riechen sie ja nicht gerade. Aber es gibt bei frischen Käsefüßen tatsächlich eine Ähnlichkeit zu Käse: Das liegt an der Buttersäure, die sowohl im Fußschweiß als auch im Käse entsteht und einen ziemlich starken Duft verströmt.

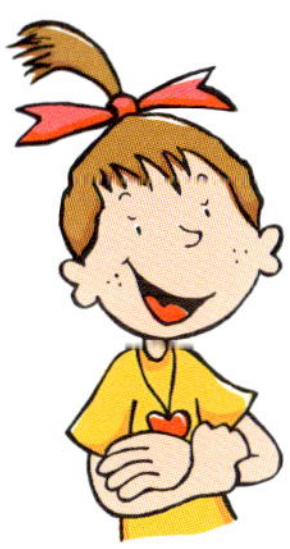

Wieso muss Milch im Kühlschrank stehen?

Im Kühlschrank bleibt die Milch länger frisch. Lässt man sie bei Raumtemperatur stehen, dann wird sie schnell schlecht. Das liegt daran, dass in der Milch **Millionen von Bakterien** herumschwimmen, die sich bei 20°C wunderbar wohl fühlen und vermehren. Dabei entsteht manchmal Sauermilch, die auch noch lecker schmeckt. Aber oft vermehren sich Bakterien, die gar nicht schmecken und sogar ungesund sind. Im kühlen Kühlschrank ist es den Bakterien zu kalt, so dass sie sich viel langsamer vermehren – die Milch bleibt länger frisch.

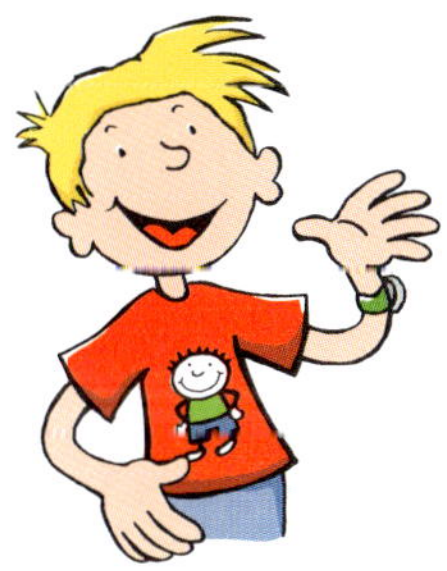

Aber bei uns liegt auch immer eine Vorratspackung Milch im Schrank.

Das wird dann aber die H-Milch sein. Wenn man Milch oder Sahne stark erhitzt, werden sie lange haltbar und können sogar ungekühlt viele Wochen gelagert werden. Das liegt daran, dass die Bakterien bei dem starken Erhitzen abgetötet werden, so dass sie sich nicht weiter vermehren können. Diese Milch kann man als **H-Milch** kaufen. Das H steht dabei für „haltbar".

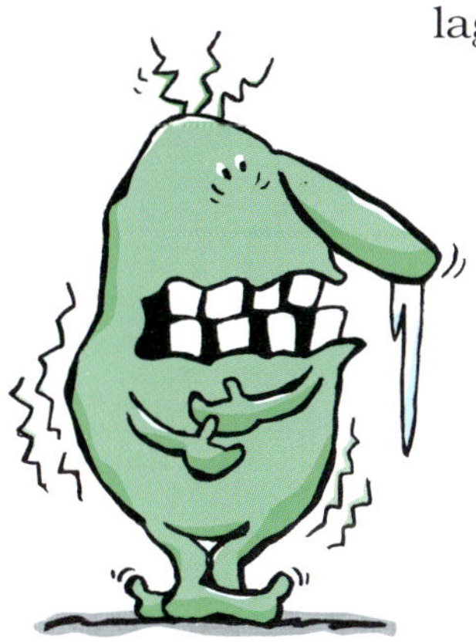

Aus dem Euter in den Supermarkt?

Milch, die wir im Geschäft kaufen, ist immer „homogenisiert" und „pasteurisiert", sonst kommt sie nicht in die Tüte oder ins Geschäft. Das muss sein, damit die Milch so gut schmeckt, wie sie schmeckt, und damit sie ein paar Tage lang frisch bleibt und nicht zu Sauermilch wird.

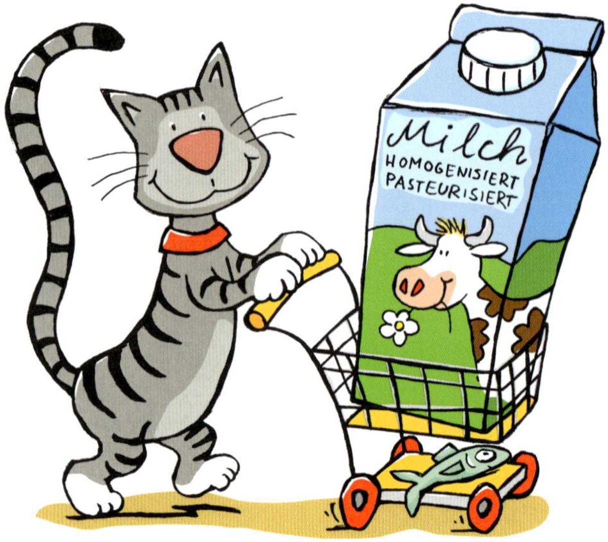

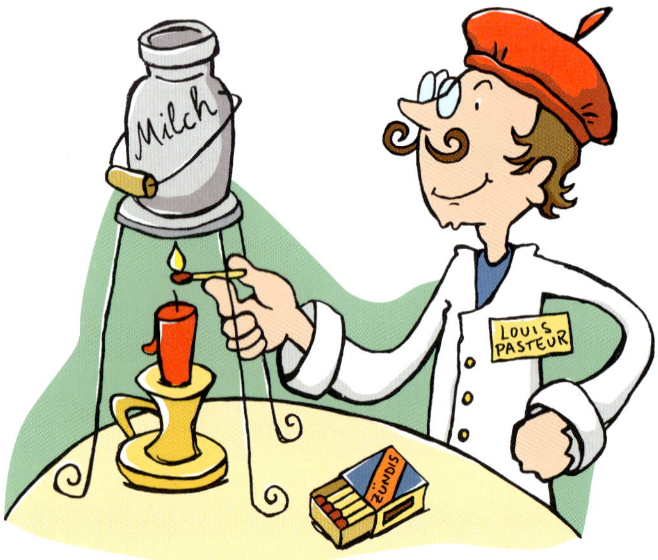

Pasteurisieren

Jede Milch – außer Rohmilch – wird pasteurisiert: Sie wird kurz erhitzt, um schädliche Bakterien abzutöten. Diese können sich dann nicht mehr vermehren, und die Milch bleibt im Kühlschrank länger haltbar. Der fremd klingende Name kommt von seinem Erfinder Louis Pasteur, einem Franzosen, der dieses Verfahren vor rund 150 Jahren erfand.

Homogenisieren

Jede Milch wird nach dem Melken sofort homogenisiert. Sie wird durch feinste Düsen gespritzt, damit alle Fettkügelchen zerkleinert werden und sich in der Milch gleichmäßig verteilen. Dadurch schwebt das Milchfett in der Milch und setzt sich nicht als Rahmschicht oben ab. Die Milch bekommt außerdem einen vollmundigen Geschmack.

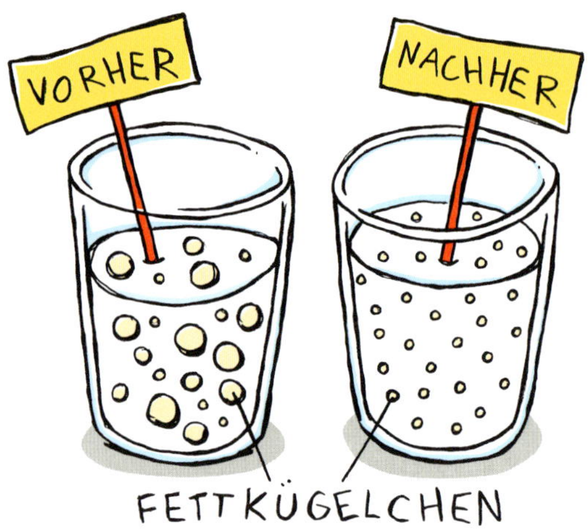

Zerkleinerte Fettkügelchen verteilen sich nach dem Homogenisieren gleichmäßig in der Milch.

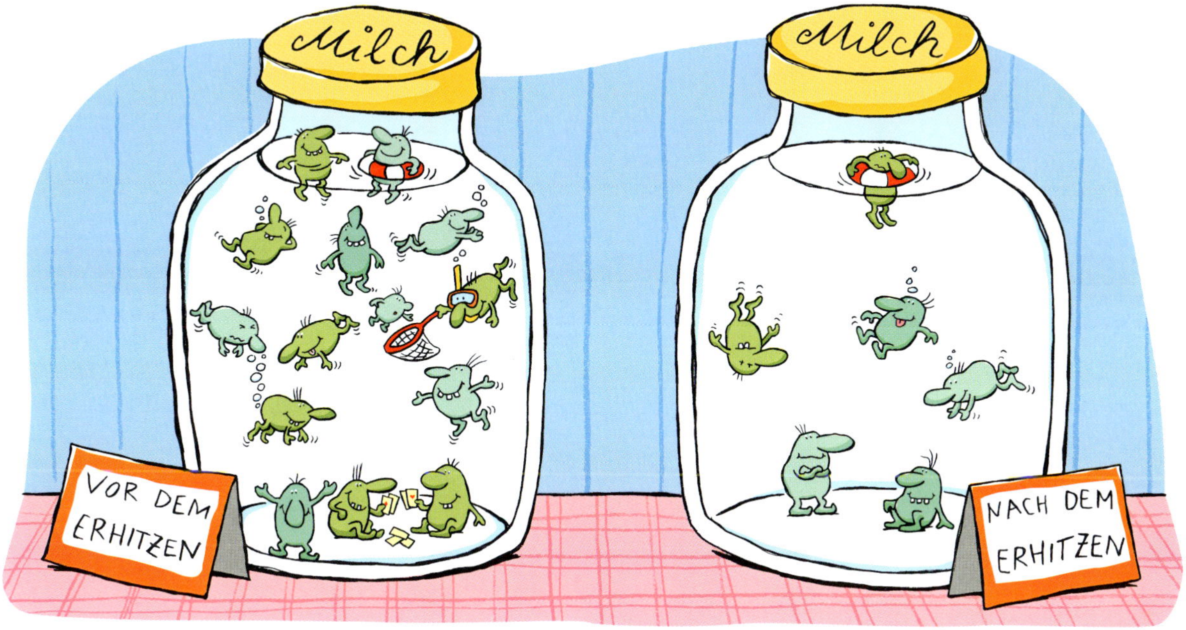

Durch kurzes Erhitzen beim Pasteurisieren können Bakterien unschädlich gemacht werden.

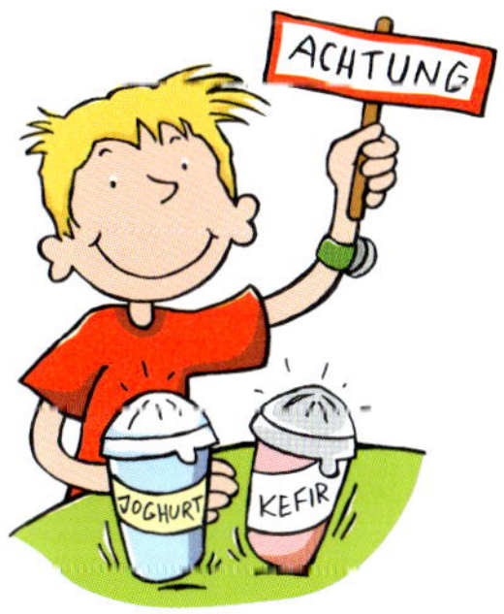

Wenn sich bei einem Milchprodukt der Deckel wölbt, ist es vorbei mit dem Genuss, denn dann haben sich Bakterien und Pilze vermehrt, die da nicht hinein gehören. Ausnahme: Kefir – dabei darf sich der Deckel wölben, denn bei der Arbeit produziert der Kefirpilz Kohlensäure, die den Deckel hochdrückt.

Gute Milchverstecke!

Milchreis – enthält pro Portion eine Tasse Milch. Dafür lässt man Rundkornreis ca. 20 Minuten in heißer Milch quellen. Der Reis saugt die Milch auf und wird schön zart und weich. Milchreis schmeckt toll mit Apfelkompott oder Kirschen.

Milcheis – besteht zu 70 % aus Milch. Der Rest ist eingeschlagene Luft und Zucker. Milcheis ist daher eine tolle Milchpause!

Pudding – wird ebenfalls aus Milch gemacht. Er enthält außerdem viel Zucker und sollte deswegen nur ab und zu genossen werden.

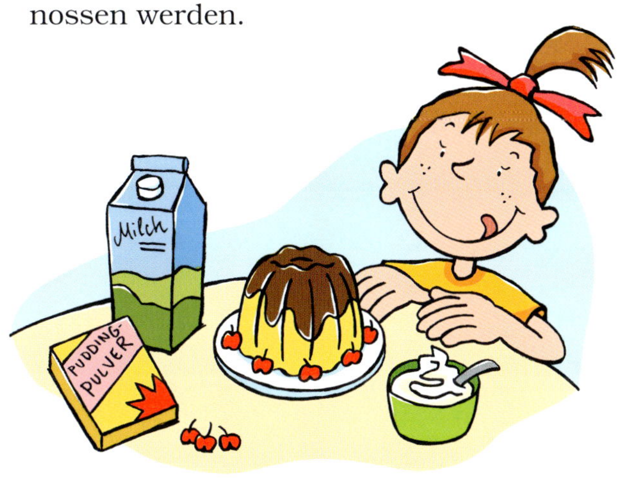

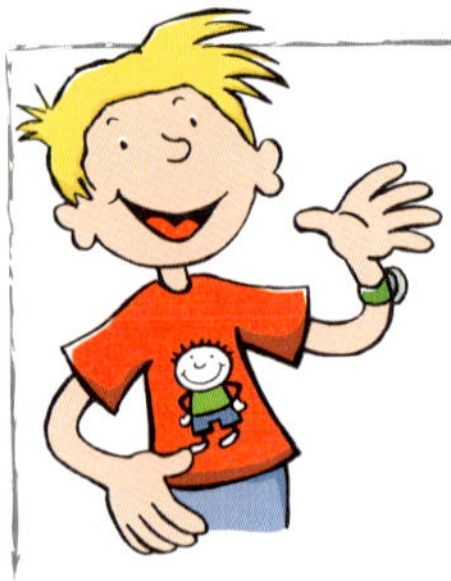
Ich mag gerne Milch und trinke morgens und abends ein Glas.

Wie viel Milch ist gut?

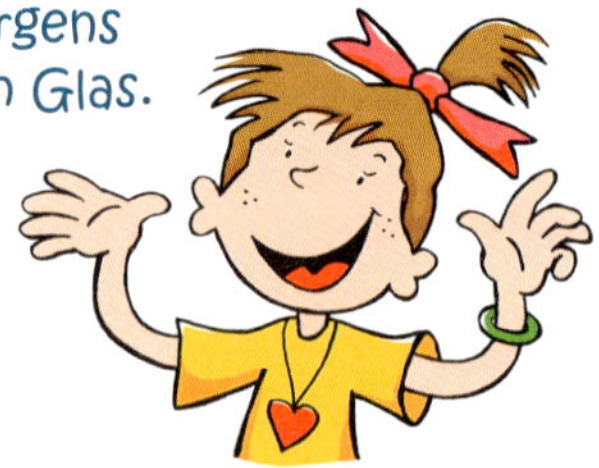
Ich mag nur morgens meine Milch, aber ich esse dafür gerne Käse auf dem Brot.

Wenn du ein Schulkind bist, solltest du **zwei Gläser Milch am Tag** trinken. Natürlich kannst du diese Milch auch umgebaut als Joghurt oder Käse essen oder als Buttermilch oder Kefir trinken. Dabei kannst du ungefähr umrechnen, dass eine Tasse Milch genauso viel Calcium enthält wie ein Becher Joghurt. Käse hingegen hat viel mehr Calcium. In einer großen Scheibe ist schon genauso viel enthalten wie in einer Tasse Milch. Wenn du ein Milchfan bist und gerne viel Milch, Joghurt und Käse isst, solltest du unbedingt die fettarmen Sorten vorziehen, da wir ohnehin genug Fett aus anderen Lebensmitteln zu uns nehmen.

Die Trinkmilch kann auch beliebig durch die gleichen Mengen Joghurt oder Buttermilch ersetzt werden.

Probiotische Lebensmittel

Auf manchen Joghurts oder Joghurtdrinks steht „probiotisch" drauf. Das heißt übersetzt „für das Leben". Genau gemeint sind aber die Millionen von **gesunden Bakterien**, die in diese Joghurts extra eingerührt werden. Diese gesunden Bakterien können in deinem Darm weiter leben und dort für eine gemütliche Atmosphäre sorgen. Sie vermehren sich im Darm und sorgen dafür, dass nur erwünschte Bakterien anwesend sind. Auf diese Weise halten sie dich gesund. Solltest du einmal Antibiotika eingenommen haben, nützt es sehr, wenn du anschließend durch probiotische Joghurts deine Darmbakterien wieder vermehrst. Durch Antibiotika werden sie nämlich stark geschwächt. Dabei reicht ein Drink pro Tag völlig aus – es dauert allerdings einige Wochen, bis sich wieder genügend gesunde Bakterien ansiedeln können.

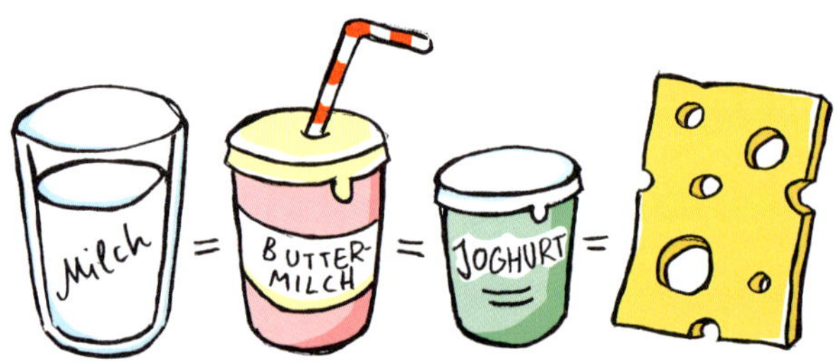
Milch
=
BUTTER-MILCH
=
JOGHURT
=

So werden deine Knochen stark und deine Zähne fest		
2-3 Jahre	600 mg/Tag	2 Tassen
4-6 Jahre	700 mg/Tag	2 große Tassen
7-9 Jahre	900 mg/Tag	2 Gläser
10-12 Jahre	1.100 mg/Tag	2 Gläser und 3 Schlücke
13-14 Jahre	1.200 mg/Tag	2,5 Gläser

Mach-Labor

Forschertipps für schlaue Kids

1. Experiment

Die Arbeit der Bakterien

Zeitaufwand:	ein paar Minuten
Beobachtungs-zeitraum:	2-3 Tage

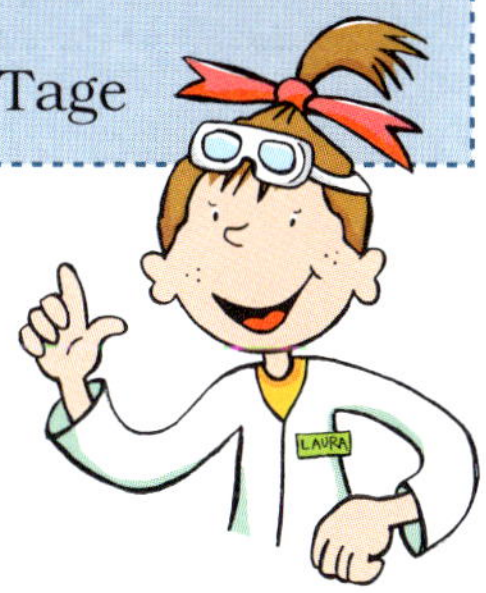

Stelle die folgenden Dinge bereit, die du für dein Experiment brauchst:

- 2 saubere Marmeladengläser mit Schraubverschluss
- 50 ml frische Milch
- 50 ml H-Milch

Versuchsverlauf

- Gieße in das eine Marmeladenglas frische Milch und in das andere H-Milch und verschraube die Deckel fest.
- Stelle die Gläser an einen warmen Ort und markiere sie, damit du sie unterscheiden kannst.
- Nach 24 Stunden, also am nächsten Tag, öffnest du die Gläser und riechst an der Milch. Riecht die Milch schon sauer? Ist sie schon dick geworden? Sieht die Milch in beiden Gläsern gleich aus und riecht sie gleich?
- Verschraube die Gläser wieder und warte noch einen Tag.
- Öffne erneut beide Gläser und rieche und schaue, ob die Milch sich verändert hat. Setze den Versuch fort, bis du in beiden Gläsern deutliche Unterschiede zu vorher feststellst.

Genauer betrachtet

Bakterien, die sich in der Milch tummeln, fühlen sich bei warmen Temperaturen wohl und vermehren sich wahnsinnig schnell. Da wir nicht genau wissen, welche Bakterien gerade in der Überzahl sind, kann entweder Sauermilch entstehen – die ist leicht dick, sauer und lecker. Es kann aber auch verdorbene Milch entstehen – die stinkt und ist nicht dick und schmeckt scheußlich. Außerdem ist verdorbene Milch gesundheitsschädlich, da sich Bakterien vermehrt haben, die auch Menschen krank machen können.

In dem Glas mit der H-Milch dürfte nichts passiert sein, da durch ihr starkes Erhitzen fast alle Bakterien abgetötet werden. Deswegen ist sie auch so lange haltbar. Nur durch das Öffnen und Umschütten sind einige Bakterien aus der Luft in die Milch gelangt, die die Milch bei weiterem Stehenlassen verderben werden.

Die Milch aus diesem Versuch solltest du anschließend wegschütten.

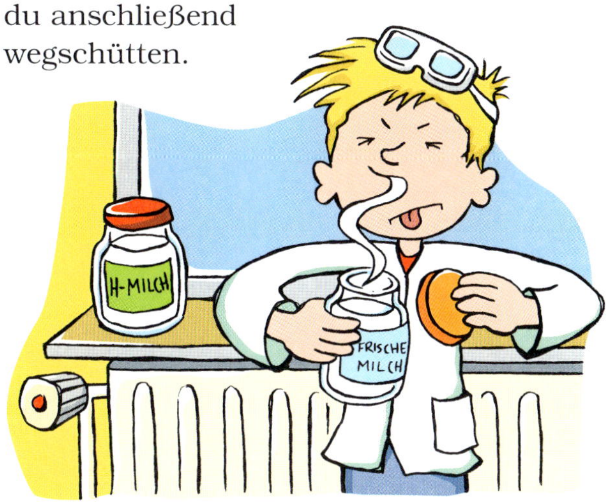

2. Experiment

Butter selber machen

Zeitaufwand: 10 Minuten

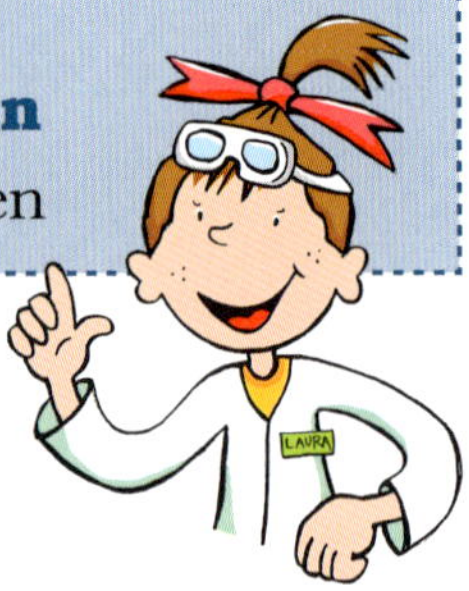

Stelle die folgenden Dinge bereit, die du für dein Experiment brauchst:

- 200 ml Schlagsahne, zimmerwarm
- Rührschüssel
- Handrührgerät
- Sieb
- Schüssel mit Eiswasser
- Schüssel zum Auffangen der Buttermilch

Selbst hergestellte Butter schmeckt köstlich, und deshalb lohnt es sich, es einmal auszuprobieren:
Damit es schnell und einfach geht, nehmen wir einen Topf Schlagsahne. Die Schlagsahne enthält im Vergleich zu Milch viel mehr Fett und dafür weniger Wasser.

Versuchsverlauf

- Fülle die Schlagsahne in die Rührschüssel.
- Schlage die Sahne mit einem Mixer auf höchster Stufe so lange, bis kleine Körnchen zu sehen sind.
- Schlage jetzt auf niedriger Stufe weiter, bis kleine gelbe Klümpchen erkennbar sind.
- Diese Klümpchen sind schon Butter. Die entstandene Flüssigkeit ist Buttermilch. Gieße die Buttermilch durch ein Sieb ab und lege die im Sieb aufgefangenen Butterklümpchen zum Kühlen in die Schüssel mit dem Eiswasser.
- Die abgekühlten Klümpchen lassen sich jetzt zu einem Butterstück kneten, dabei tritt noch weitere Buttermilch aus.
- Die so gewonnene Butter kannst du auf ein frisches Brot streichen und sofort probieren!

Genauer betrachtet

Die vielen Fettkügelchen sind in der Schlagsahne fein verteilt. Durch das Schlagen kleben sie mehr und mehr aneinander und bilden Körnchen – Klümpchen – Klumpen – Butter. Übrig bleibt die Buttermilch, die alles Gute aus der Milch enthält.

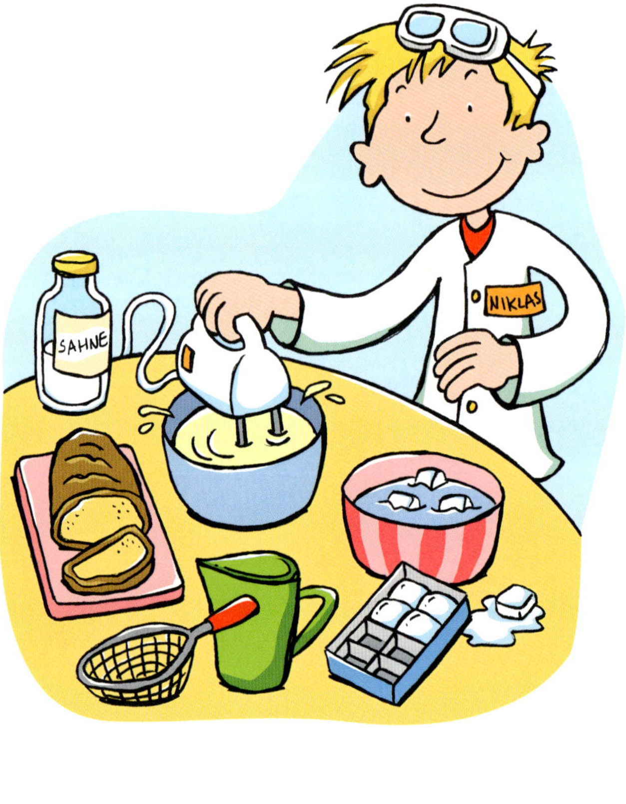

3. Experiment

Joghurt selber machen

Zeitaufwand: 20 Minuten

Wartezeit: mind. 24 Stunden

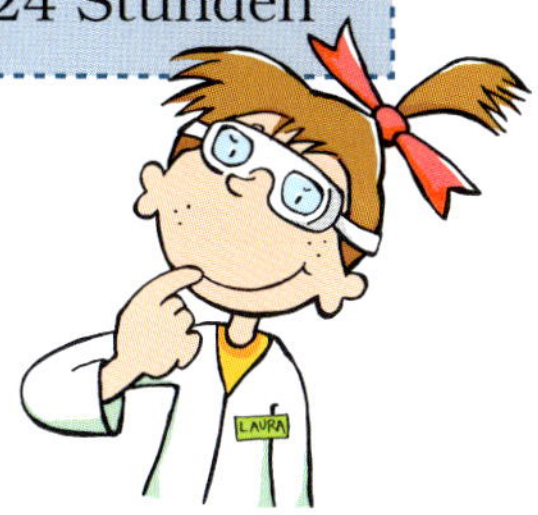

Stelle die folgenden Dinge bereit, die du für dein Experiment brauchst:

- ½ l H-Milch
- 1 kleiner Becher Naturjoghurt
- 1 Topf
- 1 Schüssel
- 2-4 saubere Joghurtgläser

Versuchsverlauf

- Erwärme die Milch in einem Topf auf dem Herd so lange, bis die ersten Blubberblasen zu sehen sind (ganz kurz vor dem Kochen).
- Lasse die Milch anschließend im Topf bei Zimmertemperatur 30 Minuten abgedeckt abkühlen.
- In der Zwischenzeit heizt du den Backofen auf 60°C vor.
- Nun fügst du den Naturjoghurt zu und rührst gut um.
- Fülle die Milch in die Gläser mit Deckel.
- Den Backofen kannst du nun ausschalten und die Gläser dort über Nacht stehen lassen. Im Backofen hält sich die Wärme eine ganze Zeit lang, so dass die Bakterien nun in Ruhe arbeiten können.
- Am nächsten Tag müsste die Milch schon deutlich dicker sein und auch säuerlich schmecken.
- Den fertigen Joghurt kannst du mit Obst, Marmelade, Zucker oder Müsli essen.

Genauer betrachtet

In dem Naturjoghurt tummeln sich jede Menge Joghurtbakterien. Diese fühlen sich in der Milch bei 40°C pudelwohl und

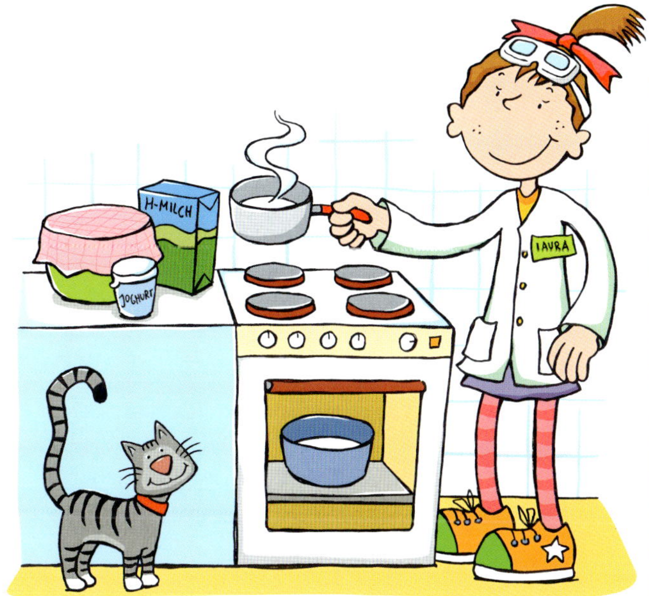

vermehren sich prächtig. Sie stellen dabei Milchsäure her. Diese lässt die Milch sauer schmecken. Außerdem macht die Säure das Milcheiweiß dick. Dieses Dickwerden heißt „gerinnen“ und das passiert immer, wenn man etwas Saures zu Milch hinzufügt. Das kannst du auch mal mit Zitronensaft ausprobieren. Dafür nimmst du drei Esslöffel Milch und einen Esslöffel Zitronensaft und siehst dir die Milch hinterher genau an.

4. Experiment

Haut auf der Milch

Zeitaufwand: 10 Minuten

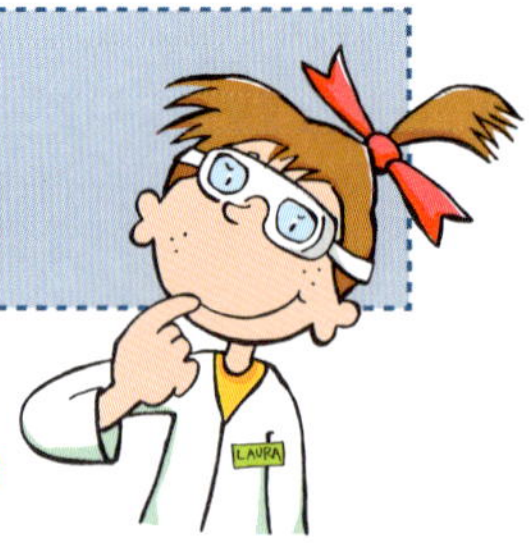

Hattest du auch schon mal eine Haut auf heißem Kakao?

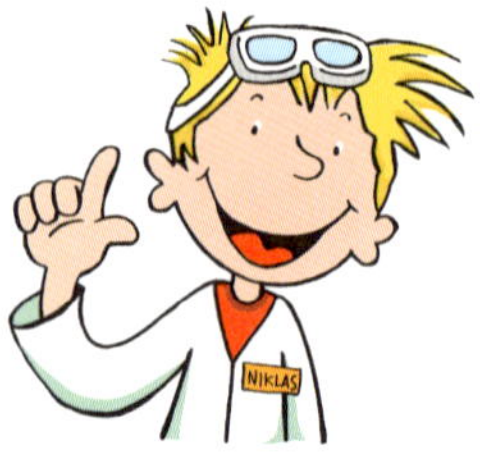

Ja, igittigitt - die schmeckt eklig!

Stelle die folgenden Dinge bereit, die du für dein Experiment brauchst:

- 2 x 200 ml Milch
- kleine Töpfe
- Eiswürfel
- 2 große Tassen
- Suppenkelle aus Metall (oder großer Löffel)

Versuchsverlauf

- Erhitze in dem kleinen Topf die erste Portion Milch (200 ml).
- Während du daneben stehst, beobachte, wann die Milch zu kochen beginnt und was mit ihr geschieht.
- Gieße die aufgekochte Milch in eine große Tasse und lasse sie ruhig abkühlen.
- Erhitze nun die zweite Portion Milch.
- Sobald sie richtig kocht, gieße sie in die zweite große Tasse und halte jetzt einen Löffel mit einem Eiswürfel in diese Milch.

Genauer betrachtet

Bei der ersten Milch bildet sich während des Abkühlens eine Haut auf der Milch. Das passiert, weil beim Kochen das Eiweiß in der Milch längliche Eiweißfäden bildet und diese nach oben schwimmen und zusammen kleben.
Kühlt man die Milch jedoch mit Eisklümpchen schnell ab, so können die Eiweißfäden nicht zusammenkleben und es bildet sich keine Haut.

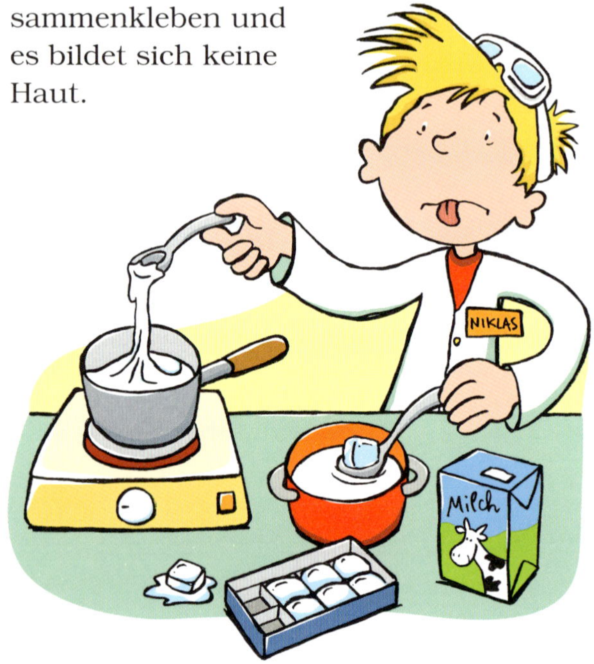

Außerdem hast du bestimmt beobachtet, was mit der Milch geschieht, wenn sie anfängt zu kochen: Sie steigt in einem großen Schaumberg nach oben, und wenn man nicht daneben steht, kocht sie auch noch ruckzuck über und verbrennt auf der Herdplatte.
Schuld daran sind wieder die Eiweißfäden in der Milch. Sie verhindern nämlich, dass der aufsteigende Wasserdampf (bei kochendem Wasser steigt der Dampf sofort hoch) ganz einfach hoch steigt. Sie halten den Dampf fest und werden dabei mit hochgezogen, so dass dieser Schaum entsteht, der aus einem bisschen Milch eine riesige Menge werden lässt.

Rezeptecke

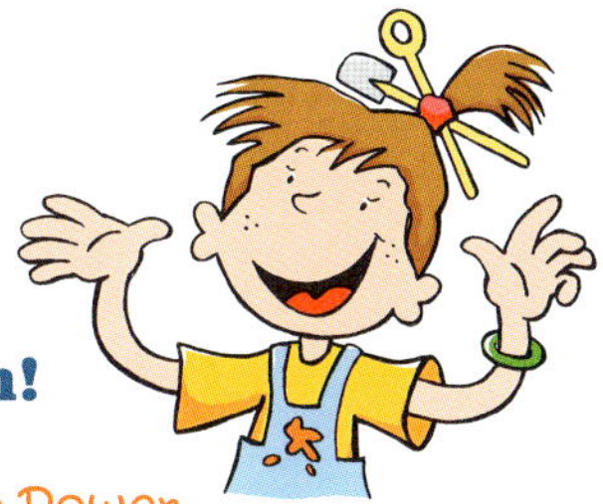

Wer wachsen will, muss Milchiges mixen!

Mein Lieblings-Drink ist der Power Shake für starke Knochen und feste Zähne!

Ihr seid zu Zweit? Dann brauchst du:
- 400 ml Milch
- 2 Kugeln Vanille Eiskrem
- 2 kleine Bananen

- Schäle die Bananen und schneide sie in daumendicke Stücke.
- Gib alle Zutaten in einen Mixer und quirle sie ordentlich schaumig.
- Fülle den Power Shake in große Gläser und serviere ihn mit dicken Strohhalmen.

Der Power Shake gibt schnelle Energie und liefert wertvolles Eiweiß für starke Muskeln. Außerdem ist natürlich viel Calcium für starke Knochen und Zähne drin!

TIPP: Anstelle von Bananen kannst du auch mal anderes Obst ausprobieren wie z. B. Erdbeeren. Die müssen dann vorher püriert werden.

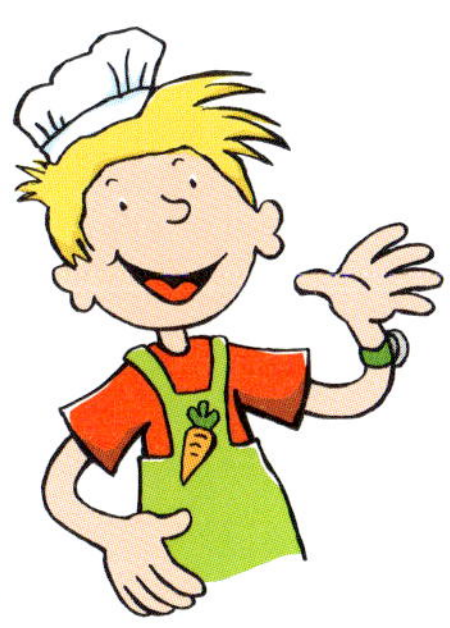

Versuch mal den Aufwärm-Kakao mit optimaler „Wachs-Garantie!“

Für zwei, die nicht frieren wollen, brauchst du:
- 2 TL echtes Kakaopulver (dunkelbraunes feinpudriges Pulver mit ganz viel echtem Kakao)
- 3-4 TL Zucker
- 400 ml Milch

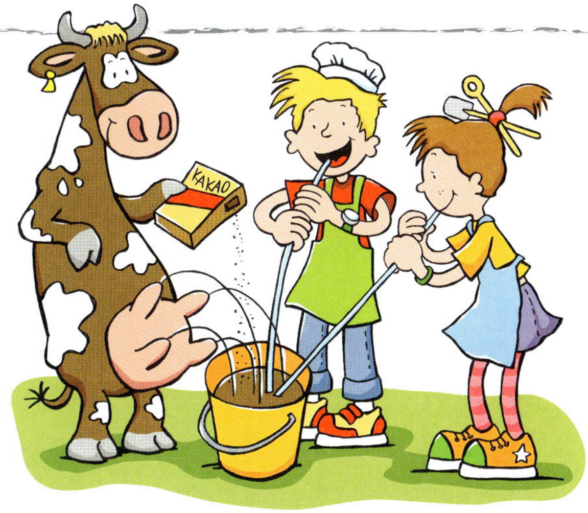

- Vermische Kakaopulver und Zucker in einer Kanne sorgfältig miteinander.
- Gib etwas Milch dazu und rühre die Mischung bis zu einer glatten braunen Soße.
- Erhitze die restliche Milch in einem Topf oder in der Mikrowelle, ohne sie zu kochen.
- Gieße die Milch auf die Kakaomischung und verrühre alles sorgfältig.
- Fülle den warmen Kakao in große Tassen.

Übrigens

Aufwärm-Kakao wird aus echtem Kakaopulver hergestellt. Das ist das Pulver aus getrockneten Kakaobohnen. Es schmeckt nicht süß, sondern nur schokoladig. Den Zucker fügst du zu deinem Kakao selber hinzu und zwar in der Menge, die dir schmeckt. Bei fertigem Kakaopulver ist schon vorher der Zucker mit drin und der Geschmack ist nicht mehr so stark schokoladig. Kakao ist übrigens sehr gesund. Da Kakao auch in Schokolade drin ist, ist auch Schokolade gesund. Kakao schützt Herz und Gefäße. Allerdings nur, wenn man es nicht übertreibt!

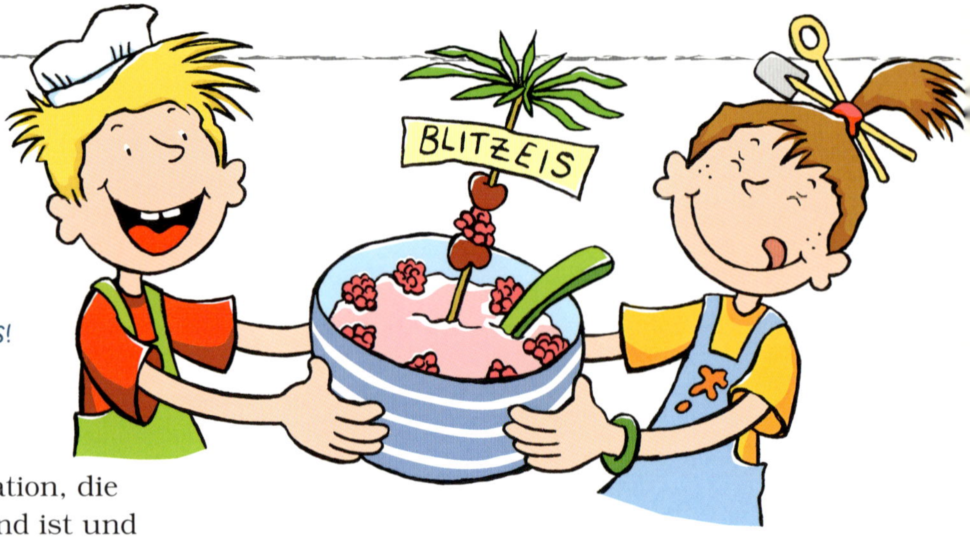

Unser absolutes
Lieblingseis
ist Frucht-Blitzeis!

Für diese köstliche Eiskreation, die garantiert auch noch gesund ist und deshalb in größeren Mengen gegessen werden darf, brauchst du für dich und einen Freund:

- 200 g Joghurt
- 200 g gefrorene Himbeeren (oder Erdbeeren)
- etwas Zucker

So klappt´s in 5 Minuten:

- Püriere die gefrorenen Früchte im Mixer.
- Gib Joghurt dazu und verrühre alles gut.
- Schmeck das Ganze mit Zucker ab und genieße schnell!

Übrigens

Ist Eis zu kalt für den Magen?

Hast du auch schon mal zu hören bekommen, dass Eis zu kalt für den Magen sei? Das stimmt eigentlich gar nicht! Es ist nur ein Argument der Erwachsenen, wenn sie nicht möchten, dass die Kinder schon wieder ein Eis essen. Eis bleibt sekundenlang im Mund und in der Speiseröhre. Auf diesem Weg bis in den Magen ist es längst aufgewärmt. Kalte Getränke aus dem Kühlschrank dagegen kommen eiskalt im Magen an.

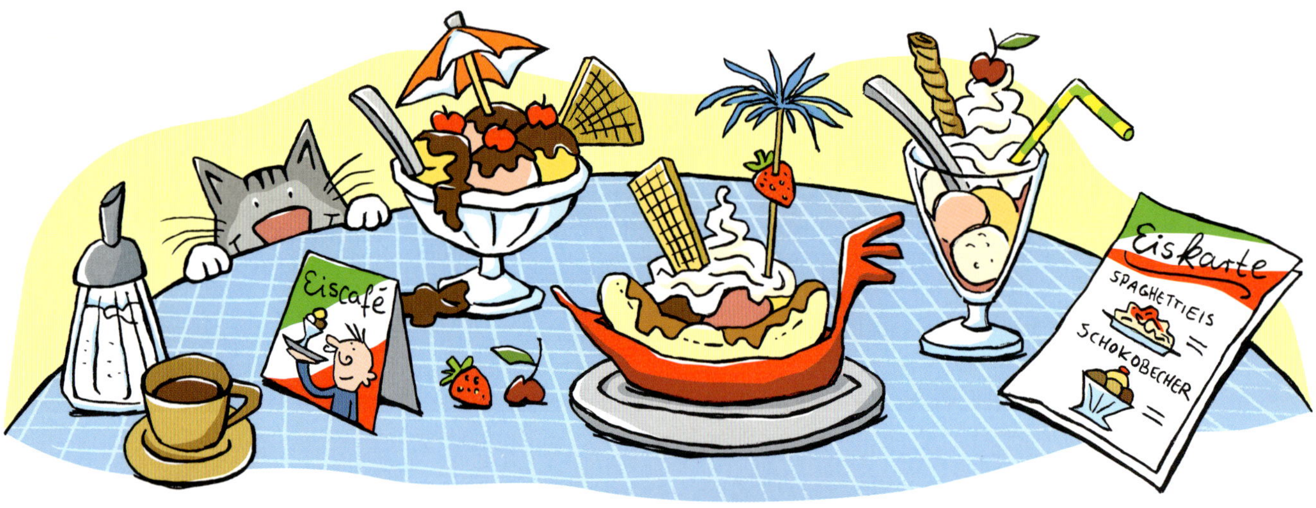

Eier

Eier – Eiweiß für starke Muskeln

Wissensecke

Die Henne legt jeden Tag ein Ei. Kaum ist eins gelegt, reift das nächste heran. Allein die Entstehung der Schale braucht 14 Stunden Zeit. Nur wenn ein Hahn das Ei befruchtet, bevor es gelegt wird, kann auch ein Küken daraus schlüpfen. Es muss dann ca. drei Wochen ausgebrütet werden. Die Eier im Supermarkt sind nicht befruchtet.

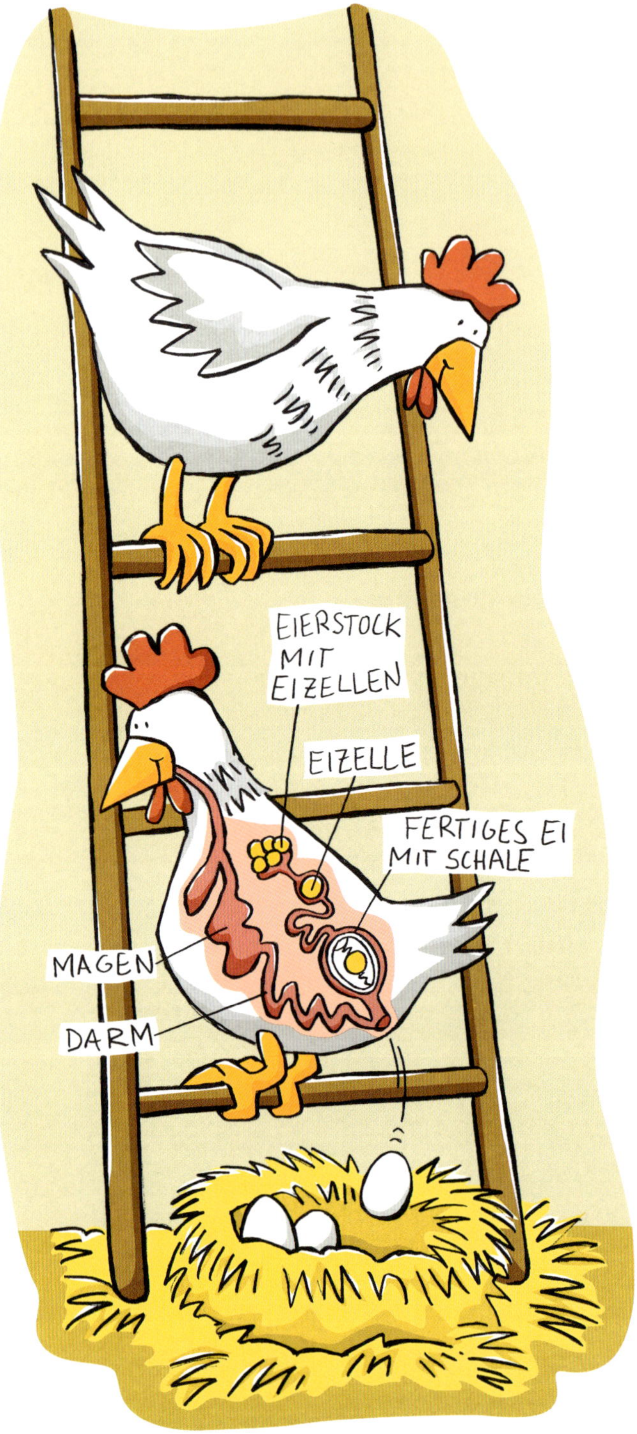

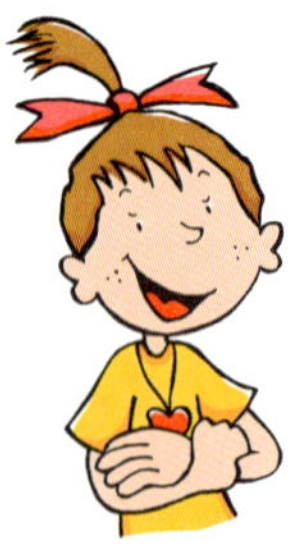

Meine Freundin Hanna hat eine Hühnereier Allergie, und wenn ich sehe, was die alles nicht essen darf, dann fällt mir erst mal auf, wo überall Ei drin ist!

In Kuchen zum Beispiel ist doch meistens Ei drin, oder?

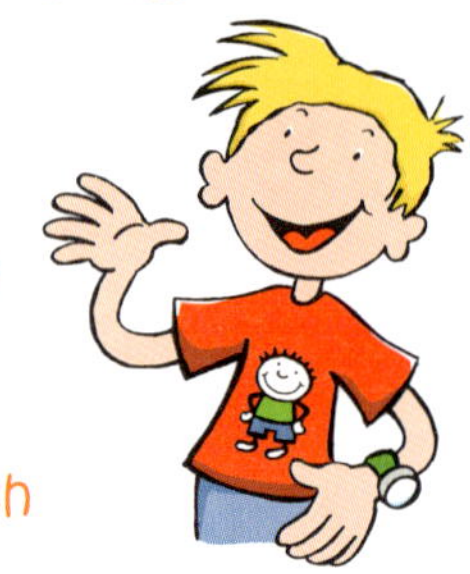

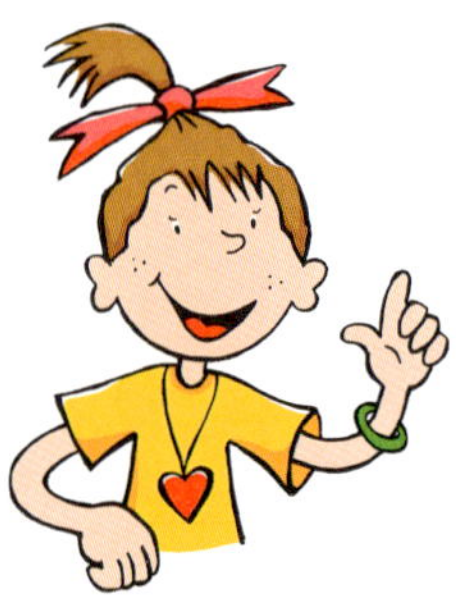

Ja, aber auch in Saucen, in manchen Nudeln, in Schokoküssen, in Aufläufen, in einigen Brotsorten, Pfannkuchen, Waffeln ...

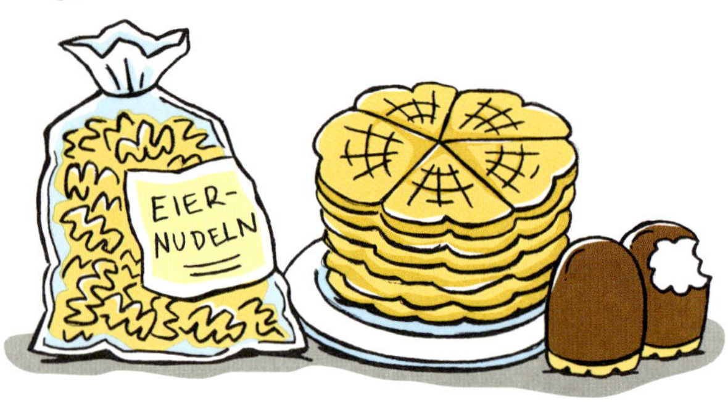

Unter der Lupe

Die Eierschale ist 0,2 bis 0,4 Millimeter dick und besteht hauptsächlich aus Calciumcarbonat. Ihre Aufgabe ist es, das Küken während des Heranwachsens zu schützen. Deshalb ist sie auch ganz schön stabil. Pickt das fertige Küken allerdings von innen mit dem Eizahn gegen die Schale, so springt sie auf. Die Eierschale ist außerdem mit winzigen Poren übersät, damit Luft und Gase hinein und hinaus können.

Die Luftkammer bildet sich am stumpfen Ende des Eis. Sie dient dem Küken als Luftvorrat.

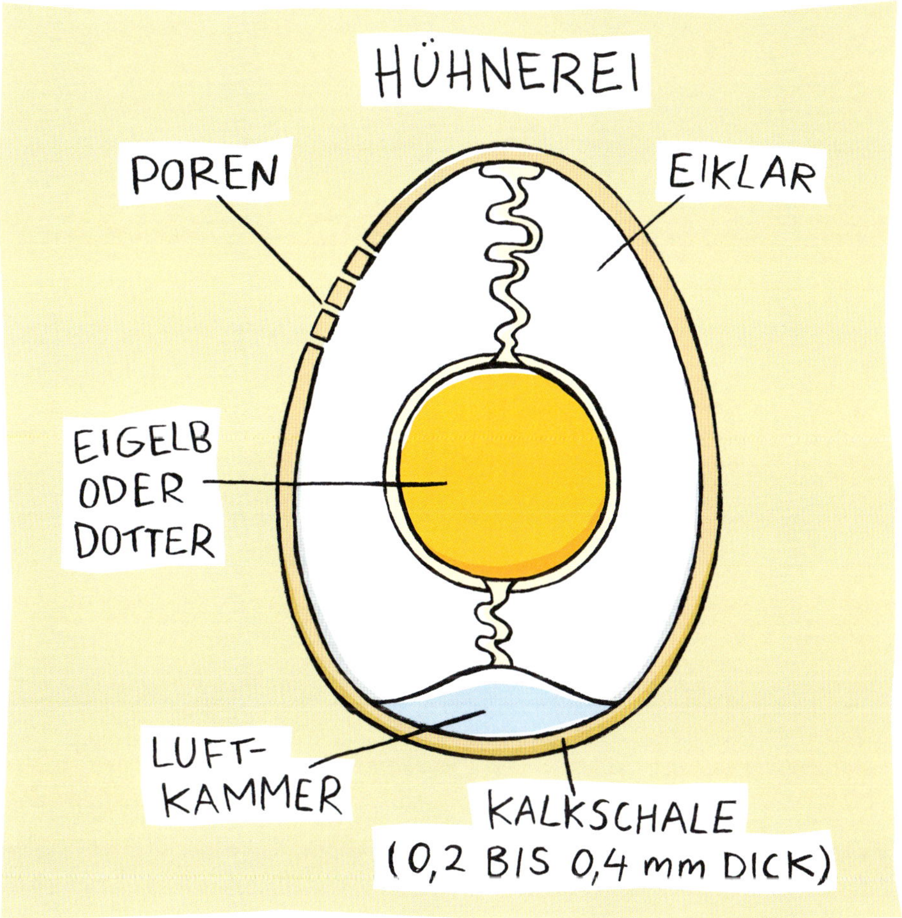

Im Eiklar sind viel Wasser und wertvolles Eiweiß enthalten. Das Eiweiß aus dem Hühnerei ist besonders hochwertig, da der Körper es so gut verwerten kann. Eiweiß wird für jede einzelne Zelle deines Körpers gebraucht. Besonders viel Eiweiß steckt in deinen Muskeln.

Im Eigelb befinden sich Wasser, Fett sowie auch etwas Eiweiß und eine ganze Menge Vitamine und Mineralstoffe, die dein Körper täglich braucht.

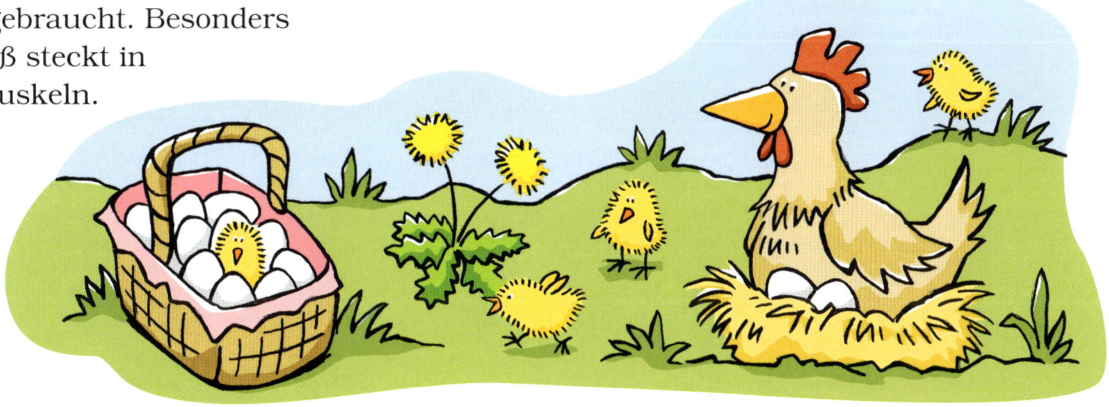

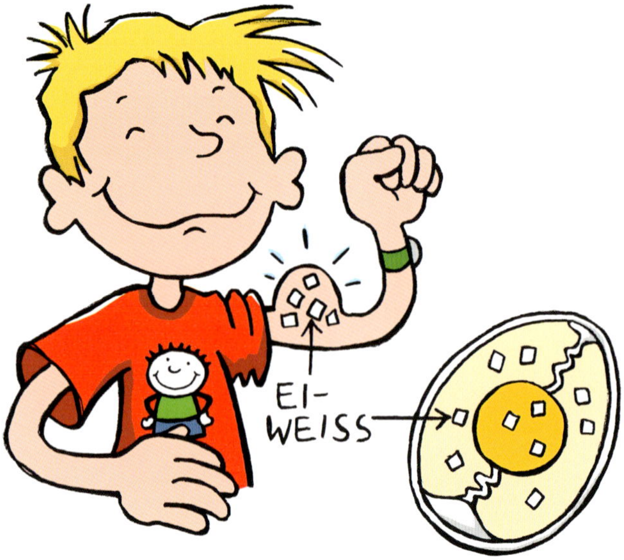

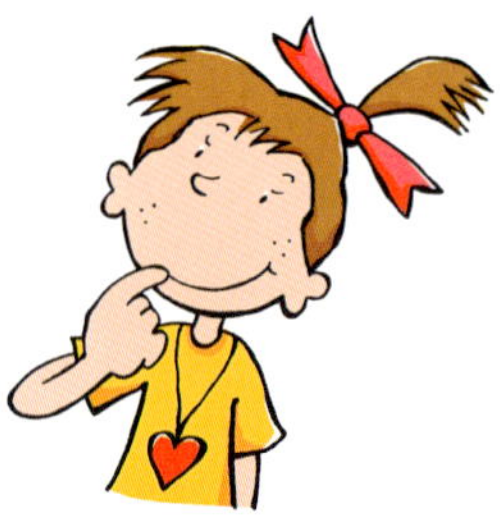

Wie viele Eier sind eigentlich gut für Kinder?

Ein Ei pro Tag liefert Kindern wertvolles Eiweiß für Muskeln und Wachstum. Allerdings solltest du daran denken, dass auch Rührei, Omelett, Eiernudeln oder Kuchen dazu zählen.

Cholesterin

In Eiern – und zwar nur im Eigelb – steckt Cholesterin. Deshalb gibt es Menschen, die sich das Frühstücksei verkneifen. Warum eigentlich?
Cholesterin ist Baustein in jeder einzelnen Zelle deines Körpers. Allerdings kann der Körper es auch selber herstellen. Über das Essen aufgenommenes Cholesterin wird entweder verwertet oder direkt wieder ausgeschieden. Dies gilt für alle gesunden Menschen. Bei bestimmten Krankheiten kann der Körper das Cholesterin nicht verwerten. Es schwimmt im Blut herum und schädigt die Adern. Diese Störung wird festgestellt, indem der Arzt Blut abnimmt und den Cholesterinspiegel misst. Ist er zu hoch, verschreibt der Arzt Tabletten und verordnet eine fett- und cholesterinarme Diät.

Warum wird ein Ei beim Kochen eigentlich hart?

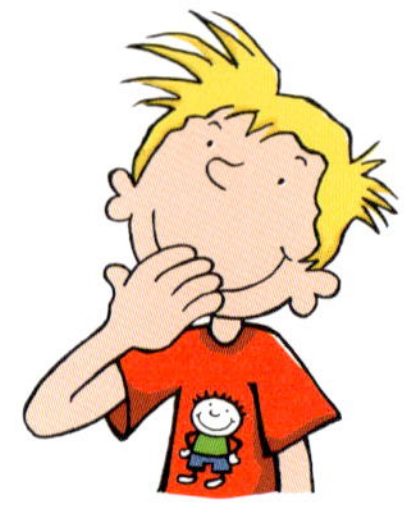

Das liegt daran, dass die Hitze das Eiweiß verändert. Ab einer Temperatur von 42°C werden die knäuelartigen Eiweißfäden lang gezogen und verkleben mit anderen Eiweißfäden. Dabei wird das Eiweiß fest – es gerinnt. Je länger das Ei im kochenden Wasser ist, desto tiefer dringt die Hitze hinein. Wenn du ein Ei **fünf Minuten lang** kochst, bekommst du ein **weiches Ei** (das Eiweiß ist fest und das Eigelb ist flüssig). Nach **sieben Minuten** ist das Ei **wachsweich** (damit ist das Eigelb gemeint) und nach **zehn Minuten** ist es **hart** gekocht. Bei einem hart gekochten Ei ist das Eigelb fest geworden, denn sogar dort ist reichlich Eiweiß drin. Auch in deinem Körper befindet sich in jeder einzelnen Zelle Eiweiß. Das ist der Grund dafür, dass eine Körpertemperatur über 41°C lebensgefährlich ist.

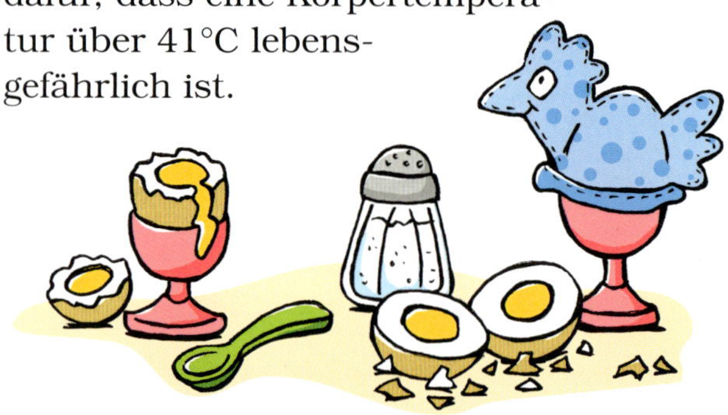

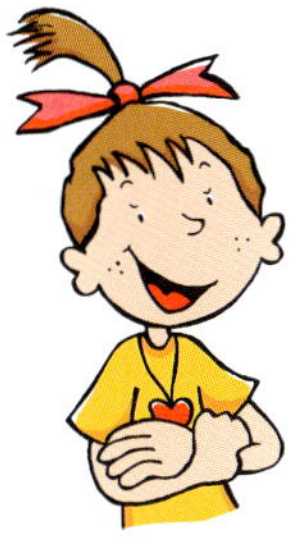

Ist in jedem Lebensmittel, in dem Eiweiß drin ist, auch Ei drin?

Nein, denn Eiweiß ist die allgemeine Bezeichnung für einen Nährstoff. Das, was beim Ei als Eiweiß bezeichnet wird, heißt eigentlich **Eiklar**. Es enthält neben dem Nährstoff Eiweiß auch viel Wasser sowie Mineralstoffe und Vitamine.

Weiß oder braun?

Ob ein Ei weiß oder braun ist, hängt allein von der Sorte des Federviehs ab. Dabei legen Hühner mit roten Ohrläppchen eher braune Eier und Hühner mit hellen Ohrläppchen – na klar – eher weiße. Das gilt zumindest für die Rassen, die zur Eierproduktion gehalten werden. Bei wilden Hühnern auf zahlreichen Bauernhöfen weiß man vorher nicht genau, ob sie braune oder weiße Eier legen. Auf Inhaltsstoffe und Geschmack hat die Farbe der Eierschale keinen Einfluss.

Ist das Dotter schön gelb-orange, hat das Huhn Futter mit natürlicher Farbe, wie zum Beispiel Paprika, gepickt!

Warum werden die Eier angepiekst, bevor sie ins kochende Wasser kommen?

Weil die Schale sonst platzt und das flüssige Eiklar herausquillt. Der Grund dafür ist die Luft im Ei. Sie wird im kochenden Wasser ganz schnell warm und dehnt sich aus. Sie braucht also mehr Platz, wenn sie warm wird. Die harte Eierschale gibt nicht nach und die Poren sind zu klein, um so schnell so viel Luft heraus zu lassen. Der Druck wird also so groß, dass die Schale platzt. Der Piekser an der stumpfen Seite des Eis ist groß genug, um die Luft heraus zu lassen. Wenn du genau hinschaust, siehst du die Luftbläschen aus dem Loch aufsteigen, sobald das Ei ins heiße Wasser kommt.

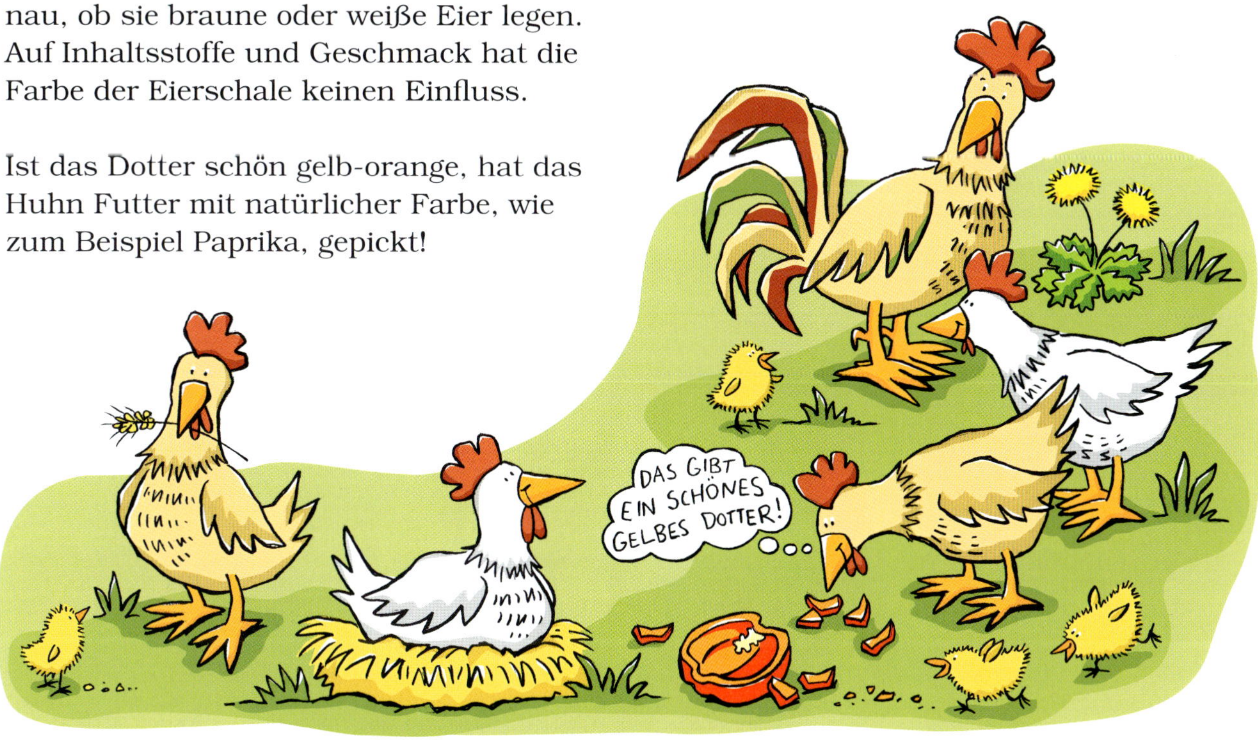

Achtung, Achtung: Stecke niemals ein Ei in die Mikrowelle! Was dann passiert? Das Ei explodiert! Und warum?
Weil der heiße Wasserdampf nicht entweichen kann, die Schale nicht nachgibt und der Druck sehr groß wird … und plotsch – sieht die Mikrowelle aus wie ein Schweinestall!

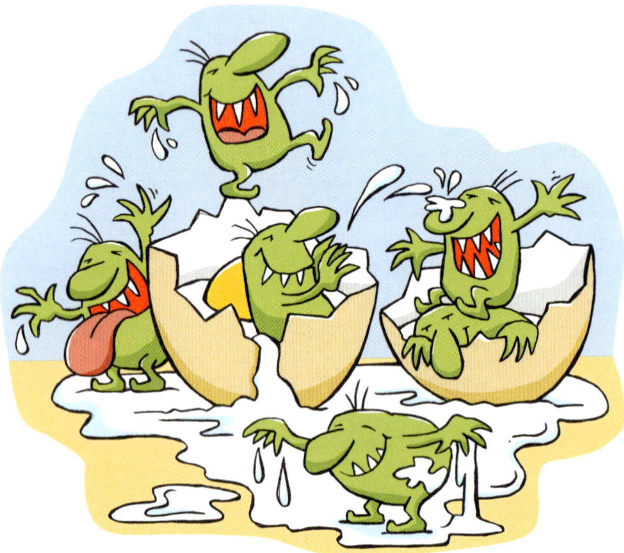

Was sind Salmonellen?

Salmonellen sind Bakterien, die uns sehr krank machen können.
Eier können Salmonellen enthalten. Das ist der Grund dafür, dass man Eier im Kühlschrank aufbewahren muss. Dort ist es den Salmonellen zu kalt, und sie vermehren sich kaum. Wenn man Eier roh essen möchte – zum Beispiel in der Mayonnaise (siehe Seite 46) – dann müssen sie sehr frisch sein. Beim Kochen oder Braten sterben alle Salmonellen sofort ab. Sie können die Hitze nicht vertragen und somit auch nicht mehr schädlich für uns sein.

Der Stempel auf dem Ei

Am Stempel lässt sich erkennen, woher das Ei kommt und wie die Hennen leben, die es gelegt haben.

Die erste Ziffer verrät, wie die Hennen gehalten werden. 0 bedeutet biologische Haltung, also viel Auslauf und gesundes Futter. 1 bedeutet Freilandhaltung, also ebenfalls viel Auslauf und gutes Futter. Die Ziffer 2 bedeutet Bodenhaltung, d. h. die Hennen laufen und scharren auf dem Boden, meist in Scheunen mit Hunderten von Kolleginnen. Die 3 weist auf das Schicksal der Käfighaltung hin, wobei die Hennen in winzigen Käfigen sitzen.

Die Buchstaben sind das Länderkürzel. DE steht für Deutschland, BE für Belgien und IT für Italien.

An letzter Stelle steht die Nummer des Betriebes, auf dem die Hühner leben.

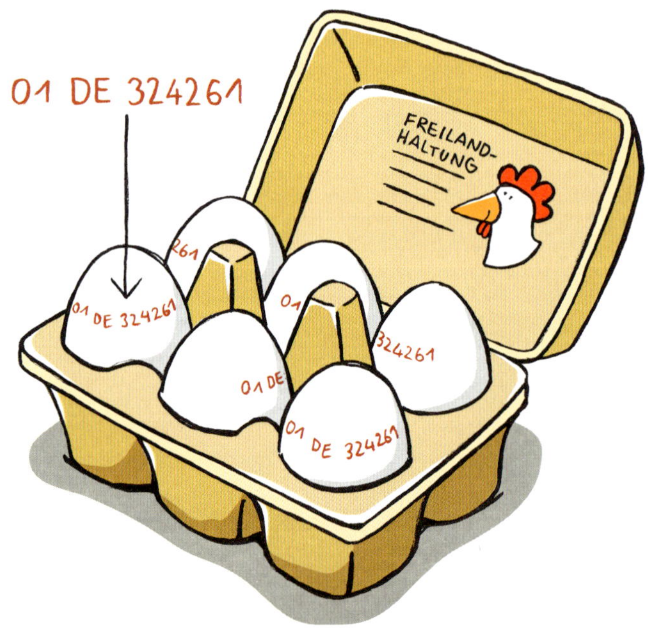

Wissen für Klugscheißer

Was gab es zuerst, das Huhn oder das Ei?

Hühner legen Eier und daraus schlüpfen Küken, die wiederum zu Hühnern heranwachsen und Eier legen. Aber was war mit dem ersten Huhn, das ein Ei legte – aus welchem Ei ist es wohl geschlüpft?

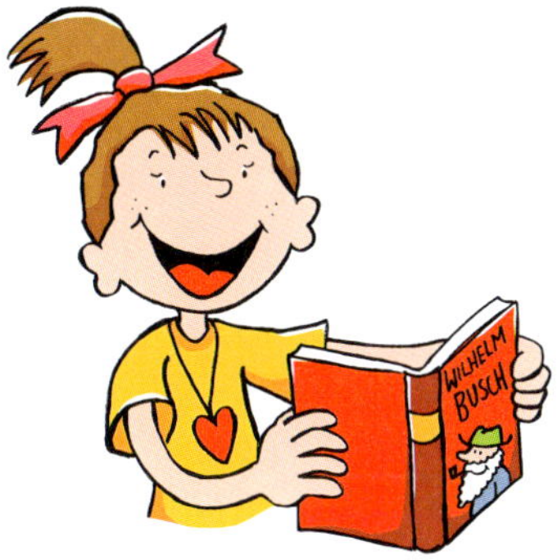

Das weiß doch jeder
wer´s auch sei,
gesund und stärkend
ist ein Ei!

Du kannst ja mal deinen Eltern oder Lehrern diese Frage stellen. Die meisten werden keine Antwort wissen, denn mit diesem Thema beschäftigten sich schon viele Gelehrte und Philosophen ohne ein eindeutiges Ergebnis.

Sicher ist, dass es schon vor 230 Millionen Jahren Eier gab. Das waren die Eier, aus denen die Dinosaurier geschlüpft sind. Hühner gab es in dieser Zeit mit Sicherheit noch keine. Damit wäre klar, dass es Eier schon vor den Hühnern gab!

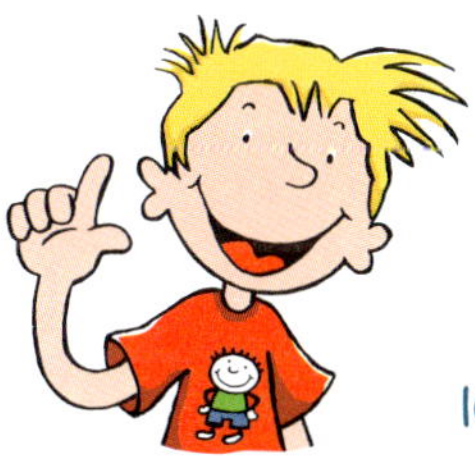

Weißt du denn auch, warum der Hahn jeden Morgen im Morgengrauen kräht?
Er will allen anderen Tieren der Umgebung damit sagen: Dies ist mein Revier und hier lebe ich mit meinen Hühnern!

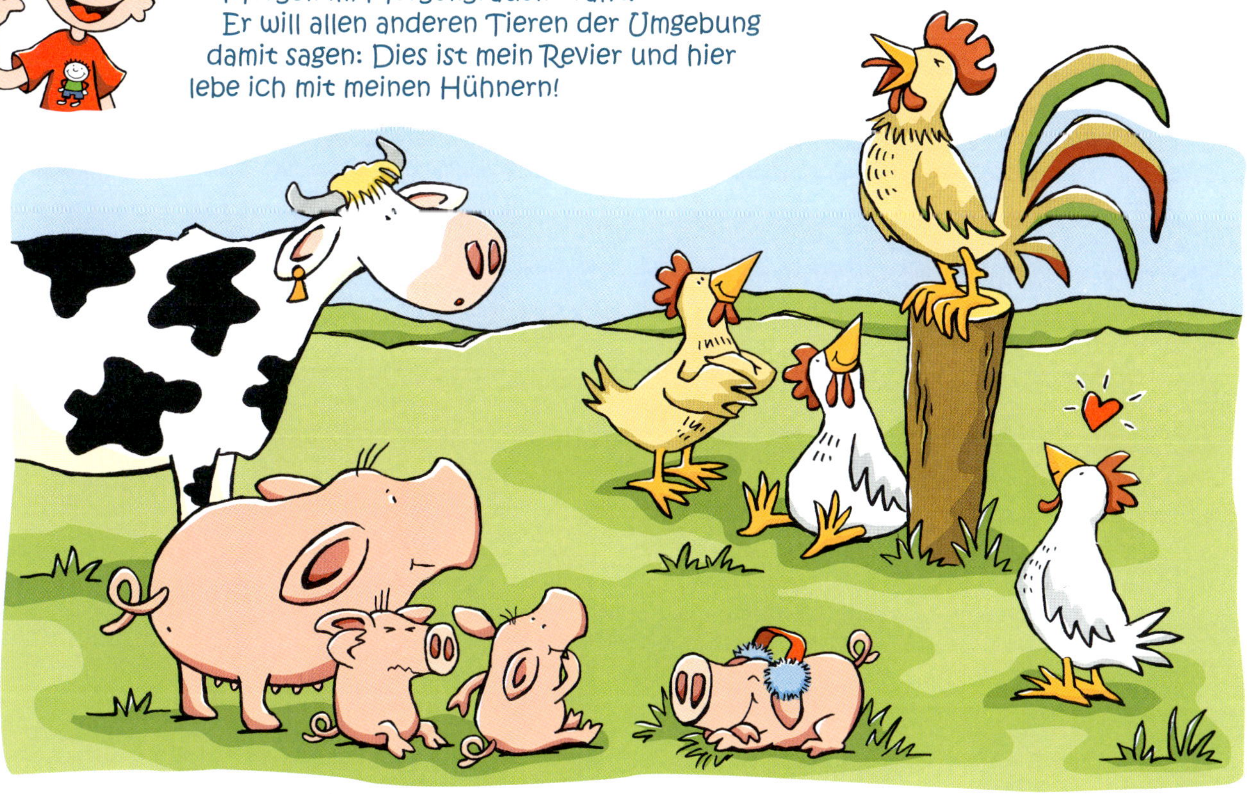

Lebensmittel

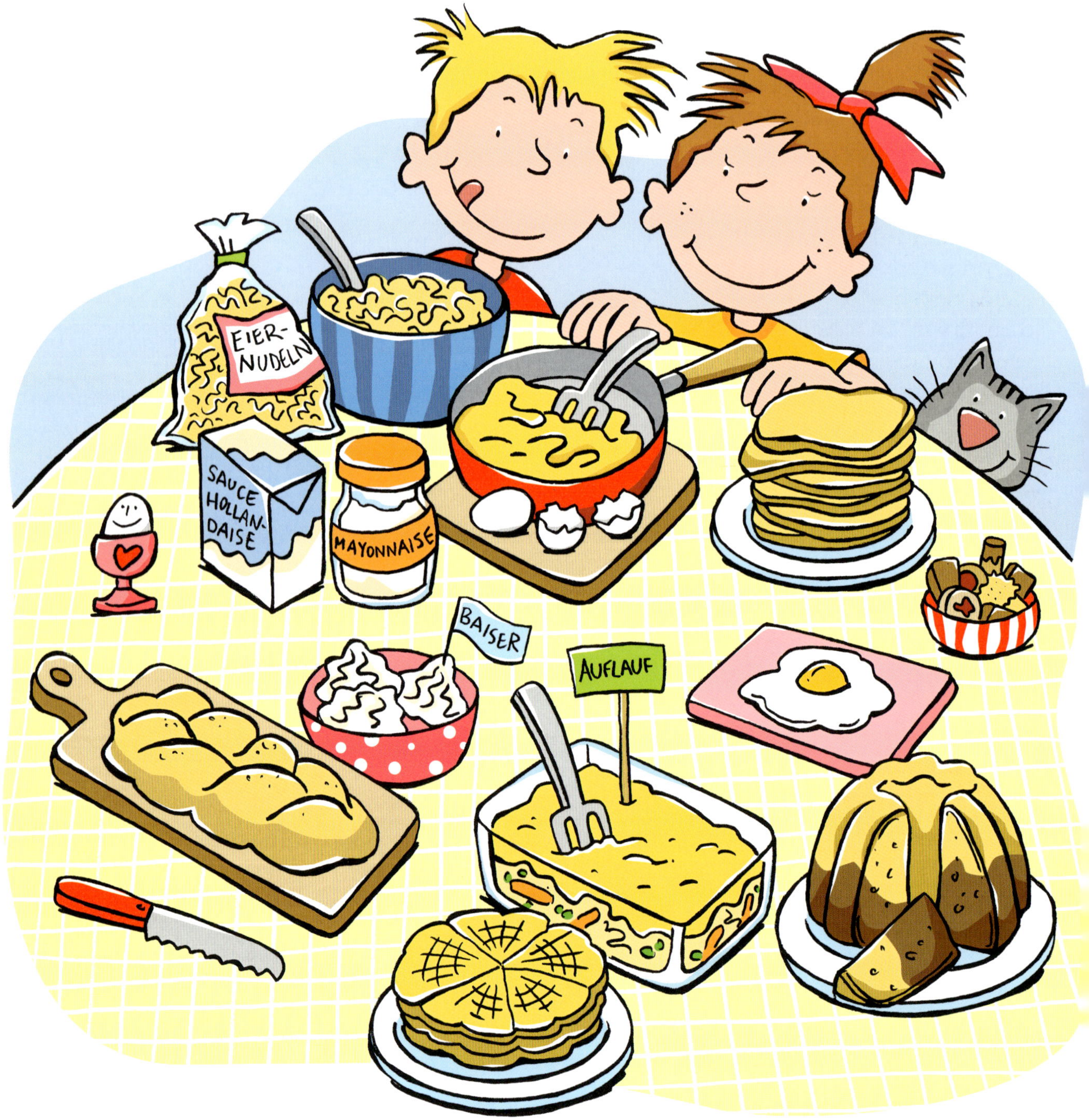

Mach-Labor

Forschertipps für schlaue Kids

1. Experiment

Wie frisch ist das Ei?

Zeitaufwand:	ein paar Minuten
Beobachtungs-zeitraum:	sofort

Eiern im Kühlschrank sieht man nicht an, ob sie frisch oder alt sind. Da gleicht ein Ei dem anderen. Es gibt aber trotzdem einen Trick, um herauszufinden, wie frisch das Ei ist, ohne es vorher aufzuschlagen.

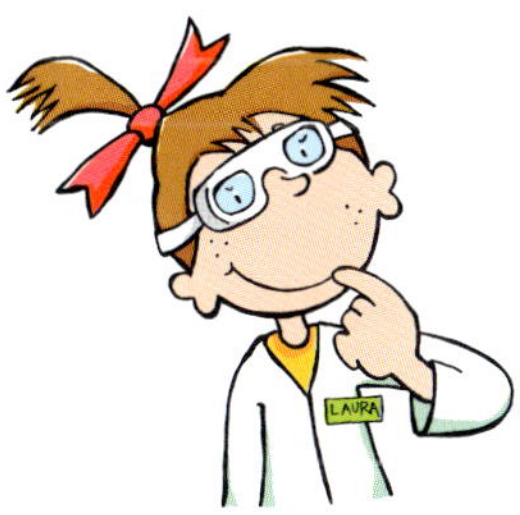

Stelle die folgenden Dinge bereit, die du für dein Experiment brauchst:

- 2 breite Gläser, gefüllt mit Leitungswasser
- 1 frisches Hühnerei (in den letzten Tagen gekauft und im Kühlschrank gelagert)
- 1 altes Hühnerei (sollte 7-14 Tage alt sein und am besten einige Tage bei Zimmertemperatur lagern)

Versuchsverlauf

- Lege in jedes Glas ein Ei hinein und beobachte den Unterschied!

Was ist zu sehen?

Das frische Ei sinkt auf den Boden und bleibt dort liegen. Wenn man genau hinschaut, sieht man, dass das stumpfe Ende leicht schräg nach oben zeigt, da sich dort die Luftkammer befindet. Das alte Ei steht aufrecht oder schwimmt sogar im Wasser.

Der Grund dafür ist, dass die Luftkammer beim frischen Ei sehr klein ist und mit der Zeit immer größer wird. Durch die Luft im Ei beginnt es sich langsam aufzurichten und dann sogar zu schwimmen.

Ein Ei, das ganz oben an der Oberfläche treibt, ist uralt und sollte nicht mehr gegessen werden.

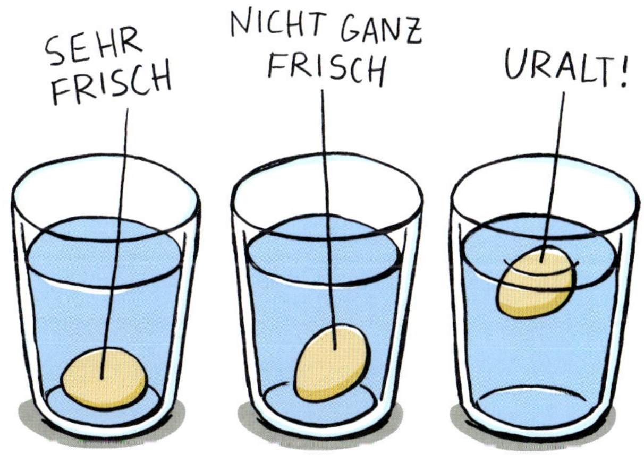

Genauer betrachtet

Wie aber kommt die Luft ins Ei? Und warum ist in einem alten Ei mehr Luft als in einem frischen?

Die Eierschale sieht ja ganz dicht aus – ist sie aber nicht. Denn eigentlich ist sie dazu da, das Küken zu schützen, ihm aber auch Luft zu geben.

Deshalb ist die Schale übersät mit winzigen, luftdurchlässigen Poren. Mit der Zeit verdunstet aus dem Ei Wasser. Je wärmer es gelagert wird, desto schneller verdunstet das Wasser. Gleichzeitig strömt Luft durch die Poren ins Ei-Innere und sammelt sich vor allem in der Luftkammer.

Noch ein Test zur Frische

Schüttle das Ei **vorsichtig**. Wenn sich das Ei-Innere stark bewegt, dann ist viel Luft im Ei und es ist schon älter. Ist es sehr fest und unbeweglich, dann ist es ein sehr frisches Ei.

Und jetzt noch der Nachguck-Test

Wenn man ein frisches Ei aufschlägt, sieht man ein deutlich gewölbtes Eigelb auf zwei voneinander unterscheidbaren Eiweißschichten. Nach etwa zehn Tagen im Kühlschrank ist das Eigelb flacher und die beiden Eiweißschichten kaum noch voneinander zu unterscheiden. Bei einem drei Wochen alten Ei kann man die Eiweißschichten nicht mehr erkennen.

Und wann kann ich aus dem Ei eine Stinkbombe basteln?

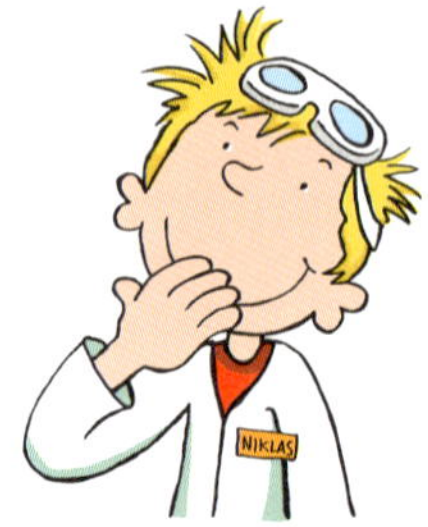

Faule Eier stinken erbärmlich. Von außen ist das allerdings kaum zu riechen.
Wenn das Ei schon schwimmt, ist es auf jeden Fall nicht mehr essbar und kann als Stinkbombe getestet werden.

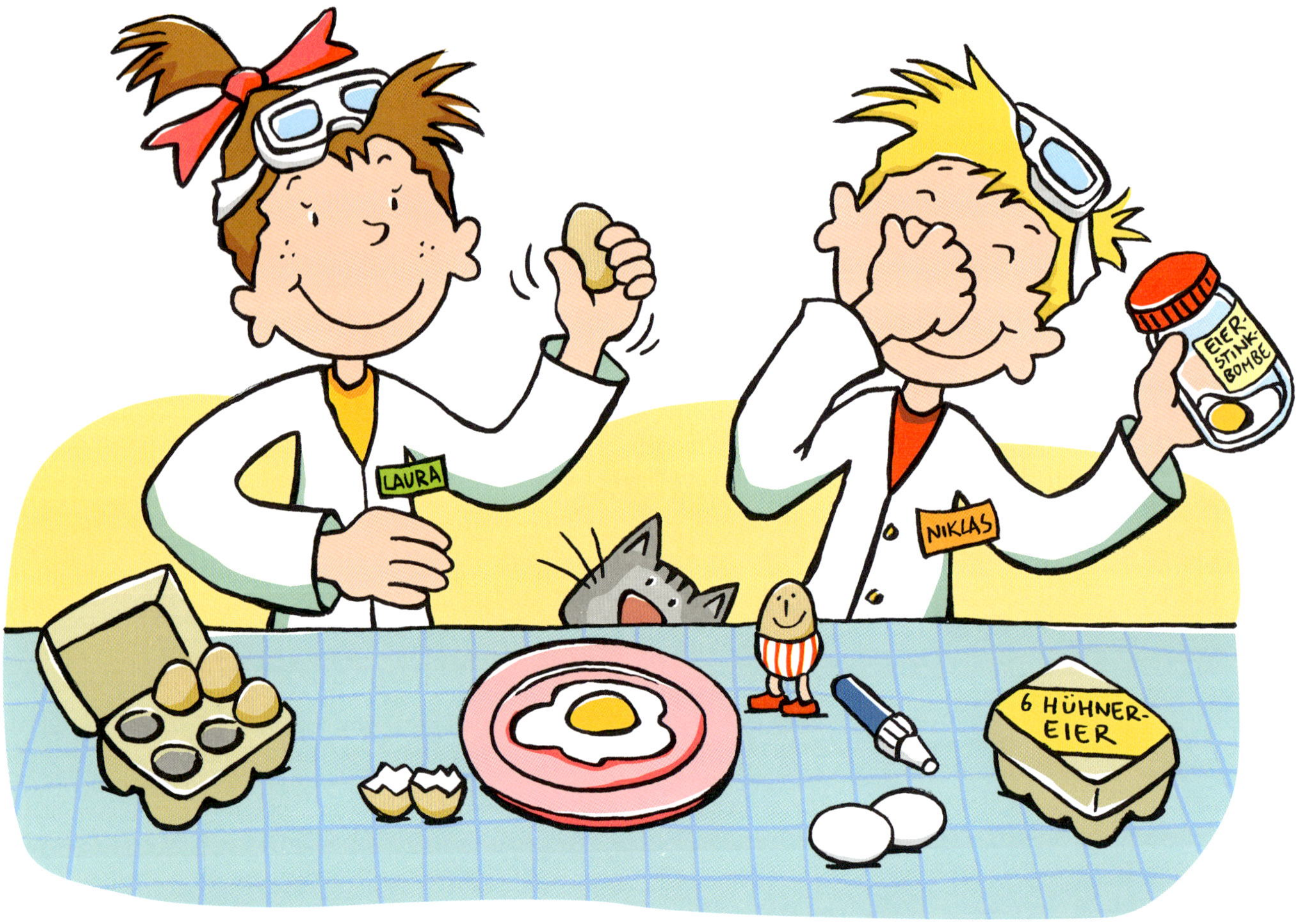

2. Experiment

Das frische Ei zum Schweben bringen

Zeitaufwand:	ein paar Minuten
Beobachtungs-zeitraum:	sofort

Diesen Versuch kannst du gleich an den ersten anschließen, denn du brauchst nur zwei Teelöffel Salz dazu.
Gib das Salz in das Glas mit dem frischen Hühnerei. In warmem Wasser löst sich das Salz viel schneller als in kaltem, was für den Versuch besser ist.

Was ist zu sehen?

Während sich das Salz löst, beginnt das Ei langsam im Wasser zu schweben. Wie kann das sein? Wird es jetzt ganz schnell alt? Nein, nein – keine Sorge, auch Baden im salzigen Meer macht nicht alt. Die Erklärung ist eine andere. Das Wasser wird durch die gelösten Salzteilchen dichter. Je höher die Dichte des Wassers, umso leichter kann etwas darin schwimmen.
Übrigens – im toten Meer ist der Salzgehalt so hoch, dass auch Nichtschwimmer dort tadellos schwimmen können!

Zusatzversuch zur Dichte des Wassers

Stell die folgenden Dinge bereit, die du für dein Experiment brauchst:

- 1 Trinkglas
- 1 Löffel
- Salz
- heißes Wasser
- 1 Permanentmarker

Versuchsverlauf

- Füll das Trinkglas zu etwa ¾ mit heißem Wasser.
- Markiere den Wasserstand mit dem Permanentmarker.
- Gib nun einen Löffel Salz dazu und verrühre es sorgfältig, bis es vollkommen aufgelöst ist.
- Gib nun noch einen zweiten Löffel dazu und vielleicht auch noch einen dritten.

Was ist zu sehen?

Nach jedem Löffel Salz steigt der Wasserspiegel zunächst leicht an. Sobald sich das Salz vollständig aufgelöst hat, sinkt der Wasserspiegel wieder bis zur markierten Linie. Der Grund dafür ist, dass sich die Salzkristalle im Wasser auflösen. Sie brauchen keinen Extra-Platz, da sie zwischen den locker aufgereihten Wasserteilchen genügend Platz finden. Obwohl also eine beträchtliche Menge Salz ins Glas gegeben wurde, bleibt der Wasserspiegel gleich. Sobald alle Lücken mit Salz besetzt sind, ist die Lösung gesättigt. Es kann nun kein weiteres Salz im Wasser gelöst werden und so bildet sich ein Bodensatz. Du kannst das ausprobieren, indem du löffelweise weiterhin Salz in die Lösung rührst, bis der Wasserspiegel steigt und sich ein Bodensatz bildet. Salziges Wasser trägt also deshalb besser, weil es dichter ist.

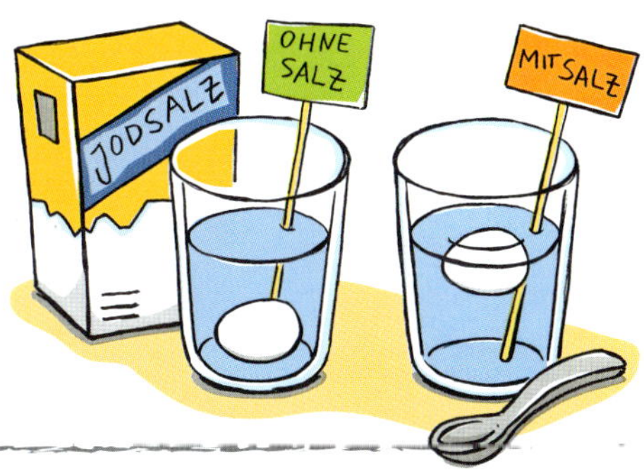

3. Experiment

Roh oder gekocht – wie kann man das von außen sehen?

Zeitaufwand: ein paar Minuten

Beobachtungszeitraum: sofort

Welche Eier sind denn nun die hart gekochten fürs Picknick?

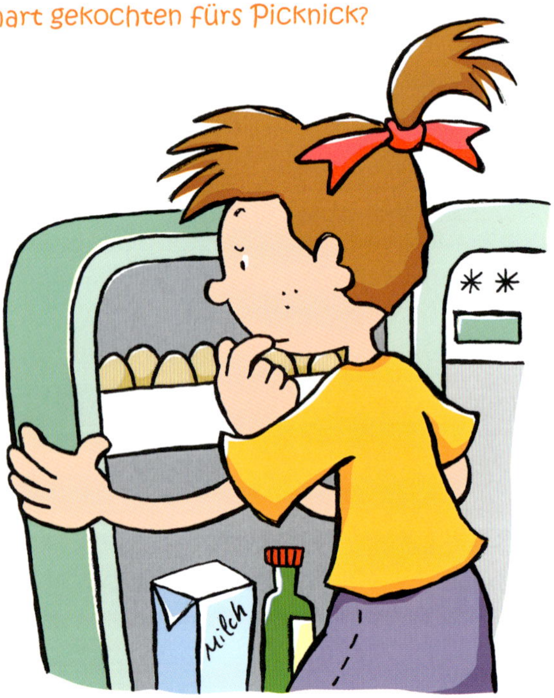

Stelle die folgenden Dinge bereit, die du für dein Experiment brauchst:
- 1 gekochtes Ei
- 1 rohes Ei

Versuchsverlauf

- Lege zuerst das gekochte Ei auf einen Tisch und drehe es mit etwas Schwung.
- Versuche nun das gleiche mit dem rohen Ei.

Was ist zu sehen?

Das gekochte Ei dreht sich gleichmäßig und schnell. Das rohe Ei dreht sich wesentlich langsamer und eiert dabei. Die Erklärung dafür ist der unterschiedliche Inhalt. Wir haben eine feste Masse beim gekochten Ei und eine flüssige beim rohen. Die flüssige Masse lässt sich nur schwer in Bewegung bringen. Sie ist ziemlich träge. Die feste, kompakte Masse dagegen ist leichter in Schwung zu bringen.

Ich weiß, wie man das herausfindet!

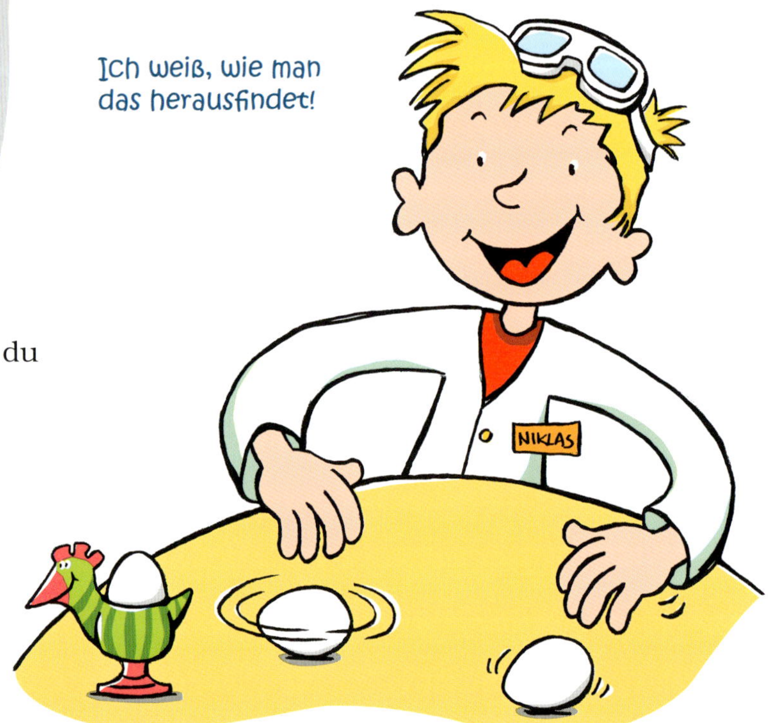

4. Experiment

Röntgenblick ins Ei-Innere

Zeitaufwand:	ein paar Minuten
Beobachtungs-zeitraum:	2-3 Tage

Stelle die folgenden Dinge bereit, die du für dein Experiment brauchst:
- 1 Hühnerei
- 1 Glas mit Essig
- etwas Geduld

Versuchsverlauf

Lege das Ei in das Glas mit Essig, so dass es rundum mit Essig bedeckt ist.

Was ist zu sehen?

Ganz allmählich kannst du auf der Eierschale kleine Bläschen erkennen. Sie zeigen, dass die Eierschale vom Essig angegriffen und aufgelöst wird. Dieser Vorgang dauert ungefähr zwei Tage lang. Mit etwas Glück hast du am Ende ein komplett nacktes Ei, das von der Eihaut zusammengehalten wird.

Genauer betrachtet

Essig ist eine Säure. Das kannst du leicht riechen und schmecken. Die Säure verbindet sich mit einem Teil aus der harten Eierschale, nämlich mit dem Calcium. Dieses wird dabei herausgelöst, und es entsteht ein neuer Stoff namens Calciumacetat. Jetzt fehlt der Eierschale jedoch der stabile Baustein Calcium. Übrig bleibt nur Kohlensäure, wie im Mineralwasser. Und diese Kohlensäure bildet die Bläschen, die du sehen kannst. Allmählich steigen die Kohlensäurebläschen nach oben und verschwinden in der Luft. Die Schale löst sich ganz langsam auf, bis das Ei nackt ist.

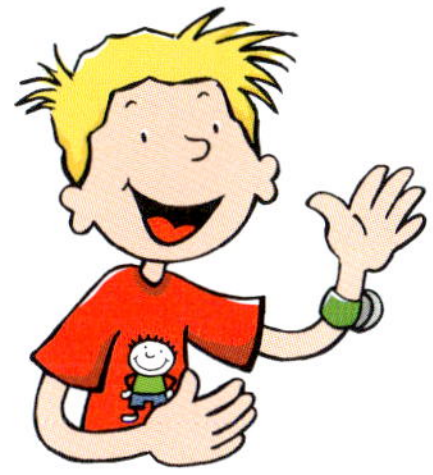

Ich habe gelesen, dass Säure auch unsere Zähne angreift. Funktioniert das wie bei den Eierschalen?

Ja, das kann man damit vergleichen. Deine Zähne sind zwar ganz anders zusammengesetzt als Eierschalen, aber Calcium enthalten sie auch. Und genau darum geht es, wenn die Säure deine Zähne angreift. Wie bei der Eierschale wird der Baustein Calcium herausgerissen und verbindet sich mit der Säure.
Übrigens, auch wenn du nicht zu denen gehörst, die morgens Apfelessig trinken, so bist du dennoch von dem Säureangriff auf die Zähne betroffen. Das liegt daran, dass Zucker im Mund von den Bakterien zu Säure umgebaut wird.

Ja, das habe ich vom Zahnarzt schon mal gehört und der sagte auch, dass ein Fluoridgel die Zähne schützen kann.

Genau, damit putze ich mir einmal pro Woche die Zähne.

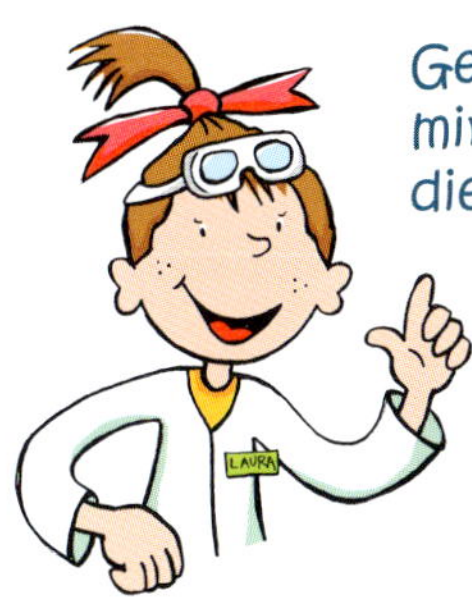

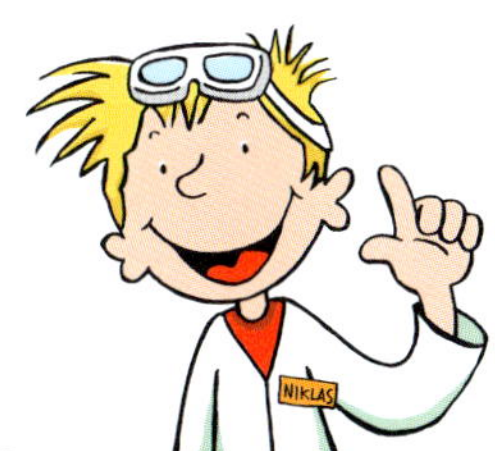

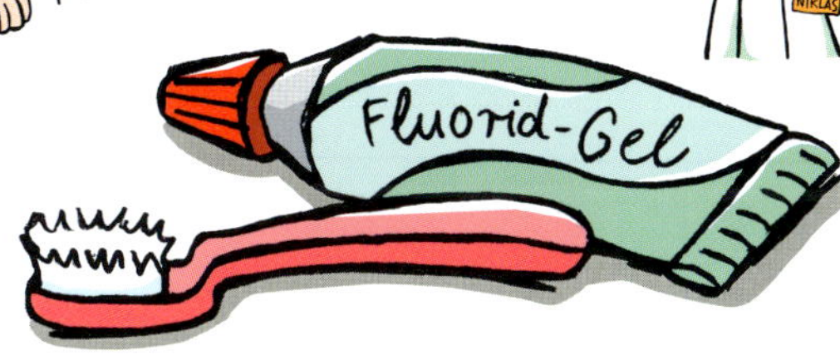

5. Experiment

Fluoridgel als Schutzschicht

Zeitaufwand:	ein paar Minuten
Beobachtungs-zeitraum:	1 Tag

Stelle die folgenden Dinge bereit, die du für dein Experiment brauchst:

- 1 Hühnerei
- Essig
- Fluoridgel (z. B. „elmex gelée“)

Versuchsverlauf

- Bei diesem Versuch wird das Ei zum Teil mit Fluoridgel bestrichen, bevor es ins Essigbad kommt.
- Lasse das Gel zwei Minuten lang auf dem Ei einwirken und spüle das Ei dann mit Wasser kurz ab.
- Lege das Ei nun in ein mit Essig gefülltes Glas und beobachte, was passiert.

Was ist zu sehen?

Die unbehandelte Eierschale beginnt sich langsam aufzulösen. Die mit Zahngel bedeckte Fläche ist hingegen vor dem Säureangriff geschützt.

Genauer betrachtet

Das Gel enthält Fluor. Dieser für Zähne wichtige Baustoff verankert das Calcium fest im Zahn. Die Säure kann es nicht herausreißen. Bei der Eierschale funktioniert es genauso.

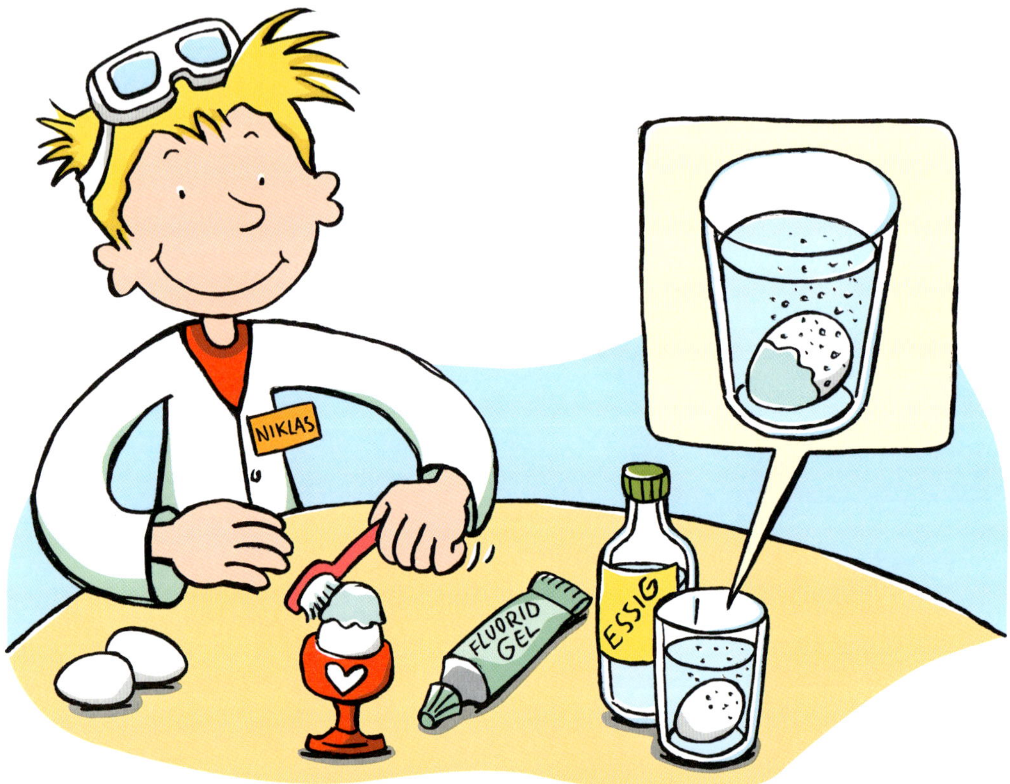

6. Experiment

Wie kommt das Ei in die Flasche?

Zeitaufwand: 30 Minuten

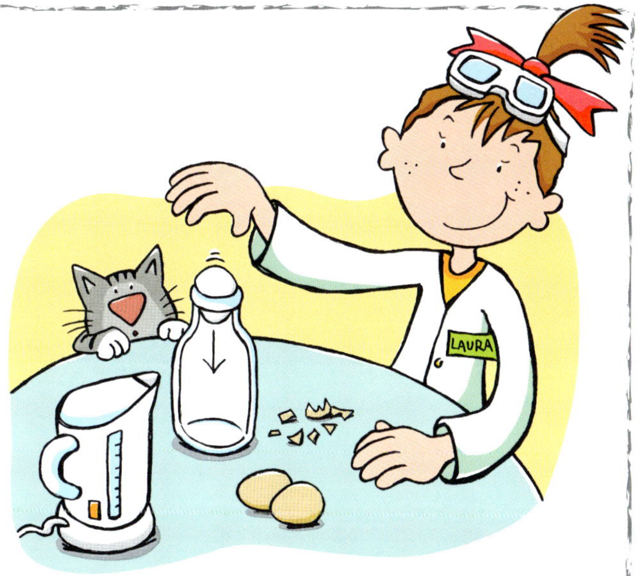

Stelle die folgenden Dinge bereit, die du für dein Experiment brauchst:

- 1 hart gekochtes Hühnerei
- 1 leere Flasche mit einem weiteren Flaschenhals (ca. 3 cm Durchmesser)
- etwa ½ l kochend heißes Wasser
- eventuell einen Zuschauer, den du beeindrucken möchtest

Versuchsverlauf

- Schäle das hart gekochte Ei.
- Fülle die Flasche vorsichtig mit kochend heißem Wasser.
- Lasse die Flasche ca. eine Minute lang stehen.
- Nun gießt du das Wasser weg. Vorsicht, die Flasche ist jetzt kochend heiß!
- Stelle das geschälte hart gekochte Ei sofort auf die Flaschenöffnung und warte ab, was passiert.
- Du kannst beobachten, wie das Ei langsam, wie von Geisterhand, in die Flasche gezogen wird.

Genauer betrachtet

Wieso zwängt sich das Ei in die leere Flasche hinein? Die Antwort ist: es wird gesogen. Das liegt daran, dass sich in der leeren Flasche heiße Luft befindet. Sie kühlt sich jedoch schnell wieder ab, da die Flasche in der kühleren Zimmerluft steht. Beim Abkühlen passiert nun Folgendes: Kühle Luft braucht weniger Platz als heiße oder warme Luft. Das heißt, wenn sich die warme Luft in der Flasche abkühlt, dann braucht sie weniger Platz und will den neu entstandenen Platz wieder ausfüllen. Es entsteht ein Sog. Jetzt sitzt allerdings das Ei auf der Öffnung und es kann keine Luft nachströmen. Also wird das Ei eingesogen.

Wenn du das Ei noch essen möchtest, dann musst du es mit einem scharfen Messer längs halbieren und dann aus der Öffnung bugsieren.

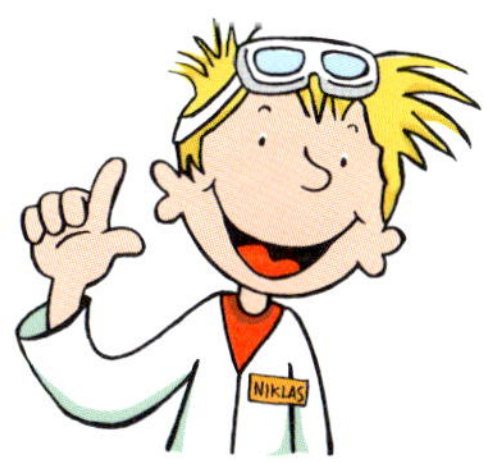

Das Eierschälen war das Schwierigste, bei meinem Ei wollte die Schale nicht abgehen.

Dann hattest du ein besonders frisches Ei, denn bei alten Eiern geht die Schale besser ab!

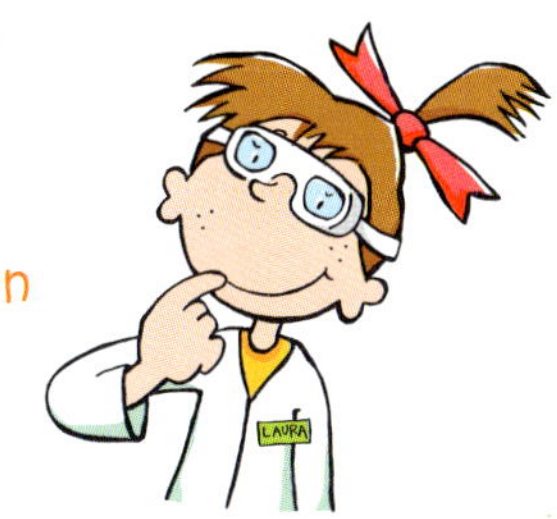

7. Experiment

Eigelb verbindet

Zeitaufwand: ein paar Minuten

Hier kannst du ausprobieren, was passiert, wenn man zwei ungleiche Flüssigkeiten wie Wasser und Öl mit Eigelb verbindet.

Stelle die folgenden Dinge bereit, die du für dein Experiment brauchst:

- 50 ml Wasser
- 50 ml Öl
- Lebensmittelfarbe
- 1 verschließbare Flasche
- 1 Eigelb

Versuchsverlauf

- Färbe das Wasser mit der Lebensmittelfarbe.
- Gieße Wasser und Öl in die Flasche.
- Schüttel die Flasche ordentlich durch, bis sich Wasser und Öl vermischt haben.
- Stelle die Flasche nun hin und beobachte, was passiert.
- Nach kurzer Zeit trennen sich Wasser und Öl wieder voneinander. Das Öl steigt nach oben, das gefärbte Wasser bleibt unten zurück.
- Gib das Eigelb in die Flasche mit dem Öl und dem Wasser.
- Schüttel alles kräftig durch, bis es sich gut miteinander vermischt hat.

Was ist zu sehen?

Öl und Wasser können sich jetzt nicht mehr trennen. Das liegt an den Verbindungsgliedern, den so genannten Emulgatoren, im Eigelb. Diese umschließen die Öltröpfchen mit ihrer wasserabweisenden Seite und schweben im Wasser, da ihre Außenseite vom Wasser festgehalten wird. Die beiden unterschiedlichen Seiten der Emulgatoren nennt man wasserabweisend und wasserliebend. Durch diese Eigenschaft können Emulgatoren Öl und Wasser verbinden.

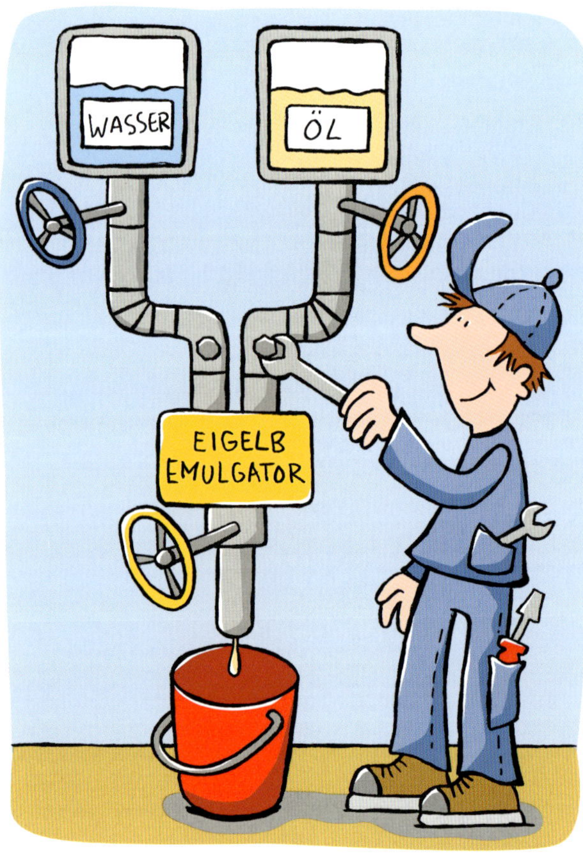

Rezeptecke

Wer groß und stark werden will, muss Eier essen!

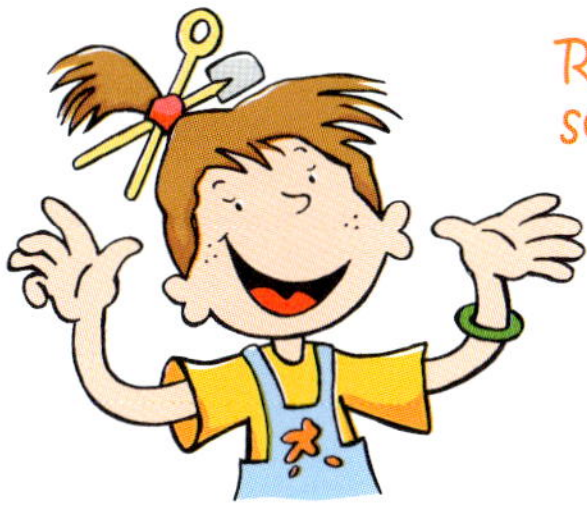

Rührei mag ich gerne sonntags zum Frühstück.

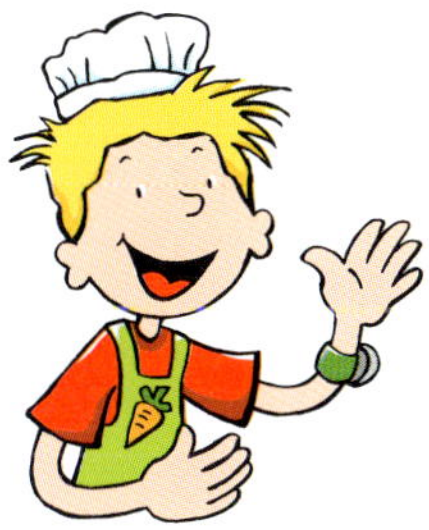

Ich esse gerne abends ein Gute-Nacht-Rührei.

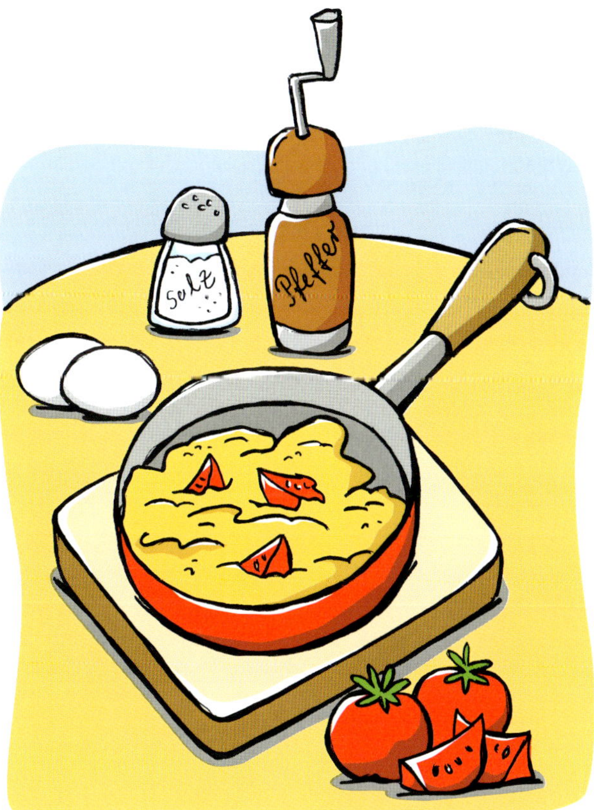

Guten-Morgen-Rührei für viel Kraft

Für zwei, die ihre Muskeln stärken wollen, brauchst du:

- 4 Eier
- Jodsalz und Pfeffer
- 1 Stück Butter

- Schlage die Eier in eine Schüssel.
- Würze sie mit ½ Teelöffel Salz und Pfeffer nach Geschmack.
- Schlage die Eier mit dem Mixer oder einem Schneebesen schön schaumig.
- Gib das Stück Butter in die Pfanne und lass es bei mittlerer Hitze schmelzen.
- Gib nun die Eimasse dazu und rühre sie mit einem Holzlöffel ab und zu um.
- Achte darauf, dass das Rührei noch schön feucht bleibt und du es schnell auf zwei Teller verteilst, bevor es zu trocken wird.

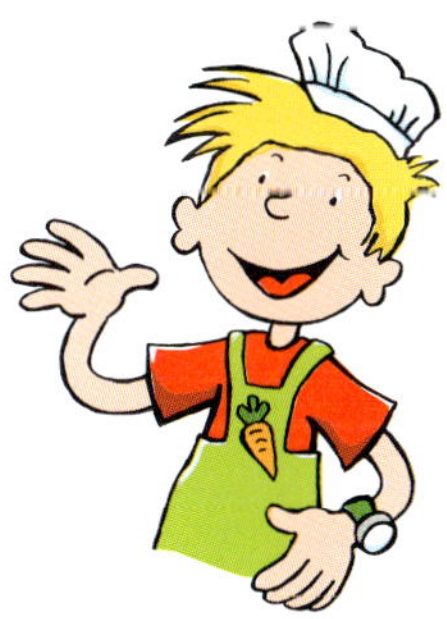

Lecker schmeckt das Rührei auch mit Schnittlauch. Du musst nur die Schnittlauchröllchen mit in die Eimasse geben.

Ich mag Rührei auch gerne mit Tomaten. Dazu musst du eine oder zwei Tomaten waschen und vierteln. Die Kerne schneidest du heraus und den festen Rand der Tomate schneidest du in kleine Würfel. Diese Tomatenwürfel gibst du in die geschmolzene Butter und lässt sie kurz heiß werden. Danach erst kommt die Eimasse hinzu.

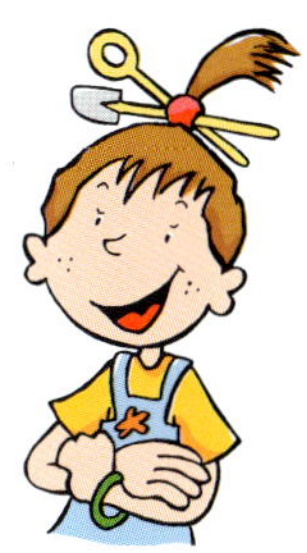

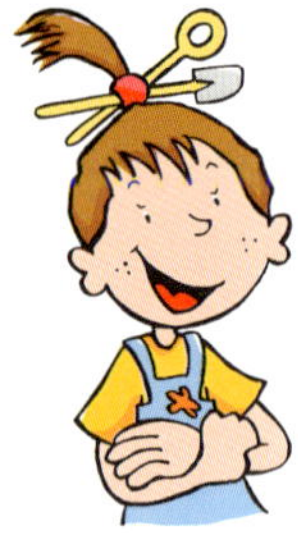

Mein Lieblings-
Ei-Rezept ist Baiser!
(gesprochen: Besee)

Baiser – für richtige Naschkatzen!

Für vier Stück brauchst du:

- 4 Eiweiße
- 6 EL Zucker
- 1 große Schüssel
- 1 Handrührgerät oder einen Schneebesen und viel Kraft

Achtung, das ist wichtig:
Alles muss sauber und fettfrei und die Eier sollten nicht zu kalt sein. Am besten nimmst du sie schon eine halbe Stunde vorher aus dem Kühlschrank. Ein Spritzer Zitronensaft macht den Eischnee steifer.

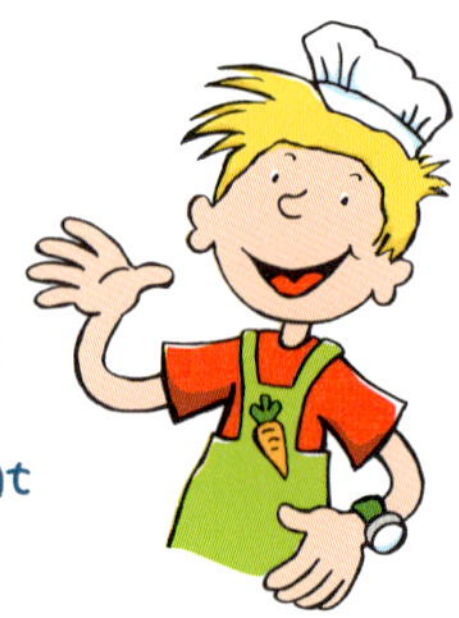

Das Eigelb kannst du für das 7. Experiment auf Seite 42 und für das Mayonnaise-Rezept auf Seite 46 verwenden.

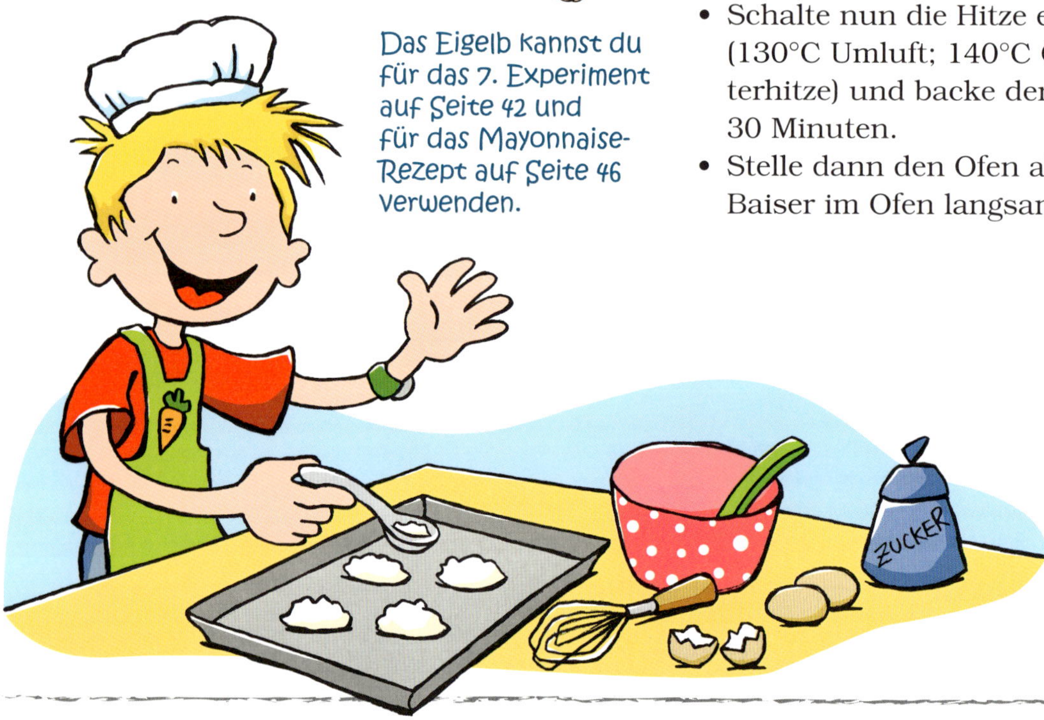

- Zunächst musst du die Eier fein säuberlich trennen. Es darf dabei kein Eigelb mit in die Schüssel gelangen.
- Jetzt schlägst du das Eiweiß, bis es zunächst schaumig und dann richtig steif wird. Erst wenn du die Schüssel auf den Kopf stellst, ohne dass Eiweiß hinaus fällt, ist es steif genug geschlagen.
- Jetzt gibst du nach und nach den Zucker dazu. Dabei rührst du ständig, bis der ganze Zucker untergerührt ist. Schlage die Masse nochmals, bis sie wieder feste, zähe Spitzen bildet.
- Nun brauchst du ein Backblech mit Backpapier.
- Portioniere mit 2 Esslöffeln Häufchen auf das Backblech und lasse zwischen den Häufchen genügend Abstand.
- Schiebe das Backblech in die Mitte des Backofens und backe den Baiser bei 140°C (Umluft) oder 150°C (Ober- und Unterhitze) für 10 Minuten.
- Schalte nun die Hitze etwas herunter (130°C Umluft; 140°C Ober- und Unterhitze) und backe den Baiser weitere 30 Minuten.
- Stelle dann den Ofen ab und lasse den Baiser im Ofen langsam abkühlen.

Eigelb vom Eiweiß trennen – Schritt für Schritt:

Schlage das Ei vorsichtig an einer Kante (z. B. an der Kante der Schüssel oder einer Tasse) auf.

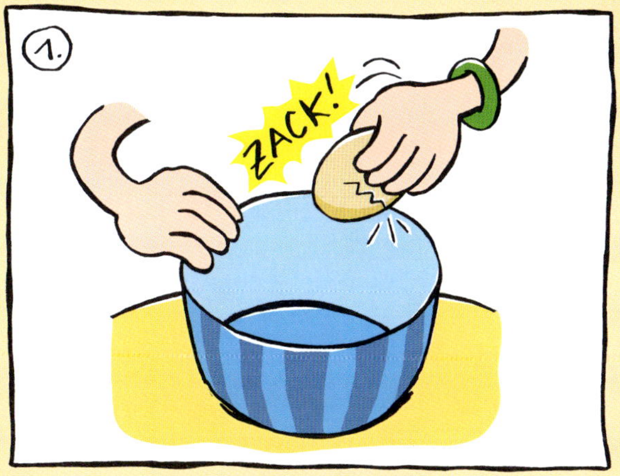

Brich das Ei an dieser Bruchstelle in zwei Hälften.
Dabei läuft sofort eine Menge Eiklar aus, also halte das Ei über die Schüssel, in der du das Eiklar auffangen willst.

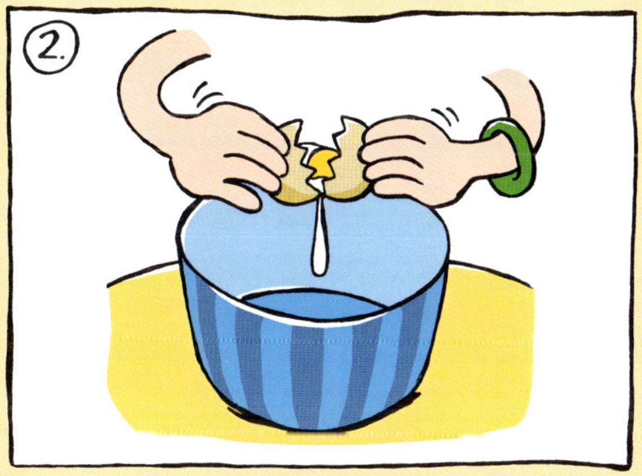

Schütte nun das Eigelb vorsichtig mehrmals von der einen in die andere Eihälfte, wobei immer wieder etwas Eiklar in die Schüssel laufen sollte.

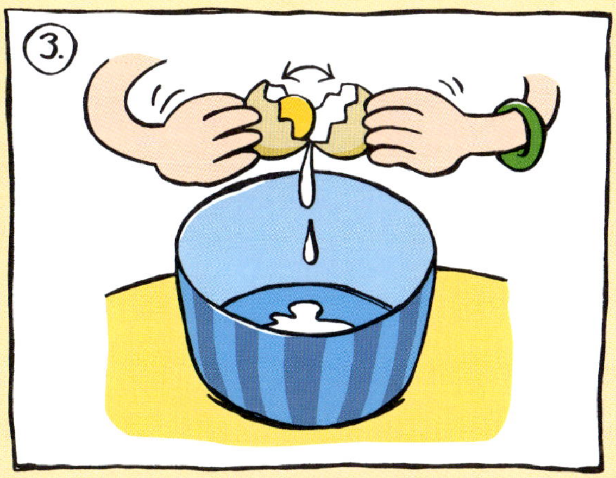

Jetzt hast du ein getrenntes Eigelb.

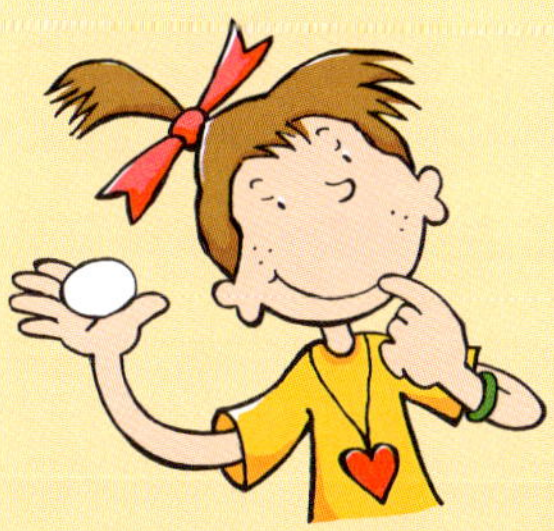

Auf den Philippinen isst man ein rohes Ei mit einem Hühner-Embryo. Dieses Gericht nennt man dort „Baalut“.

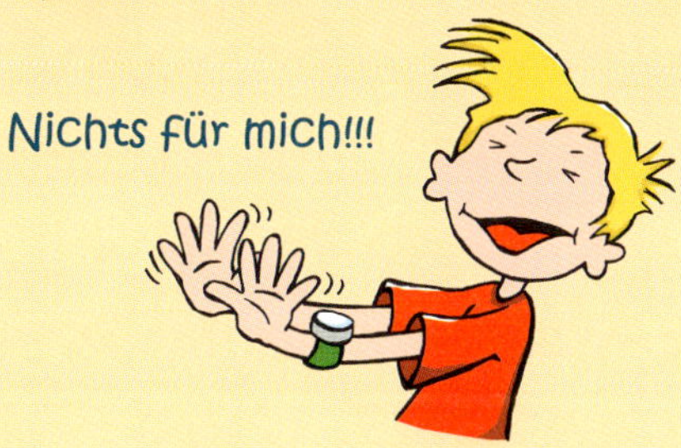

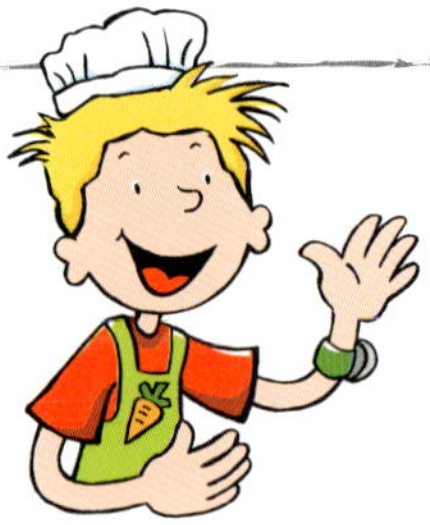

Wer isst gerne Pommes Frites? Dann weiß ich ein supertolles Rezept dazu: selbst gemachte Mayonnaise!

Selbst gemachte Mayonnaise

Für vier, die Lust auf Pommes frites haben, brauchst du:

- 1 superfrisches und zimmerwarmes Ei
- 1 EL Zitronensaft
- ½ TL Senf
- 1 Prise Salz
- ¼ Liter Pflanzenöl
- 1 Schüssel
- 1 Handrührgerät

• Trenne das Eigelb vom Eiklar.
• Gib das Eigelb in eine Schüssel und vermische es mit dem Zitronensaft, dem Senf und einer Prise Salz.
• Gib nun das Öl tröpfchenweise dazu und schlage es ganz kräftig mit dem Mixer unter.
• Gib nur so schnell Öl dazu, wie es sich untermischen lässt. Wenn du alles richtig gemacht und außerdem ein frisches Ei und saubere Schüsseln verwendet hast, bekommst du eine absolut leckere, schaumige Mayonnaise.

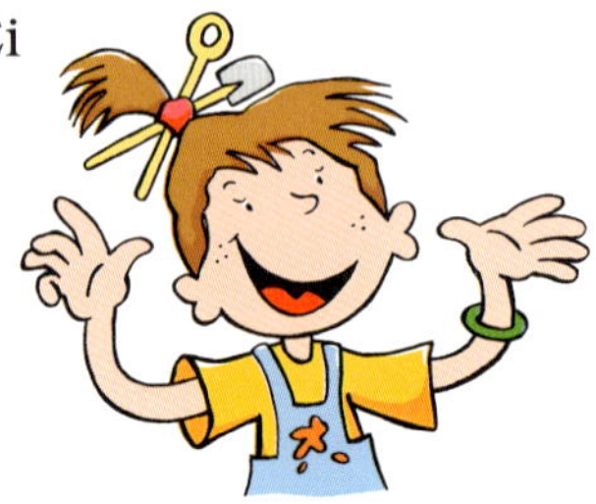

Weißt du, warum das Eigelb in der Mayonnaise so wichtig ist?

Ja, weil das Eigelb das Öl mit den wässrigen Zutaten verbindet – also eine Emulsion daraus macht.

Ich habe das im 7. Experiment auf Seite 42 im Mach-Labor schon ausprobiert.

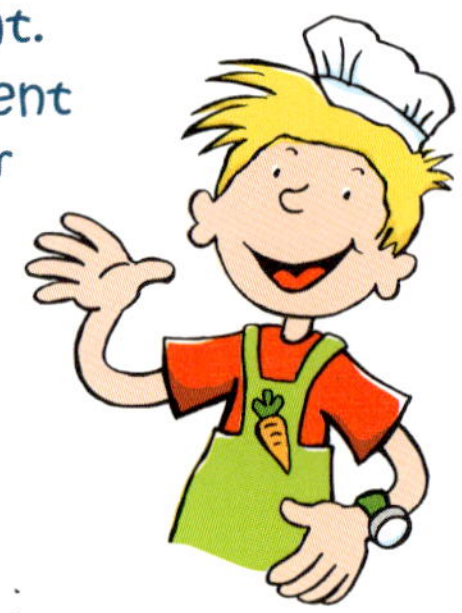

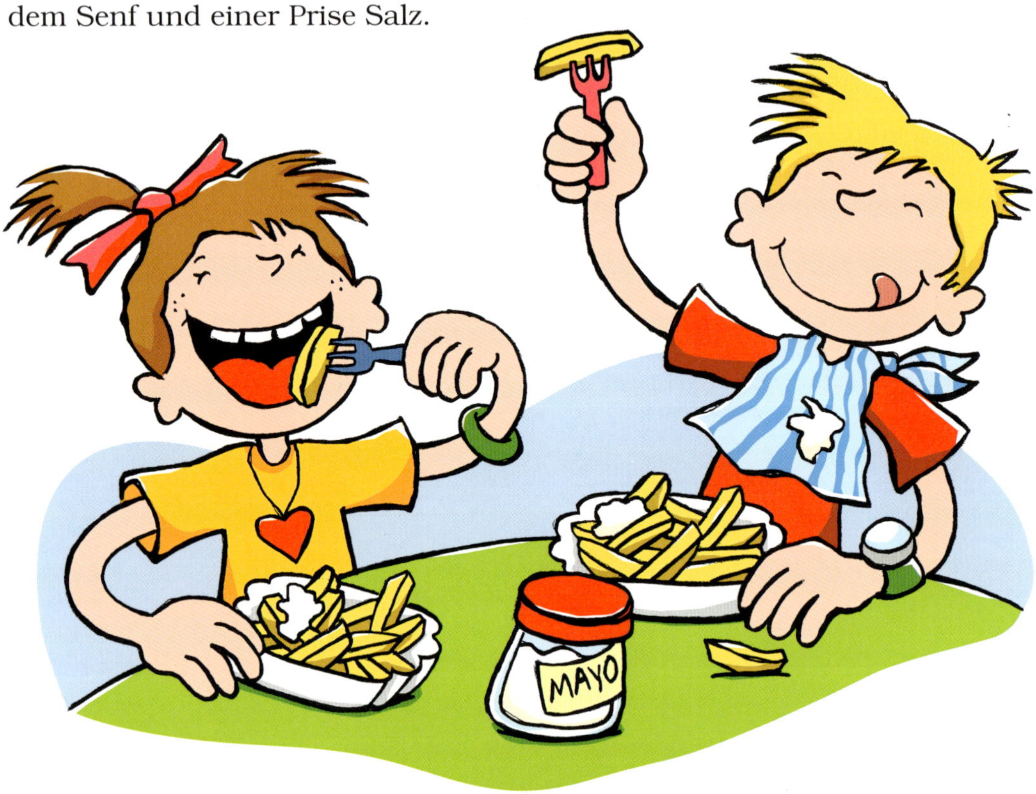

Obst und Gemüse

Obst und Gemüse – damit du gesund bleibst

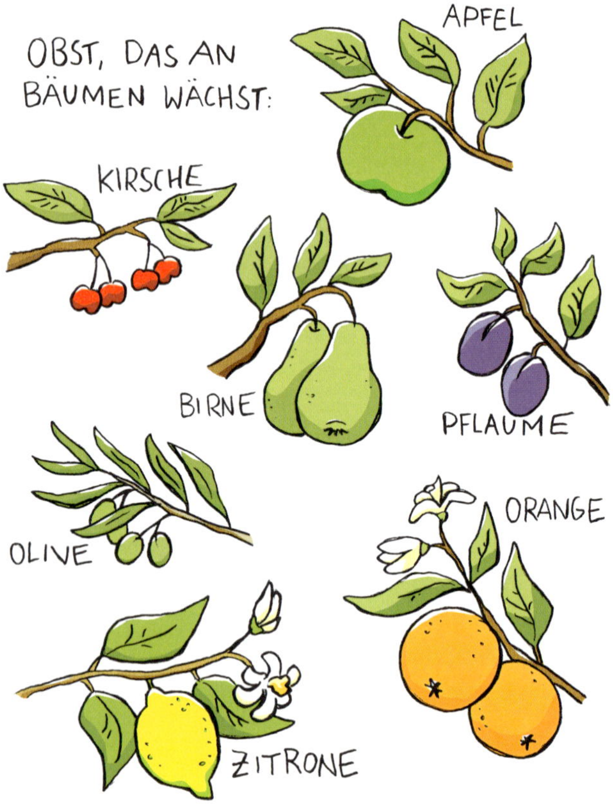
OBST, DAS AN BÄUMEN WÄCHST:
APFEL
KIRSCHE
BIRNE
PFLAUME
OLIVE
ORANGE
ZITRONE

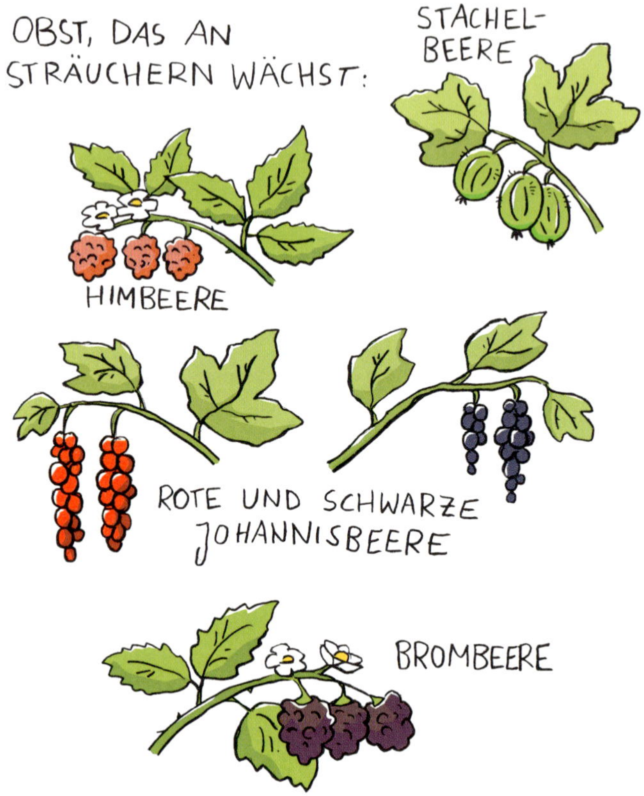
OBST, DAS AN STRÄUCHERN WÄCHST:
STACHELBEERE
HIMBEERE
ROTE UND SCHWARZE JOHANNISBEERE
BROMBEERE

Wissensecke

Wissen für Klugscheißer

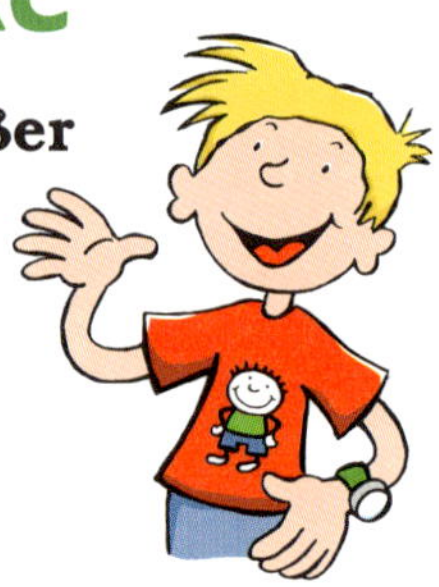

Weißt du eigentlich, wie man Obst von Gemüse unterscheidet?

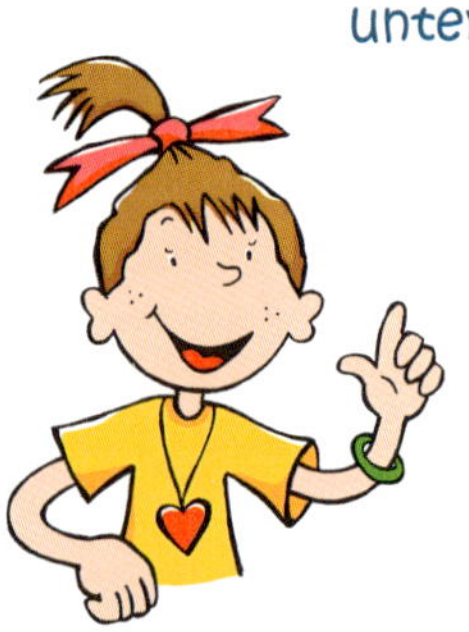

Obst schmeckt süß und Gemüse isst man mit Salz und Pfeffer.

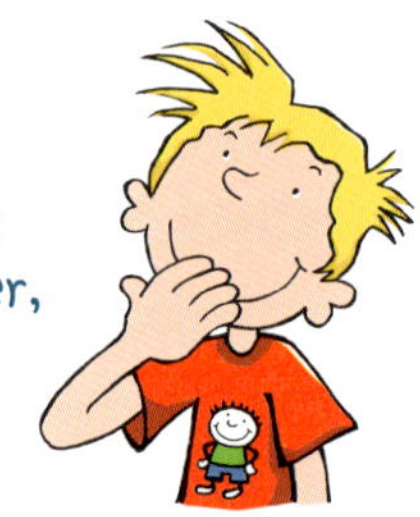

Stimmt meistens, aber was ist mit Melonen, Rhabarber, Kürbissen und Oliven?

Obst sind Früchte oder Samen von mehrjährigen Sträuchern oder Bäumen. Das bedeutet, dass Obst über viele Jahre von den gleichen Pflanzen geerntet wird – jedes Jahr aufs Neue. Manche Obstbäume können uralt werden und immer noch gutes Obst liefern. Dazu gehören auch Olivenbäume.

Gemüse stammt von Pflanzen, die nur maximal zwei Jahre lang Ertrag bringen und dann absterben. Sie müssen also immer wieder neu gepflanzt werden, so wie auch Melonen, Kürbisse und Rhabarber, die damit zum Gemüse gehören.

Von den Gemüsepflanzen essen wir ganz unterschiedliche Teile. Bei den Möhren sind es die Wurzeln, die wir essen. Bei den Kartoffeln essen wir die Knollen. Beim Kohl und Spinat essen wir die Blätter und von Tomaten, Gurken, Zucchini und Bohnen sind es die Früchte. Erbsen sind die Samen der Erbsenpflanze und der Blumenkohl ist die Blüte.

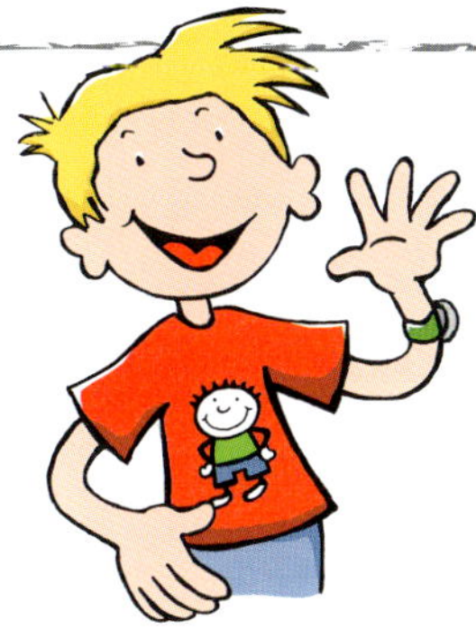

Fünf am Tag

Wer fit und gesund bleiben will, sollte fünfmal am Tag Obst oder Gemüse essen. Ach du Schreck – so viel, wirst du vielleicht denken. Aber das ist es gar nicht. Denn eine Portion bedeutet eine Hand voll. Schau dir deine Hand mal an, so viel ist das nicht. Ein Glas Obst- oder Gemüsesaft zählt übrigens auch als ein bis zwei Portionen. Wenn du dann noch zwischendurch mal einen Apfel und zum Mittagessen Gemüse isst, egal ob roh oder gekocht, ist dein Körper optimal geschützt.

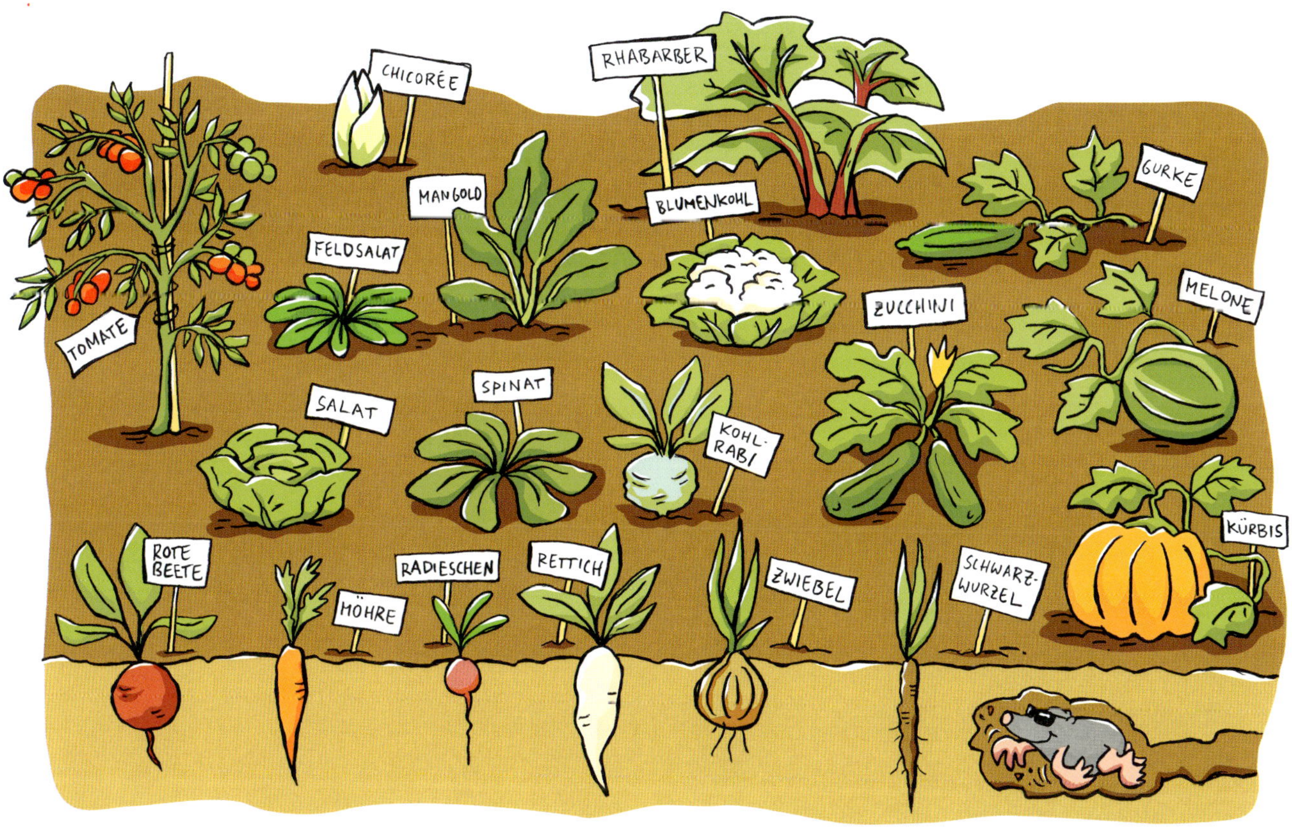

Saft ist nicht gleich Saft!

Trinkst du gerne Saft?
Vielleicht sogar als Trinkpäckchen?
Perfekt, schon wieder eine Portion Obst verputzt.
Aber stopp – wichtig ist, dass es sich wirklich um Saft handelt und nicht um Nektar oder ein Fruchtsaftgetränk.

Im Saft sind hundert Prozent Obst enthalten. Nektar und Fruchtsaftgetränke bestehen hingegen aus einem Teil Obstsaft und der Rest besteht aus zugesetztem Wasser und Zucker.
Am leckersten schmecken meistens frisch gepresste Säfte – die solltest du dir ab und zu mal machen.

Suchspiel

Wie viele Portionen Obst/Gemüse findest du auf diesem Tisch?

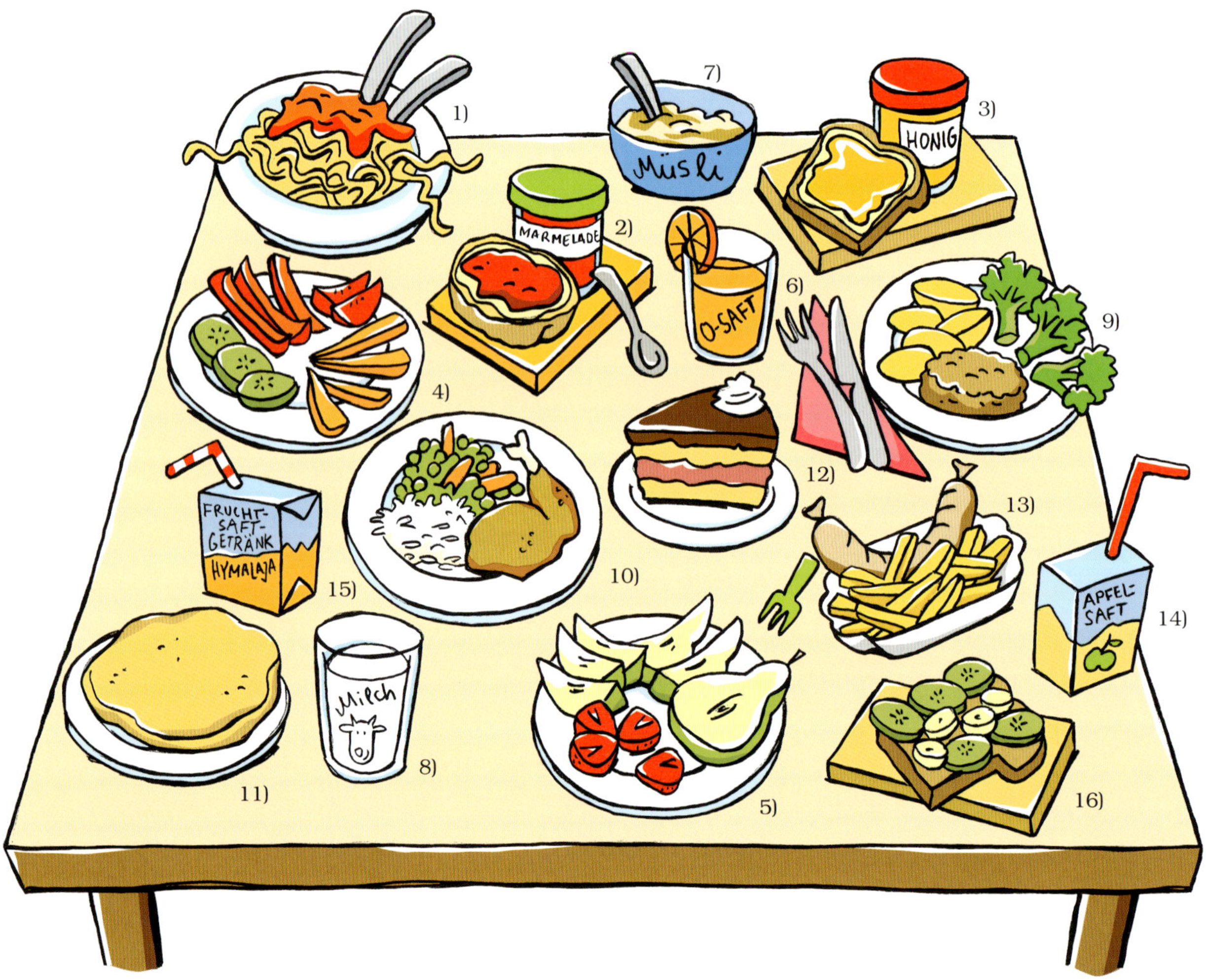

Lösung: 8 Portionen (1 = Nudeln mit Tomatensauce; 4 = Rohkost-Gemüse aufgeschnitten; 5 = Obst aufgeschnitten; 6 = Glas Orangensaft; 9 = Kartoffeln, Frikadellen und Broccoli; 10 = Reis, Hühnchen und Erbsen/Möhren; 14 = Trinkpäckchen mit Saft; 16 = Brot mit Kiwi und Bananenscheiben belegt)

Wieso sind Obst und Gemüse so gesund?

Der Grund sind die lebenswichtigen Inhaltsstoffe:

- Vitamine und
- bioaktive Substanzen

Nur wer ausreichend viel Obst und Gemüse isst, schützt seinen Körper optimal vor Mangelkrankheiten und Umwelteinflüssen.

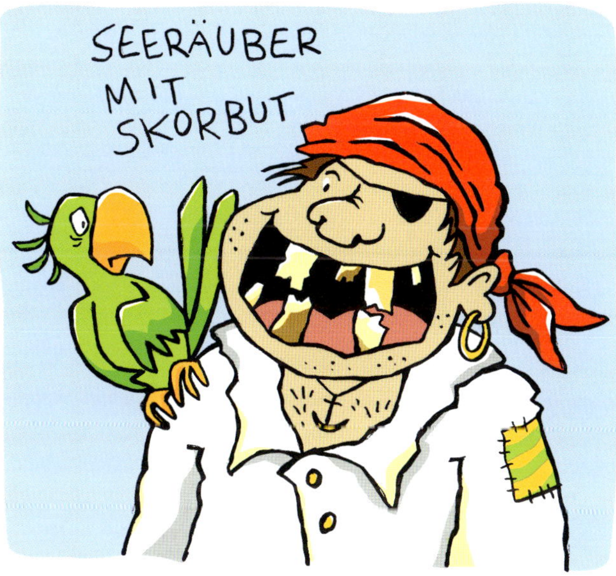

Was sind eigentlich Vitamine?

Vitamine sind dreizehn verschiedene Wirkstoffe, die der Körper für viele Abläufe braucht, aber nicht selber herstellen kann. Fehlt ein Vitamin in deinem Körper, so wirst du sehr krank. So litten beispielsweise die Seefahrer früher an Skorbut. Das ist eine Vitamin-C-Mangel-Krankheit. Der Grund war, dass es bei langen Seefahrten an frischem Obst und Gemüse mangelte. In der heutigen Zeit sind wir Europäer meist mit Vitaminen gut versorgt. Und doch gibt es auch jetzt noch Mangelerscheinungen. Jungen Frauen fehlt oft Folsäure, wodurch es in der Schwangerschaft zu Missbildungen des Kindes kommen kann.
Vitamine steuern den Stoffwechsel deines Körpers. Das fängt an beim Umbau von Nährstoffen zu Energie oder bei der Energieübertragung im Muskel, wenn du dich bewegst.

Je nach Aufnahme und Speicherung im Körper unterscheiden wir die fettlöslichen und die wasserlöslichen Vitamine.

Die fettlöslichen Vitamine

Vitamin A hilft dir gut zu sehen. Es kommt vor allem in tierischen Lebensmitteln wie Leber, Lachs und Eigelb vor. Der Körper kann allerdings aus Betakarotin auch Vitamin A gewinnen. Betakarotin kommt in Möhren und vielen anderen Gemüsen vor.
Vitamin E ist ein Schutzvitamin für deine Zellen und hilft dem Immunsystem. Man findet es vor allem in Weizenkeimöl und Nüssen.
Vitamin D ist für den Knochenbau zuständig. Es wird mit Hilfe von Sonnenlicht unter der Haut selber gebildet. Im Winter reicht dies aber nicht aus, so dass der Körper Nachschub braucht aus Hering, Sardine, Lachs oder Thunfisch.
Vitamin K – ein Mangel führt dazu, dass sich Wunden nicht wieder schließen können. Vitamin K ist sehr wichtig für die Blutgerinnung. Es kommt vor allem im Kohlgemüse vor.

Die wasserlöslichen Vitamine

Die Gruppe der B-Vitamine ist zuständig für viele Funktionen des Nervensystems und des Stoffwechsels. Sowohl Fleisch als auch Getreide und Fisch sind gute Lieferanten von B-Vitaminen.
Vitamin C stärkt das Immunsystem und ist beteiligt am Aufbau von Schleimhaut, Knochen und Bindegewebe.
Man findet Vitamin C vor allem in Obst und Gemüse, wie Orangen, Mandarinen, Kiwis, Paprika und auch Kartoffeln.

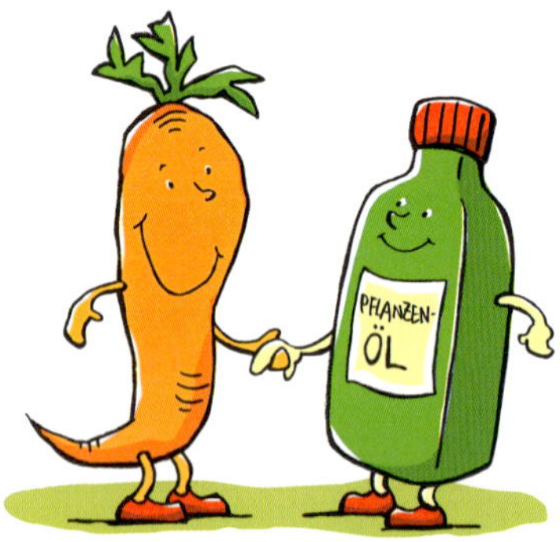
PFLANZEN-ÖL

Einige Tropfen Pflanzenöl erleichtern die Aufnahme von fettlöslichem Carotin in deinen Körper. Wenn du zum Möhrensaft ein Butterbrot isst, reicht das enthaltene Fett schon aus.

Was sind eigentlich bioaktive Substanzen?

Pflanzen verleihen uns Menschen natürliche Abwehrkräfte. Die dafür verantwortlichen Stoffe nennt man bioaktive Substanzen. Es handelt sich um Duft-, Geschmacks- und Farbstoffe. Als Wirkstoffe (z. B. Bitterstoffe) schützen sie außerdem auch Pflanzen vor Bakterien, Viren oder Pilzen. In deinem Körper arbeiten die bioaktiven Substanzen Hand in Hand mit dem Immunsystem, also der Körperpolizei. Sie verhindern Krankheiten, indem sie schädliche Stoffe abwehren und vernichten.

Was sind eigentlich Mineralstoffe und Spurenelemente?

Das sind Stoffe, die der Körper zum Aufbau und zur Erhaltung braucht. Er kann sie nicht selber herstellen und ist darauf angewiesen, dass du ihn damit versorgst. Fehlt etwas, so gibt es Probleme beim Wachstum und viele Abläufe im Körper funktionieren nicht mehr richtig.
Beispielsweise braucht das Blut Eisen, um den Sauerstoff aus der Luft im ganzen Körper zu verteilen. Die Eisenmoleküle sind also das Transportmittel für den Sauerstoff. Gibt es davon zu wenig, dann ist man ständig müde.
Calcium ist der wichtigste Baustein für Knochen und Zähne.
Magnesium brauchen deine Muskeln, damit sie nach schweren Arbeiten auch wieder entspannen können und nicht hart werden und weh tun.

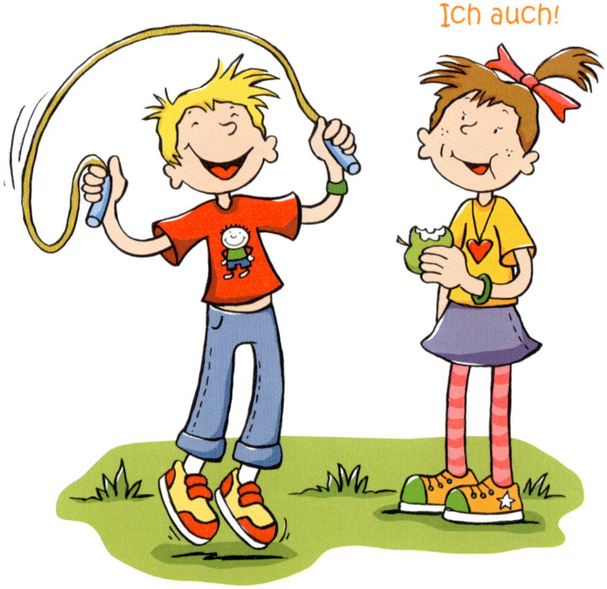
Ich trainiere meine Körperpolizei gleich mit!
Ich auch!

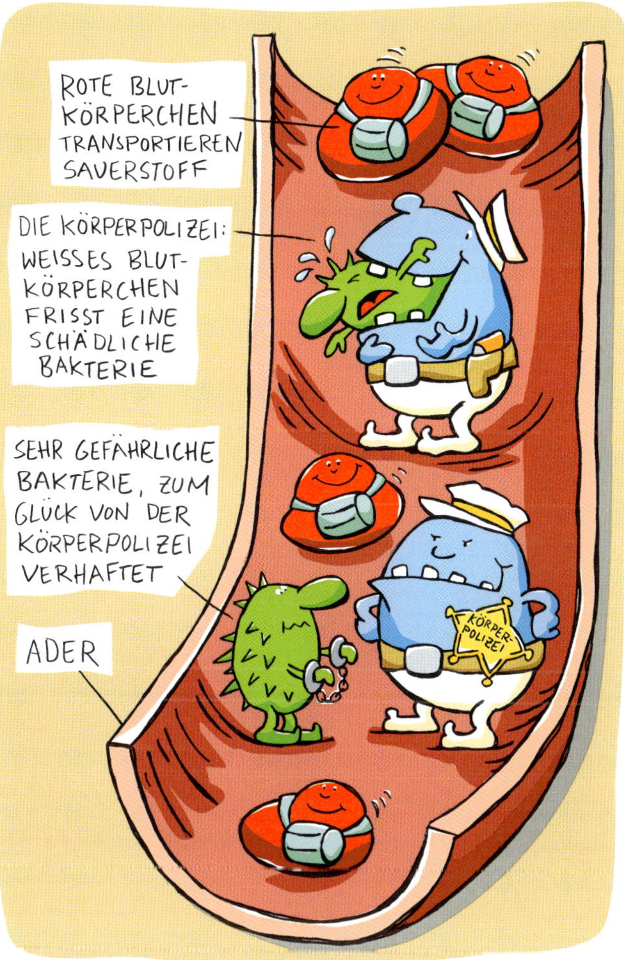

Die Familie der weißen Blutkörperchen arbeitet in unserem Körper als Körper-polizei, die auch Immunsystem genannt wird. Schädliche Stoffe, Bakterien und Viren werden „verhaftet“, aufgefressen und so außer Gefecht gesetzt. Je mehr die Körperpolizei zu tun hat, desto mehr lernt sie. Dadurch wird sie im Laufe der ersten Lebensjahre immer besser. Unterstützt wird sie von den bioaktiven Substanzen aus Obst und Gemüse sowie durch Bewegung. Wer sich viel bewegt, mobilisiert nämlich die Körperpolizei und macht sie schneller.

Was kann deine Zunge schmecken?

Die Zunge schmeckt süß, salzig, sauer und bitter. Für diese vier Geschmacks-richtungen gibt es auf der Zunge speziel-le Bereiche. An dem, was du tatsächlich schmeckst, sind aber ganz entscheidend auch dein Rachen und deine Nase betei-ligt. Wenn du erkältet bist oder dir die Nase beim Essen zuhältst, kannst du

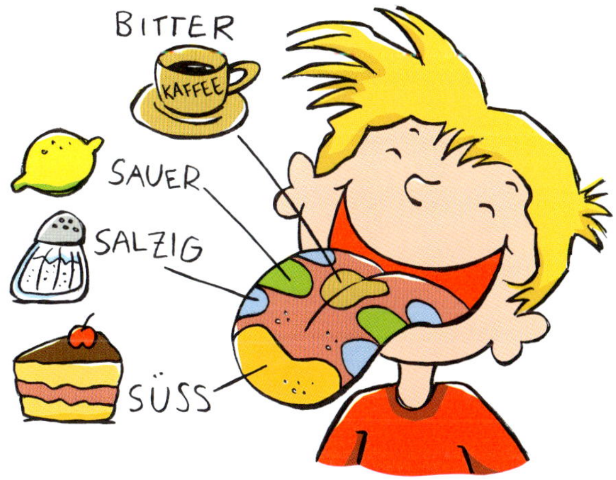

geschmacklich eine Erdbeere nicht von einem Apfel unterscheiden. Erst deine Nase macht die vielen feinen Aromen schmeckbar. Das kannst du mit einem kleinen Test leicht ausprobieren. Schau nach im Mach-Labor. Frage am besten eine Testperson, ob sie Lust hat, ihre Zunge zu testen, und los geht´s.

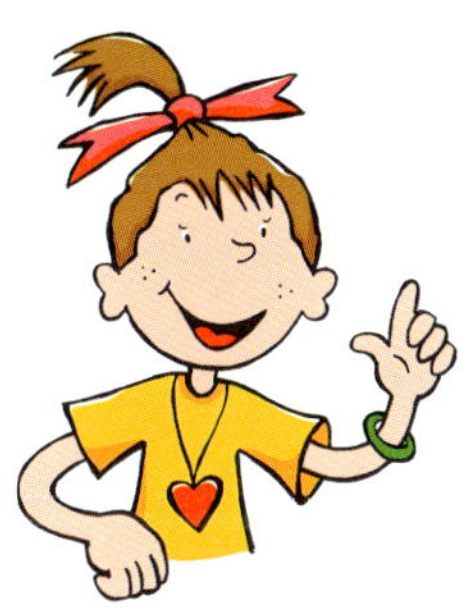

Wenn Schnecken an Schnecken schlecken, merken Schnecken mit Schrecken, dass Schnecken nicht schmecken.

Lebensmittel

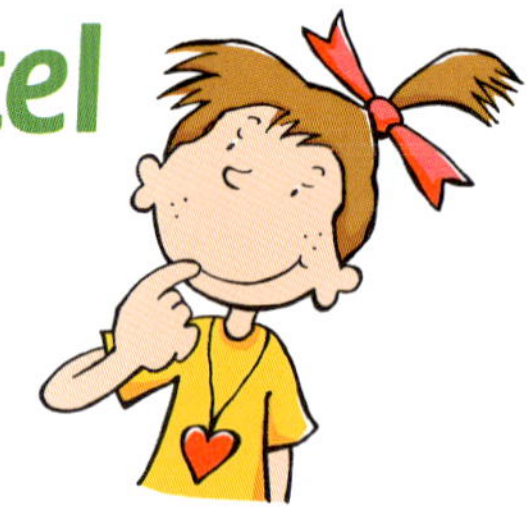

Obst

Kernobst

Welches Obst heißt Cox Orange, Boskop, Golden Delicious, Jonagold oder auch Braeburn?

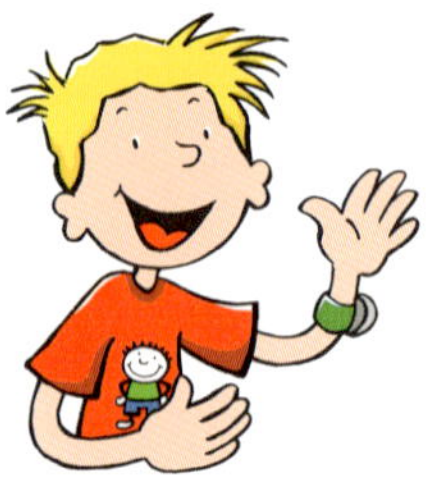

Und welches Obst heißt Nordhauser Winterforelle, Williams Christ, Alexander Lucas oder auch Gräfin von Paris?

Es handelt sich um Äpfel und Birnen, die diese fantasievollen Namen tragen. Wer denkt sich die bloß aus?

Äpfel und Birnen sind Kernobst. Sie haben ein Kerngehäuse, in dem die Samen stecken, aus denen bei geeigneten Bedingungen neue Apfel- oder Birnbäume wachsen können. Die Natur hat es so eingerichtet, dass auch Tiere gerne Früchte fressen. Nach dem Verdauen kommen die Kerne wieder raus und können – vorausgesetzt das Tier macht sein Geschäft an der richtigen Stelle – in der Erde wachsen.

Was hilft bei Durchfall?

Ein gutes Mittel gegen Durchfall ist roher, geraspelter Apfel, da das Pektin aus dem Apfel überschüssige Flüssigkeit aufsaugt.

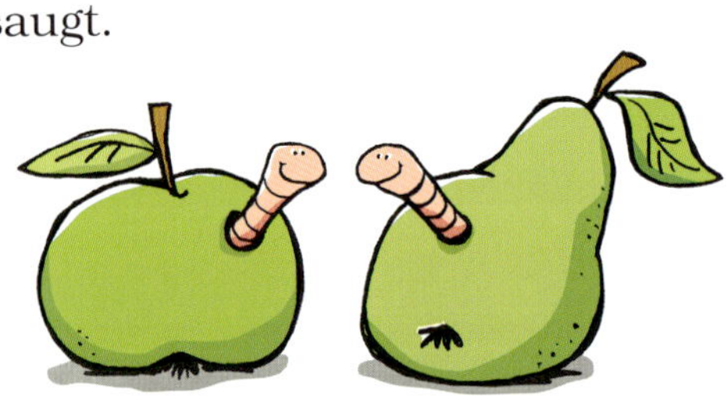

Sprichwörter über Äpfel

Der Apfel fällt nicht weit vom Stamm.
Jemand gleicht einem anderen aus der gleichen Familie sehr, z. B. sieht der Sohn dem Vater sehr ähnlich.

Da musst du in den sauren Apfel beißen.
Da musst du etwas Unangenehmes tun.

Man kann Äpfel nicht mit Birnen vergleichen.
Zwei verschiedene Dinge kann man nicht miteinander vergleichen.

Auch der schönste Apfel hat oft einen Wurm.
Nicht alles, was von außen gut aussieht, ist auch gut. Und: Niemand ist perfekt!

Probier doch mal die Knabber-Äpfel oder -Birnen aus der Rezeptecke auf Seite 73!

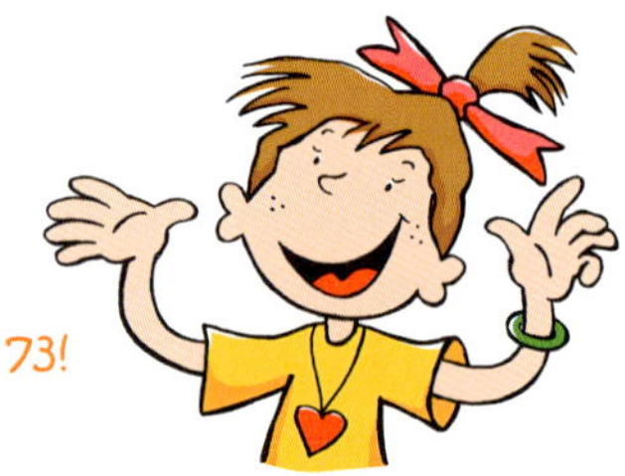

An apple a day keeps the doctor away.
(Ein Apfel am Tag und du brauchst nicht zum Arzt.)

An diesem Sprichwort ist etwas Wahres dran, denn im Apfel stecken wertvolle Schutzstoffe, Fruchtsäuren, Vitamine, Mineralien und Ballaststoffe. Die Ballaststoffe aus dem Apfel heißen Pektine und sorgen für eine gute Verdauung.

Steinobst

Kirschen, Pflaumen, Aprikosen, Pfirsiche – diese Früchte haben einen harten Kern und gehören zum Steinobst. Die Auswahl ist grandios. Es gibt z. B. mehr als zweitausend Pflaumensorten und ca. vierhundert Kirschsorten.

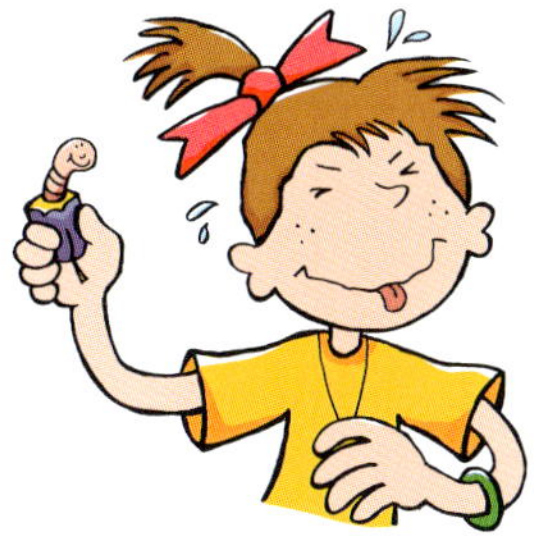

Gibt es etwas Schlimmeres als eine angebissene Pflaume mit einem Wurm drin?

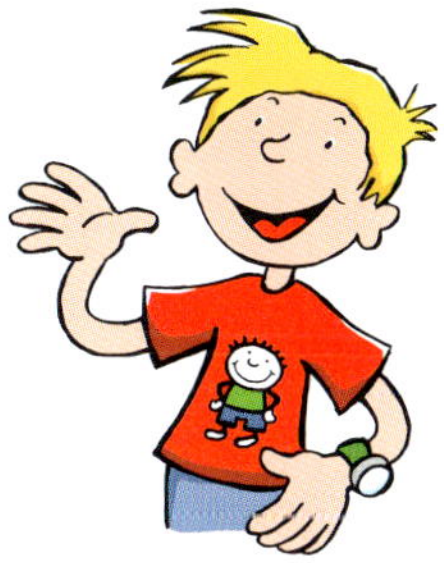

Ja, eine angebissene Pflaume mit einem halben Wurm drin!

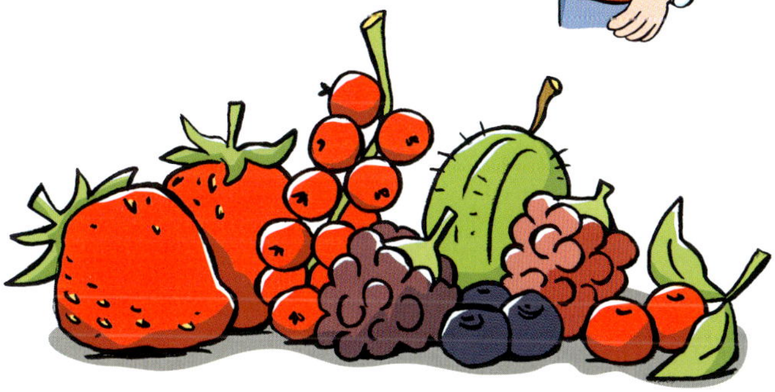

Erdbeeren, Johannisbeeren, Brombeeren, Stachelbeeren, Heidelbeeren, Himbeeren und Preiselbeeren

Beerenfrüchte

Diese Beeren wachsen alle hier bei uns. In größeren Mengen werden sie allerdings in vielen europäischen Ländern angebaut und bei uns verkauft.

Beeren kann man nur kurze Zeit nach dem Pflücken essen. Sie verderben sehr leicht. Dafür kann man aber leckere Marmeladen daraus kochen und das geht super einfach:

Deine Lieblingsbeeren gut waschen und die Stielansätze entfernen.
Die Früchte wiegen und dann in einen Topf geben.
Jetzt kommt die gleiche Menge Gelierzucker dazu.

Die Beeren werden mit dem Gelierzucker vorsichtig unter Rühren aufgekocht. Nach fünf bis zehn Minuten Kochzeit füllst du die Marmelade in schöne Gläser mit Schraubverschluss. Fertig ist die Marmelade.

Tipp: Mit einem schönen Etikett ist die selbstgemachte Marmelade ein tolles Geschenk.
Tipp: Es gibt auch Gelierzucker, von dem man nur die Hälfte nehmen muss. Marmelade, die damit eingekocht wird, schmeckt noch fruchtiger.

Spieltipp

Kirschkern- oder Pflaumenkernweitspucken

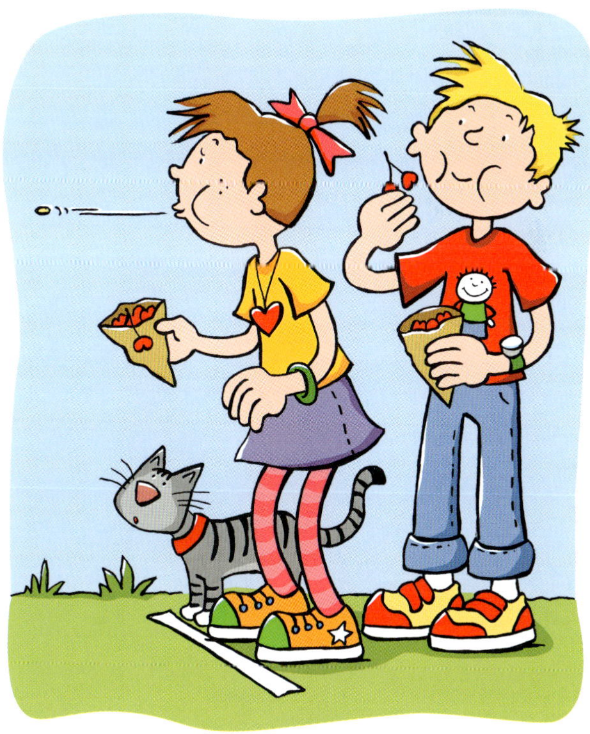

Eispralinen für heiße Tage
Wer es gerne kühl mag, der sollte aus den Beeren mal Eispralinen herstellen. Dazu musst du die Beeren nur einzeln nebeneinander auf einen Teller legen und diesen ins Tiefkühlfach stellen. Nach ca. vier Stunden kannst du köstliche Eispralinen servieren.

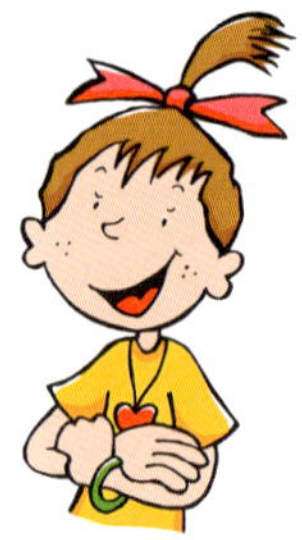

Ich habe einen Beerenhunger!!

Weintrauben
Weintrauben gibt es in grün und blau, mit Kernen und ohne Kerne, groß oder klein. Am besten schmecken meist die Kernlosen, die im Supermarkt mit „seedless“ ausgezeichnet werden. Aus Weintrauben macht man Rosinen, indem man sie trocknen lässt. Wein entsteht, wenn man Trauben keltert, also gären lässt, wobei Alkohol gebildet wird. Dazu benutzt man spezielle Keltertrauben. Zum Verzehr angebaute Sorten heißen Tafeltrauben. Bevor man die Trauben isst, müssen sie mit lauwarmem Wasser gründlich abgespült werden.

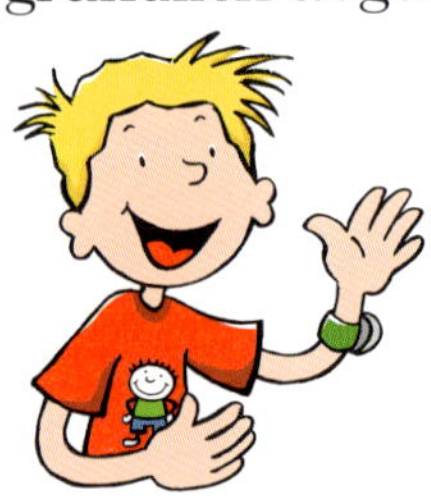

Schau dir auch den Wassertanz der Weintrauben im Mach-Labor an.

Zitrusfrüchte
Zitrusfrüchte wachsen nur dort, wo es warm genug ist und auch im Winter nicht stark friert. Sie enthalten besonders viel Vitamin C und sind unser perfektes Winterobst!

Apfelsinen
Apfelsinen oder Orangen haben eine hell- bis dunkelorangefarbene Schale. Selbst wenn diese grün gesprenkelt ist, hat das nichts mit der Reife der Orange zu tun. Die Schalenfarbe wird nämlich nicht durch Sonne und Wärme beeinflusst, sondern durch die Temperaturen während der Nacht.

Zitronen
Beim ersten Anzeichen von Erkältung hilft seit jeher die heiße Zitrone! Dazu presst du eine Zitrone aus und schüttest den Saft in eine große Tasse. Gieße heißes Wasser dazu und süße dein Getränk mit etwas Zucker oder Honig. Die Zitrone solltest du möglichst warm trinken, dann wirkt sie am besten.

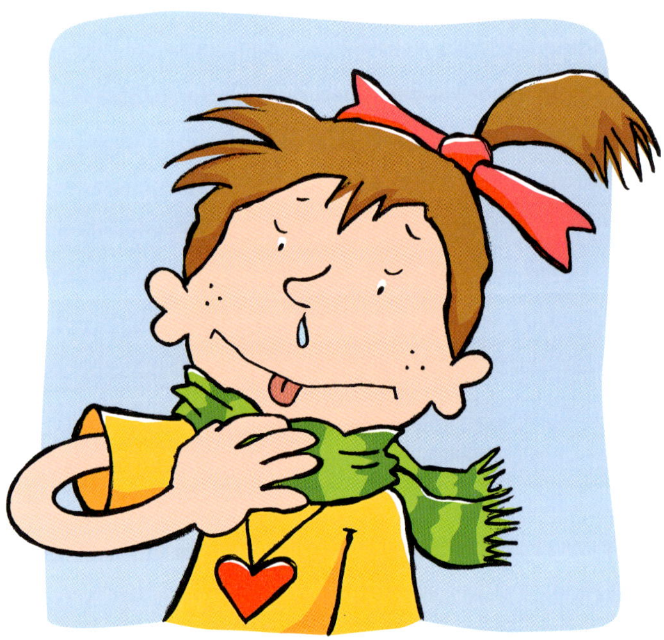

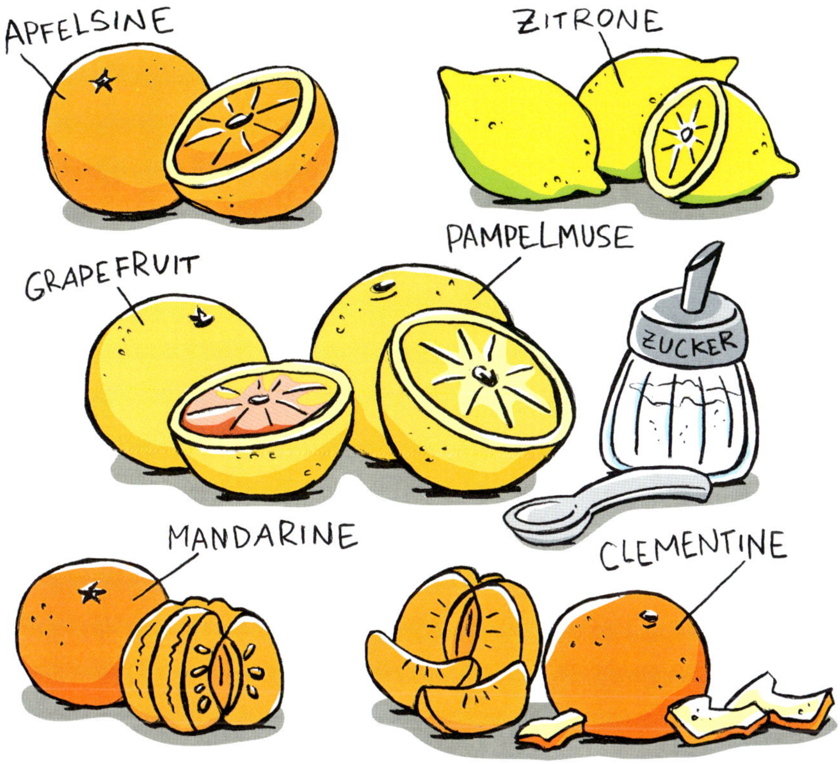

Mandarine

Sie ist süß, saftig und leicht zu schälen. Leider enthält sie oft sehr viele Kerne. Diese versucht man mit neuen Sorten wegzuzüchten.

Clementine

Sie ist etwas dunkler und süßer als die Mandarine und hat keine oder nur wenige Kerne. Deshalb ist die Clementine auch besonders beliebt.

Grapefruit

Die Grapefruit ist eine Kreuzung aus Pampelmuse und Apfelsine. Um sie zu essen, halbiert man die Frucht und ritzt sie entlang der weißen Häutchen und der Schale mit einem scharfen Messer ein. Damit sie süßer schmeckt, kann man sie noch mit etwas Zucker bestreuen. Die einzelnen Segmente können jetzt problemlos gelöffelt werden und Abwehrkräfte liefern.

Pampelmuse

Pampelmusenbäume sind die Riesen unter den Zitrusgewächsen. Sie sind doppelt so hoch wie Orangenbäume. Die Früchte können bis zu mehrere Kilogramm wiegen. Pampelmusen sind leicht bitter, süß-sauer und werden wie Grapefruits gegessen.

Exotische Früchte

Bananen

Das Exotische an Bananen ist ihre Herkunft, denn sie wachsen in Costa Rica, Ecuador, Guatemala, Honduras und Kolumbien, um nur einige Länder zu nennen. Sie werden noch grün geerntet und mit Schiffen zu uns transportiert. Auf der Reise werden die Bananen langsam reif und gelb. Je reifer sie werden, desto süßer und intensiver ist ihr Geschmack. Übrigens frieren Bananen im Kühlschrank und schmecken dann nicht mehr.

Der beste Snack beim Sportfest ist eine Banane!
Da merke ich richtig, wie ich Energie nachtanke!

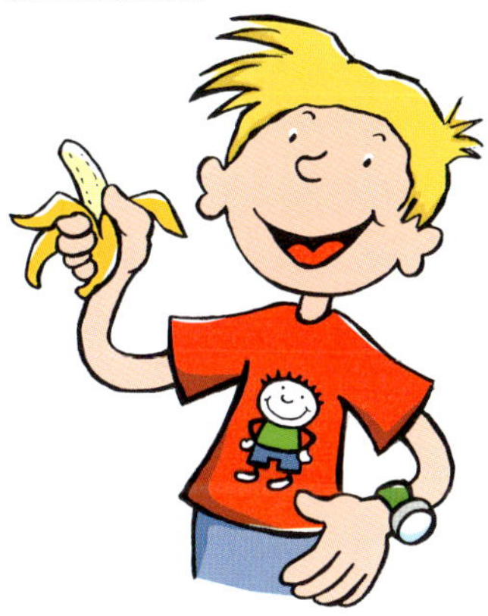

Kiwi

Die Kiwi wächst an warmen Orten. Wir bekommen sie meist aus Spanien oder Italien. Sie schmeckt erst, wenn sie schon anfängt weich zu werden. Dann kann man sie schälen, in Scheiben oder Stücke schneiden und essen. Lecker schmeckt sie auch auf einem Brot mit etwas Frischkäse und Banane. Kiwis haben sehr viel Vitamin C und schützen damit wunderbar vor Erkältungen.

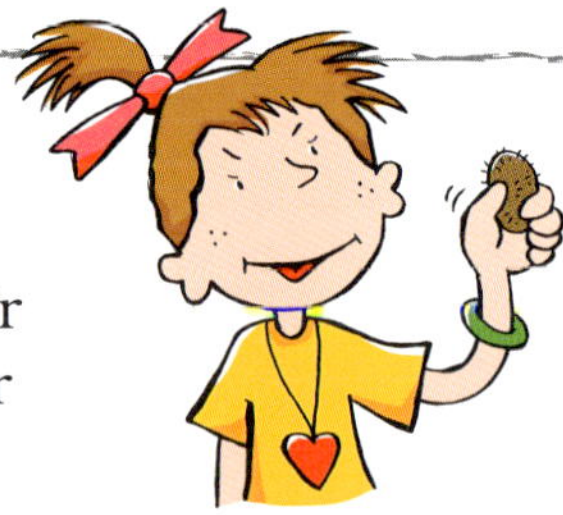

Die ist aber steinhart!

Dann stecke sie zusammen mit einem reifen Apfel in eine Tüte. Jetzt noch ein paar Löcher reinstechen, damit Feuchtigkeit hinaus kann. Die Kiwi wird neben dem reifen Apfel schneller reif, da er Reifegas ausströmt.

Kennst du das Wahrzeichen von Neuseeland? Ein Kiwi, das ist ein flugunfähiger Vogel!

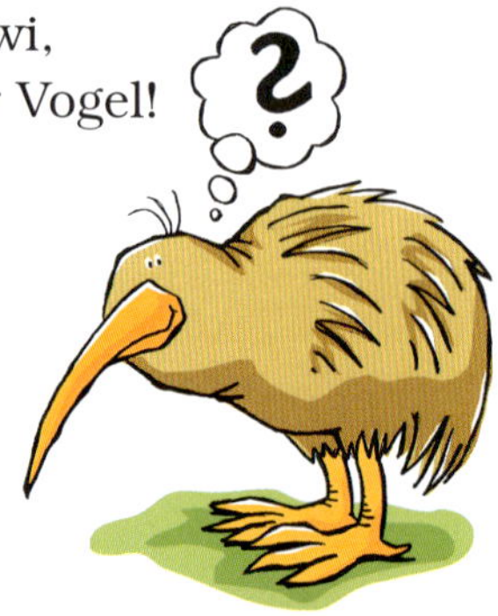

Kennst du diese Früchte?

Es sind Exoten aus fremden Ländern, aber du findest sie auch bei uns im Supermarkt. Probieren geht übrigens über Studieren und außerdem sehen die meisten auch sehr schön aus. Kannst du den Obstsorten die richigen Namen zuordnen?

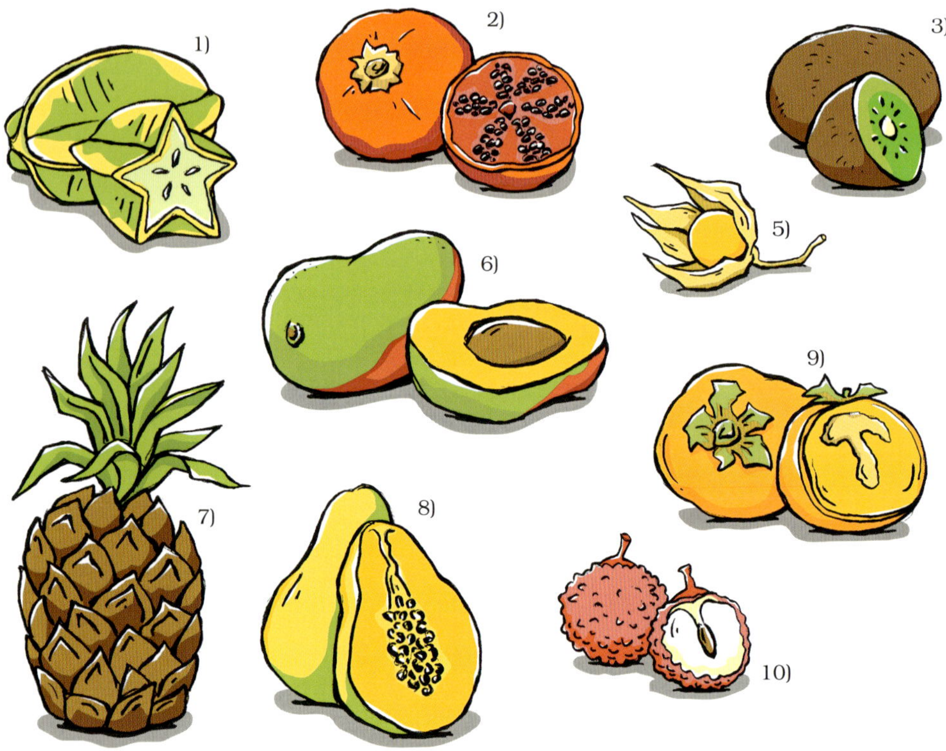

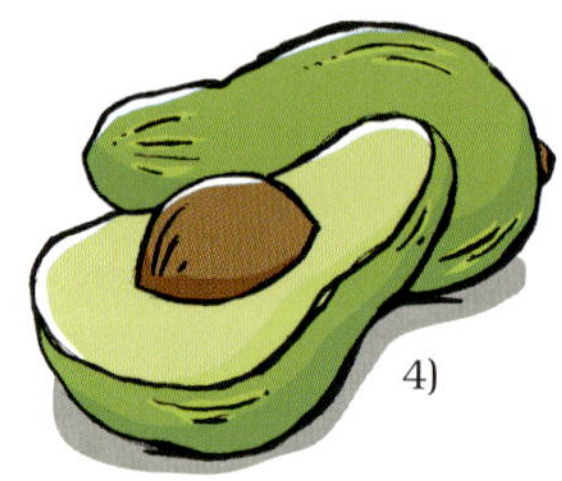

a) Ananas
b) Papaya
c) Mango
d) Sternfrucht oder Karambole
e) Granatapfel
f) Kiwi
g) Kaki
h) Litschi
i) Kap-Stachelbeere oder Physalis
j) Avocado

1d = Sternfrucht oder Karambole, 2e = Granatapfel, 3f = Kiwi, 4j = Avocado, 5i = Kap-Stachelbeere oder Physalis, 6c = Mango, 7a = Ananas, 8b = Papaya, 9g = Kaki, 10h = Litschi

Avocado

Sie schmeckt zwar nicht süß, gehört aber auch zum Obst. Aus dem dicken Kern lassen sich kleine Pflänzchen ziehen. Dafür musst du den Kern in einen mit Erde gefüllten Blumentopf pflanzen, feucht halten und Geduld haben.
Das aufgeschnittene Fruchtfleisch der Avocado wird sehr schnell braun. Das kann man verhindern, indem man es schnell mit Zitronensaft beträufelt! Jetzt noch etwas Salz dazu und fertig ist der leckere Brotbelag.

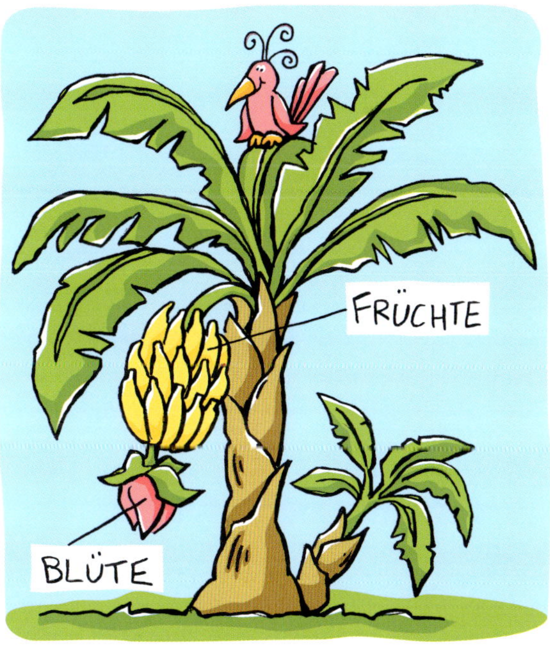

Warum ist die Banane krumm?

Alle Pflanzen wachsen dem Licht entgegen. Bei den Bananenstauden ist das ein etwas krummer Weg zum Licht. Bananen wachsen nicht allein, sondern bis zu hundert zusammen in einer Staude. Sie sind ringförmig angeordnet und sehr dicht aneinander. Die schwere Bananenstaude hängt kopfüber, so dass die einzelnen Bananen seitlich herauswachsen und sich dann dem Licht zu nach oben krümmen müssen. Das ist der Grund, warum jede einzelne Banane krumm wächst.

Gemüse

Kartoffeln – Ausdauer und Stärke pur!

Was man aus Kartoffeln alles machen kann:
Salzkartoffeln, Kartoffelbrei, Pommes Frites, Bratkartoffeln, Kartoffelgratin, Reibekuchen, Klöße, Rösti, Kroketten, ja sogar Kartoffelbrot!

Kartoffeln sind gesund! Sie liefern pure Kraft für Sport und Spiel! Sie liefern Energie für die Konzentration, z. B. bei den Hausaufgaben, und sie liefern auch Mineralstoffe und Vitamine, die den Körper schützen.

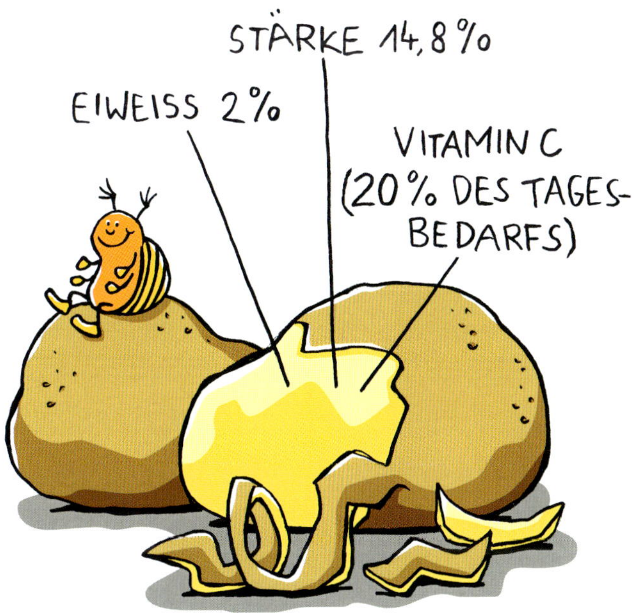

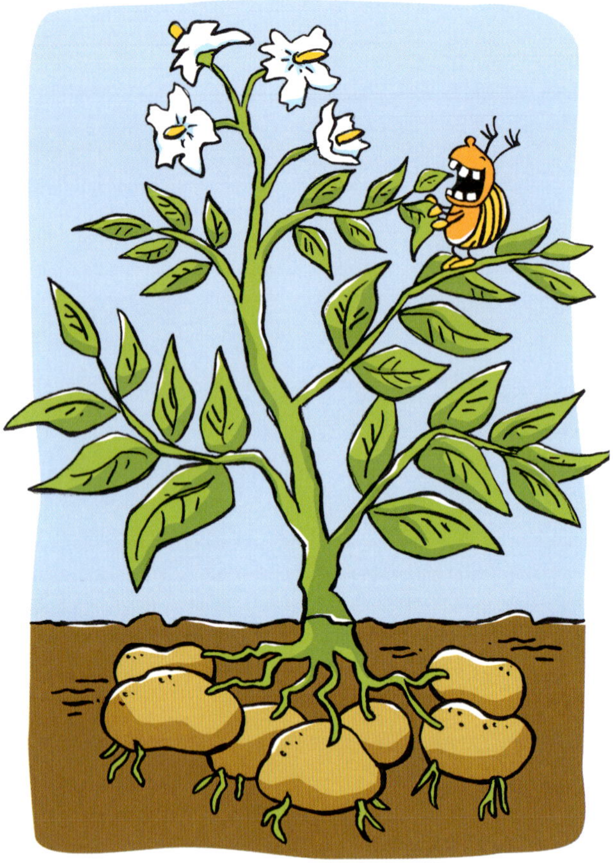

Kartoffeln sind nicht die Früchte der Pflanze, sondern Verdickungen der Wurzeln.
Wenn man nur eine einzige Kartoffel in die Erde pflanzt, kann man im nächsten Jahr bis zu 25 neue Kartoffeln ernten!

Kartoffeln sind lebende Pflanzen!

Wenn Kartoffeln im Licht aufbewahrt werden, dann bildet sich Solanin – eine giftige Substanz. Das kann man ganz leicht daran sehen, dass die Kartoffeln grün werden. Das Grüne muss vor dem Kochen abgeschnitten werden. Wenn die Kartoffel zu warm gelagert wird, also über acht Grad, dann keimt sie. Die Keime kommen aus der Kartoffel heraus gewachsen und müssen vor dem Kochen abgeschnitten werden. Mit den Keimen werden aber auch wertvolle Inhaltsstoffe abgeschnitten. Wenn die Kartoffel zu kalt gelagert wird, also unter drei Grad, dann schmeckt sie leicht süßlich. Du siehst, es ist gar nicht so einfach einen schönen Lagerplatz für die Kartoffel zu finden! Probier es im Mach-Labor am besten selber mal aus.

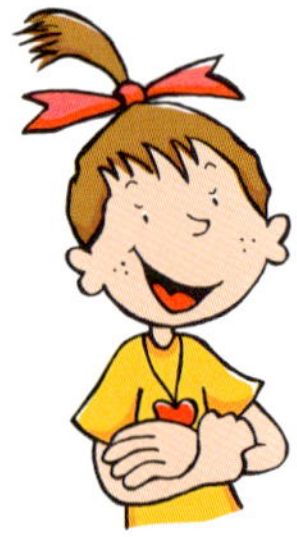

Auch Kartoffelchips sind aus Kartoffeln, aber eigentlich müssten sie Fettchips heißen, weil so viel Fett da drin steckt.

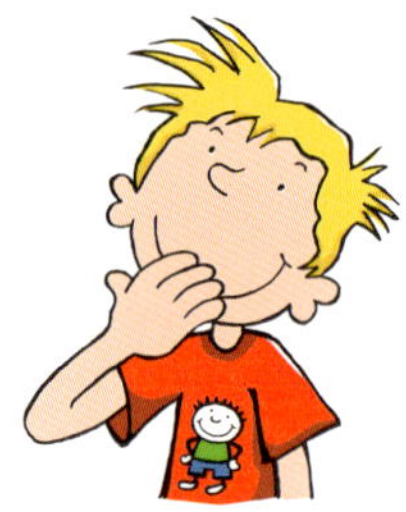

Warum wird ein Bauer nervös, wenn er einen einzigen Kartoffelkäfer auf seinem Kartoffelfeld entdeckt?

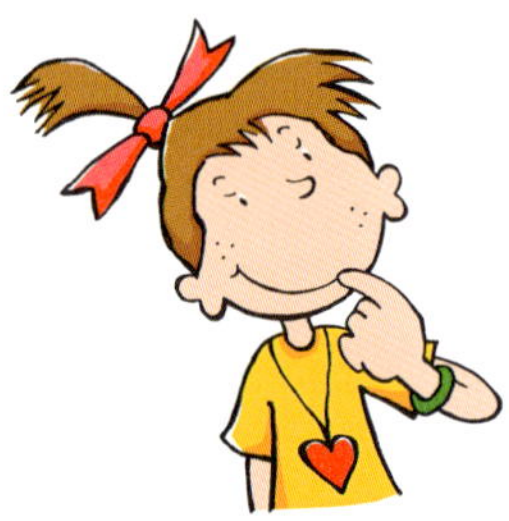

Weil die so wahnsinnig gefräßig sind vielleicht?

Ja, sind sie, aber wenn einer anfängt zu fressen, dann riechen das die anderen Käfer meilenweit und kommen von Nah und Fern zu diesem Feld, um beim Fressen zu helfen. Und schwupp ist so ein ganzes Feld verputzt!

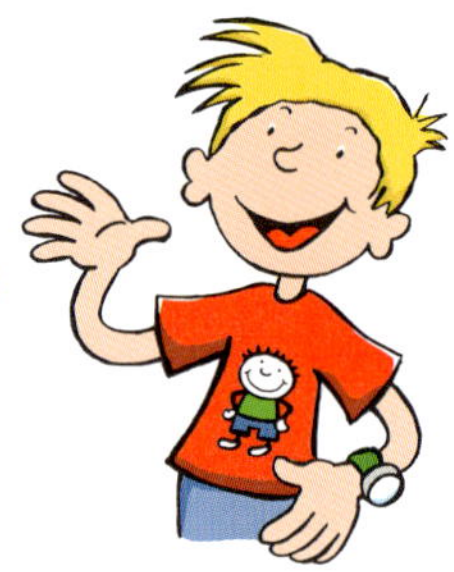

Hülsenfrüchte

Bohnen, Erbsen und Linsen nennt man Hülsenfrüchte. Sie wachsen nämlich in Hülsen oder Schoten und sind die essbaren, reifen, getrockneten Samen dieser Pflanzen.

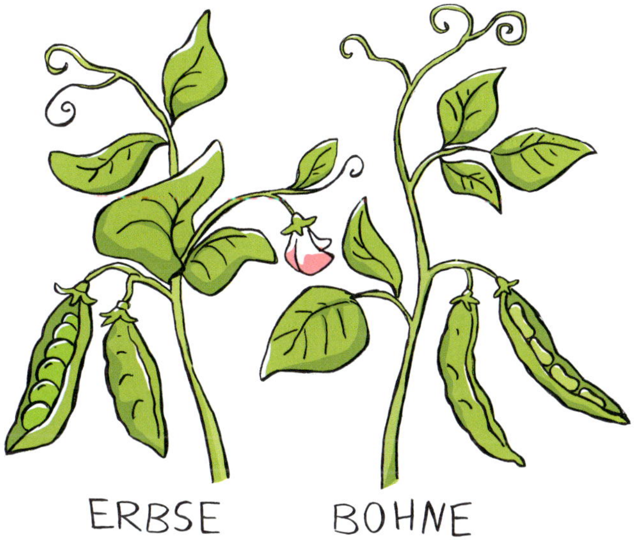
ERBSE
BOHNE

Frische, junge Bohnen und Erbsen sind Schoten-Gemüse.

Ein Sprichwort sagt:
Bohnen, Erbsen, Linsen bringen den Popo zum Grinsen.
Das soll heißen, dass man nach dem Genuss von diesen Hülsenfrüchten oft und viel pupsen muss. Und warum ist das so? Das liegt daran, dass Hülsenfrüchte unverdauliche Ballaststoffe enthalten, die bis in den Dickdarm gelangen.
Dort warten unzählige Bakterien darauf, die Nahrungsreste zu verarbeiten. Bei diesem Verarbeiten entstehen Gase, die dann mehr oder weniger geräuschvoll entweichen.
Übrigens sind diese Ballaststoffe sehr gesund, denn die Darmbakterien müssen auch gut gefüttert werden.

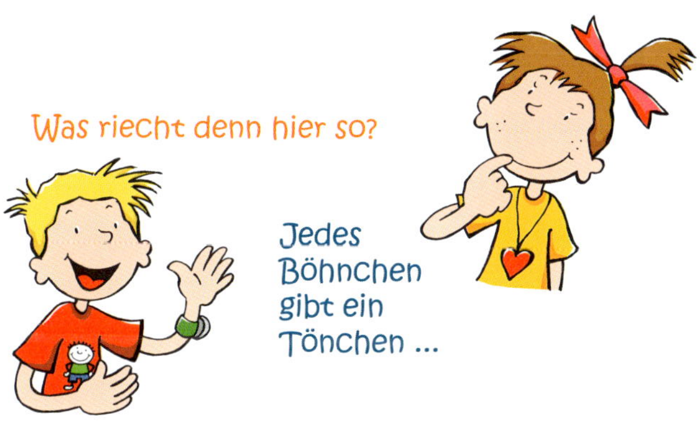
Was riecht denn hier so?
Jedes Böhnchen gibt ein Tönchen ...

Neben den Ballaststoffen enthalten Hülsenfrüchte viel Eiweiß, das zum Aufbau von Muskeln beiträgt.

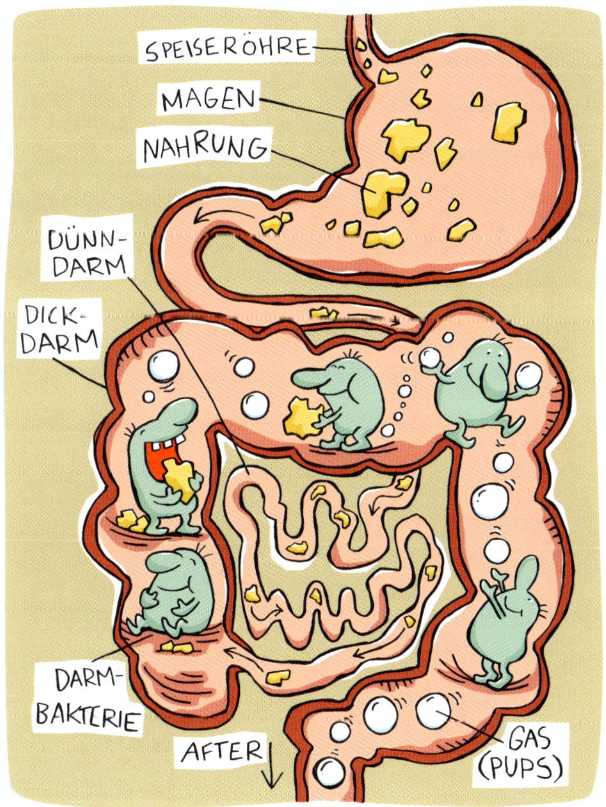

Kohl

Welches Gemüse gehört zu welcher Pflanze?

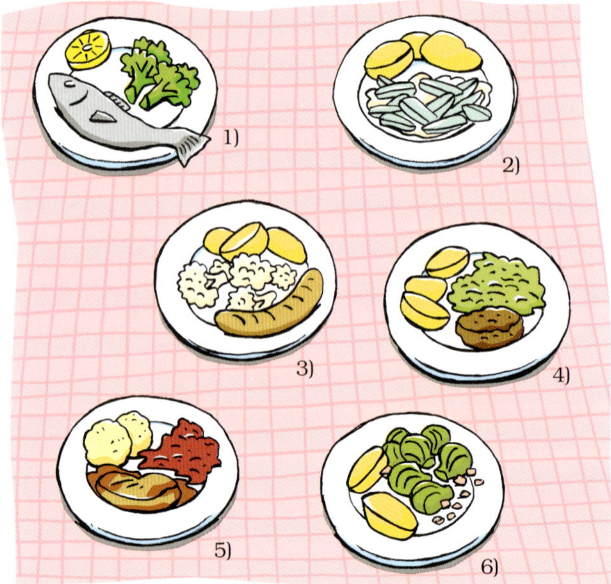

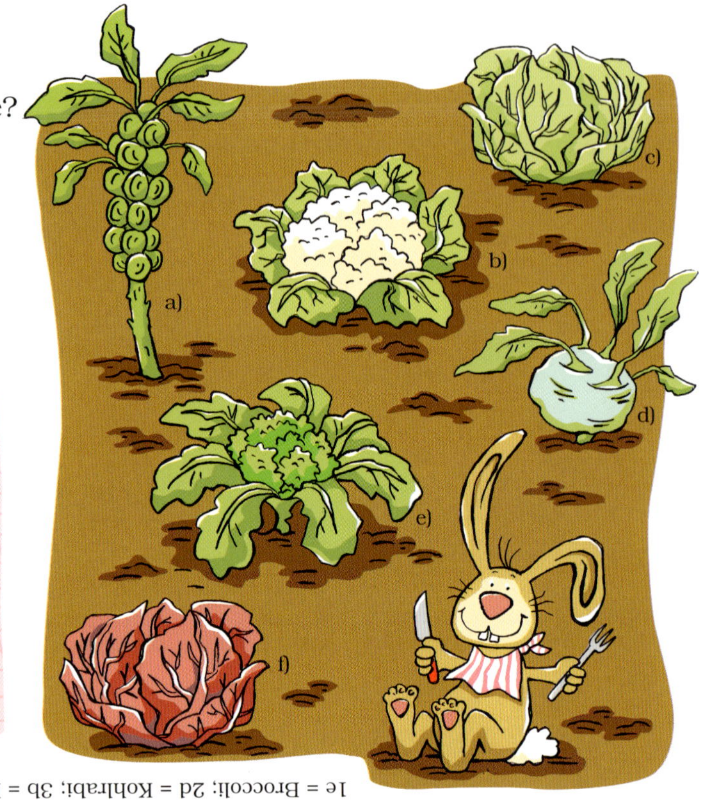

1e = Broccoli; 2d = Kohlrabi; 3b = Blumenkohl; 4c = Weißkohl; 5f = Rotkohl; 6a = Rosenkohl

Kohl gehört zu den deutschen Lieblingsgemüsen. Deswegen werden wir Deutschen im Ausland auch manchmal „Krauts“ genannt, was so viel heißen soll wie „Sauerkrautesser“ oder „Krautsalatesser“. Beides wird aus Weißkohl gemacht.

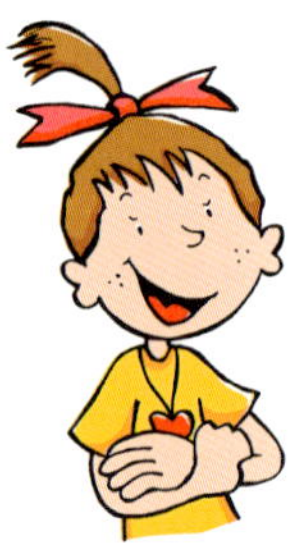

„Blaukraut bleibt Blaukraut und Brautkleid bleibt Brautkleid.“

Sag doch Rotkohl statt Blaukraut, dann geht´s viel leichter.

Tatsächlich ist Rotkohl und Blaukraut das gleiche Gemüse. Das eine, nämlich Blaukraut, wird im Süden

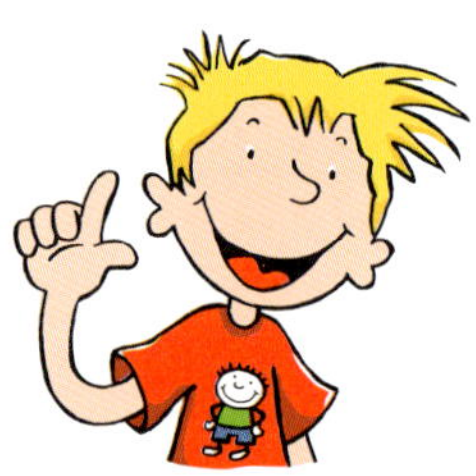

Deutschlands gegessen. Und das andere im Norden, also der Rotkohl. Und warum ist das Gemüse einmal rot und einmal blau?

Das erfährst du im Mach-Labor auf Seite 71!

Kohl enthält sehr viele Ballaststoffe. Für manche ist Kohl etwas schwer verdaulich, die bekommen dann starke Blähungen. Für alle anderen ist er aber sehr gesund, denn er füttert unsere Darmbakterien und bringt die Verdauung in Schwung. Und nicht nur das, Kohl enthält auch viele Schutzstoffe, die die Körperpolizei unterstützen.

Ich habe vielleicht einen Kohldampf!

Pilze

Vom Pilz ist nur ein kleiner Teil, der Fruchtkörper, zu sehen. Er besteht aus Stängel und Hut und ist manchmal essbar. Unter der Erde geht es aber noch viel weiter, da gibt es ein ganzes Geflecht von feinen Fäden, auch „Mycel“ genannt. Dieses Geflecht dient der Nährstoffaufnahme, wie bei den Pflanzen die Wurzeln.

Was ist das?

Es gehört weder zu den Pflanzen noch zu den Tieren und ist dennoch kein lebloses Ding.

Es handelt sich um Pilze! Während Pflanzen grün sind und Licht zum Wachsen brauchen, sind Pilze farblos oder zumindest nicht grün und mögen es recht schattig. Na ja, und zu den Tieren gehören diese Pilze natürlich auch nicht. Also stellen sie ein ganz eigenes Reich dar.

Herbstzeit ist Pilzzeit

Im Herbst schießen sie überall aus dem Boden. Sie mögen es recht feucht. Jeder Fruchtkörper hat an der Unterseite des Hutes Lamellen, in denen die Sporen sitzen. Diese werden vom Wind verteilt und können sich so weiter vermehren.

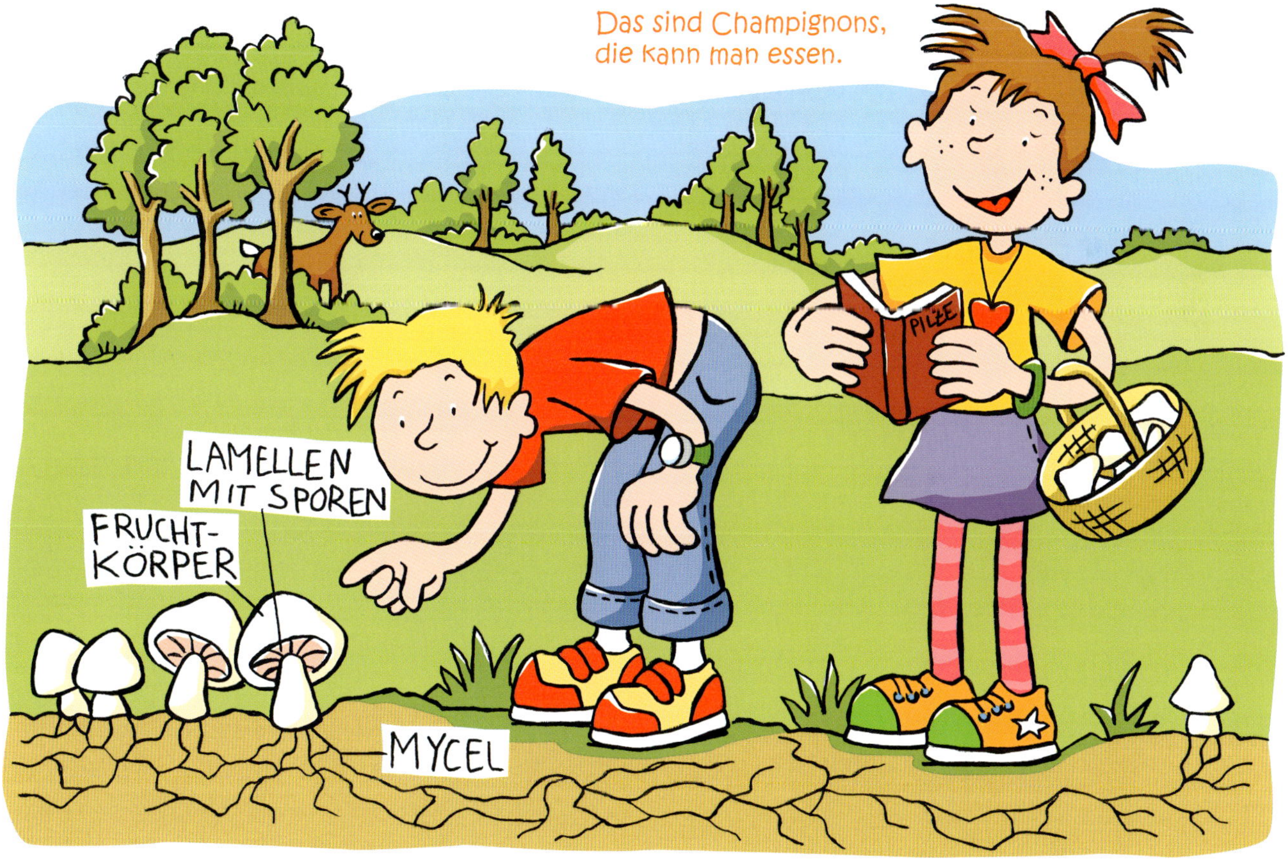

Achtung giftig!

Es gibt sehr viele giftige Pilze. Manche sind so giftig, dass man nach dem Verzehr gleich stirbt. Leider kann man die giftigen nicht ohne weiteres von den ungiftigen unterscheiden, es sei denn, man ist ein erfahrener Pilzkenner.

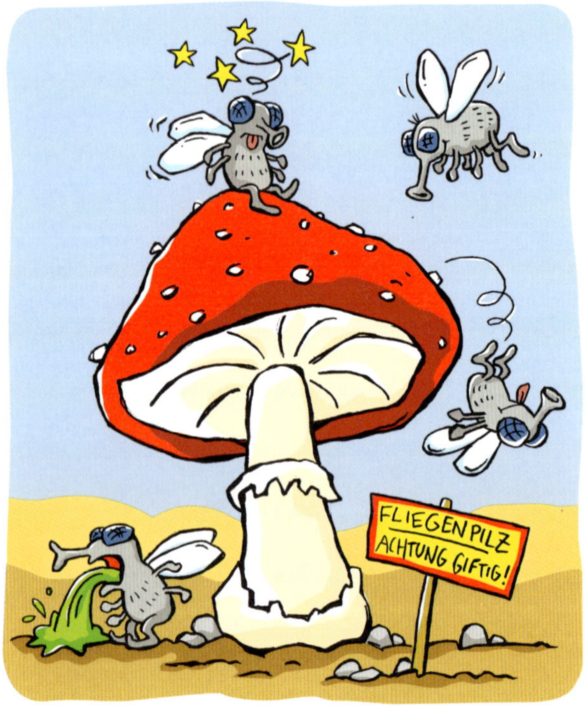

Ungiftig, essbar und lecker sind auf jeden Fall die folgenden Exemplare:
Champignons, Austernpilze, Shiitakepilze, Steinpilze und Pfifferlinge.

Die teuersten Pilze der Welt – Trüffel

Es gibt sie in weiß oder in schwarz und hinter ihrem unscheinbaren Aussehen verbirgt sich ein einzigartiges Aroma. Die Schwierigkeit bei dieser Delikatesse liegt im Aufspüren. Trüffel liegen nämlich ca. zwanzig Zentimeter unter der Erde und müssen von Trüffelschweinen oder -hunden erschnuppert werden. Du kannst dir vielleicht vorstellen, was das für ein Aufwand ist. Wenn man so eine Trüffel gefunden hat, muss sie auch noch schnell verarbeitet und gegessen werden, denn sie behält ihren besonderen Geschmack nur kurze Zeit. Also kein Wunder, dass diese Pilze als „Diamanten der Küche" bezeichnet werden, da sie so wahnsinnig teuer sind.

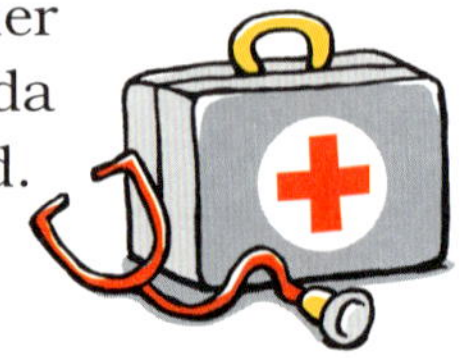

Zwiebelgemüse

Zwiebeln – Die Hausapotheke gegen Ohrenschmerzen und Hustenreiz

Zwiebeln enthalten wirksame Stoffe, die Hals und Rachen vor Bakterien schützen. Sie sind lecker als Zutat in Fleisch- und Gemüsegerichten. Roh sind sie je nach Sorte ziemlich scharf. Deshalb bringen Zwiebeln uns beim Schneiden auch zum Weinen, es sei denn man ... aber das lernst du im Mach-Labor auf Seite 68.

Wie kann die Zwiebel bei Ohrenschmerzen helfen?

Ein altes Hausmittel bei Ohrenschmerzen ist ein Zwiebelwickel:
Zwiebel schälen und klein schneiden.
Zwiebelstücke auf ein Tuch geben, einwickeln und zerstampfen, bis der Saft austritt.
Zwiebeltuch auf das Ohr legen, ein dichtes Tuch darauf legen und mit einem Band am Kopf befestigen.
Am besten über Nacht einwirken lassen.
Die aus der Zwiebel strömenden ätherischen Öle und Duftstoffe dringen ins Ohr und bekämpfen dort unerwünschte Bakterien, wirken also antibakteriell.

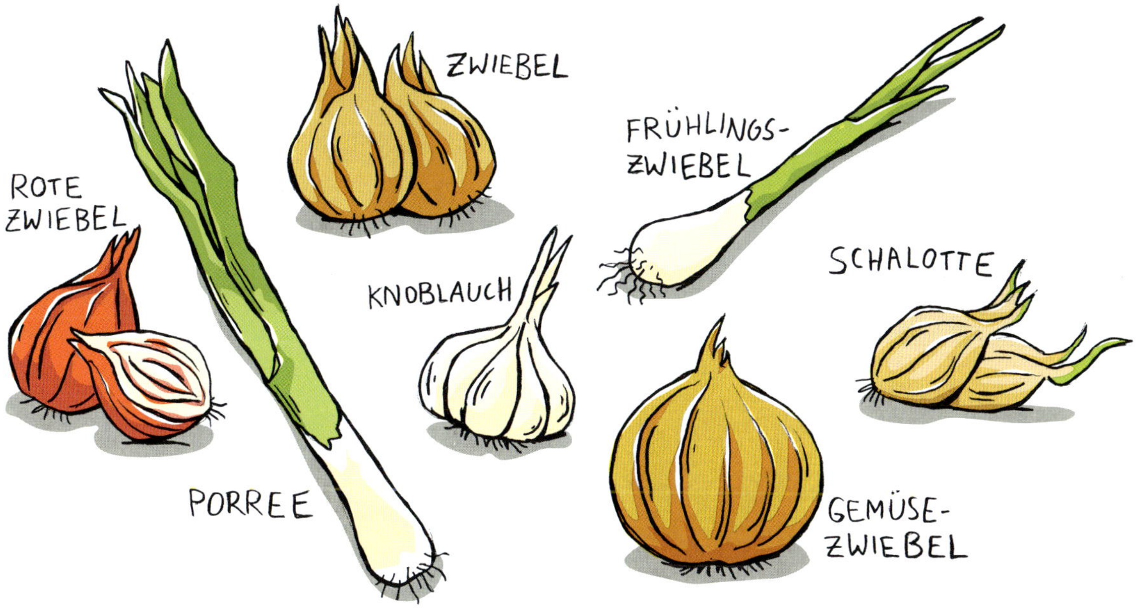

Wie können Zwiebeln bei Husten helfen?

Bei Husten und Halsschmerzen macht man seit jeher einen schönen Zwiebelsud, weil er so gut tut!
Zwiebel schälen und fein hacken.
Zusammen mit der gleichen Menge Zucker im Topf bei mäßiger Hitze zu einem Sud aufkochen.
Den Sud abgießen und drei- bis viermal täglich ein bis zwei Esslöffel davon einnehmen.
Die wirksamen Stoffe in der Zwiebel sind aber auch lecker und würzen unser Essen.

Anziehen nach dem Zwiebelprinzip

Die Zwiebel besteht ja aus ganz vielen Schichten, wie du beim Schneiden leicht sehen kannst. Kennst du auch das Anziehen nach dem Zwiebelprinzip? Man zieht ganz viele Schichten übereinander an, also Unterhemd, T-Shirt, Bluse, Pullover, Weste und Jacke. Zwischen den Schichten erwärmt sich die Luft und hält warm. Das Praktische ist, dass man sich auch leicht Schicht für Schicht ausziehen kann, wenn es wärmer wird.

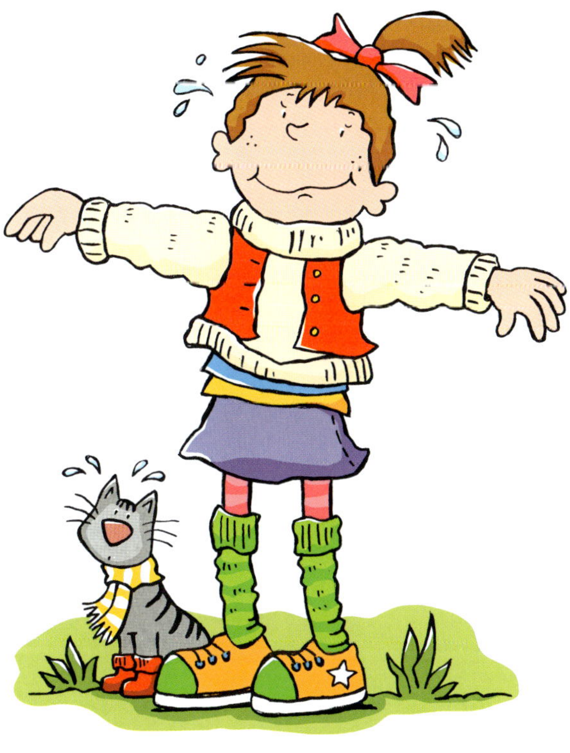

Mach-Labor

Forschertipps für schlaue Kids

1. Experiment
Der Schmecktest – die Teamarbeit von Zunge und Nase
Zeitaufwand: 20 Minuten

Stelle die folgenden Dinge bereit, die du für dein Experiment brauchst:
- 1 Banane
- 1 gekochte Karotte
- 1 gekochte Kartoffel
- 3 Schälchen
- 1 Gabel
- 3 Teelöffel
- eine nette Versuchsperson
- ein Tuch zum Augen verbinden

Versuchsverlauf

- Verbinde der Versuchsperson mit dem Tuch die Augen.
- Zerkleinere die Kartoffel, die Möhre und die Banane mit der Gabel auf je einem Schälchen zu Mus. Die Gabel musst du zwischendurch abspülen. Jetzt bittest du die Versuchsperson, sich die Nase zuzuhalten.
- Lasse die Versuchsperson von jedem Schälchen kosten und frage sie, was sie schmeckt.

Genauer betrachtet

Wahrscheinlich wird es einer Versuchperson, die nicht weiß, welche Lebensmittel auf den Schälchen liegen, nicht gelingen herauszufinden, was sie probiert. Das liegt daran, dass die Zunge nur süß, sauer, salzig und bitter unterscheiden kann. Die Nase fügt dem Geschmack die entscheidenden Feinheiten hinzu. Das ist auch der Grund dafür, warum du bei einer starken Erkältung keinen Appetit hast und nichts schmecken kannst.

Dieser Schmecktest geht natürlich auch mit zahlreichen anderen Lebensmitteln, die du im Kühlschrank findest. Viele Dinge lassen sich allerdings auch an der Konsistenz, also an ihrer Beschaffenheit, erkennen, deshalb haben wir hier drei Lebensmittel ausgesucht, die man zu Mus stampfen kann.

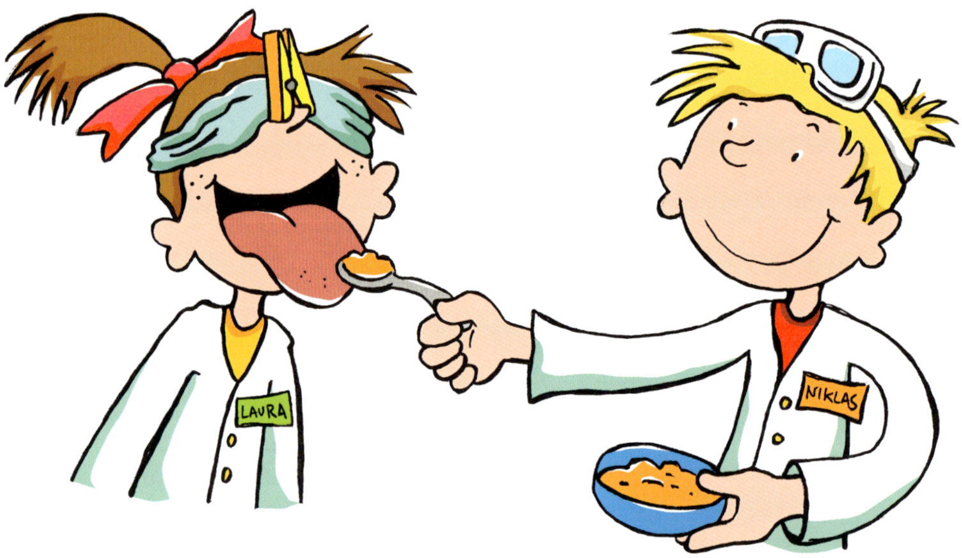

2. Experiment

Kartoffeln sind lebende Pflanzen

Zeitaufwand:	ein paar Minuten
Beobachtungs-zeitraum:	7-10 Tage

Stelle die folgenden Dinge bereit, die du für dein Experiment brauchst:
- 6 Kartoffeln
- 2 Teller
- etwas Zeit und Geduld

Versuchsverlauf

- Lege je drei Kartoffeln auf jeden Teller.
- Stelle einen Teller an einen kühlen, trockenen und vor allem dunklen Ort, z. B. im Keller. Den anderen Teller bewahrst du bei hellem Tageslicht im warmen Zimmer, z. B. auf der Fensterbank, auf. Nach etwa sieben Tagen kannst du die Kartoffeln vergleichen.

Genauer betrachtet

Kartoffeln haben ein Eigenleben. Werden sie falsch gelagert, dann keimen sie, die Knollen können faulen und sie bekommen grüne Stellen. Das passiert vor allem bei Tageslicht und bei zu warmen Temperaturen. Grüne Kartoffeln stellen mit Hilfe von Tageslicht Chlorophyll und auch Solanin her. Solanin ist für den Menschen giftig. Kleinere grüne Stellen und Augen kannst du wegschneiden. Ist die ganze Kartoffel grün, dann wirf sie besser weg.

Übrigens

Kartoffeln sollten bei acht bis zehn Grad trocken und dunkel gelagert werden.

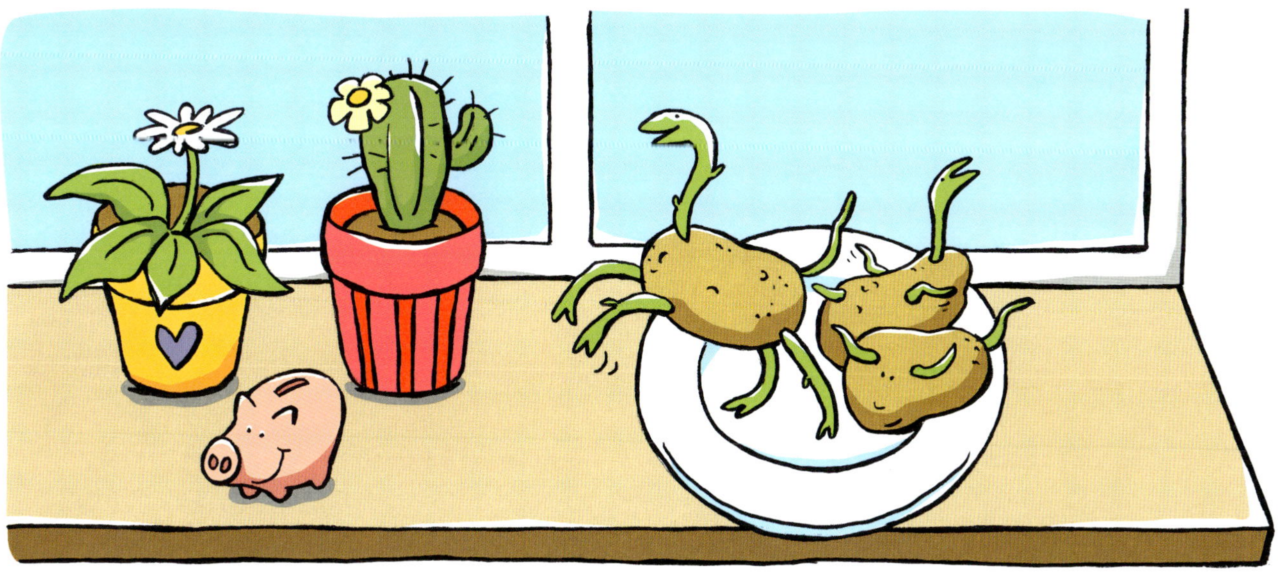

3. Experiment

Warum uns Zwiebeln zum Weinen bringen

Zeitaufwand: 5 Minuten

Stelle die folgenden Dinge bereit, die du für dein Experiment brauchst:

- 1 Zwiebel
- 1 Schneidebrett
- 1 Küchenmesser

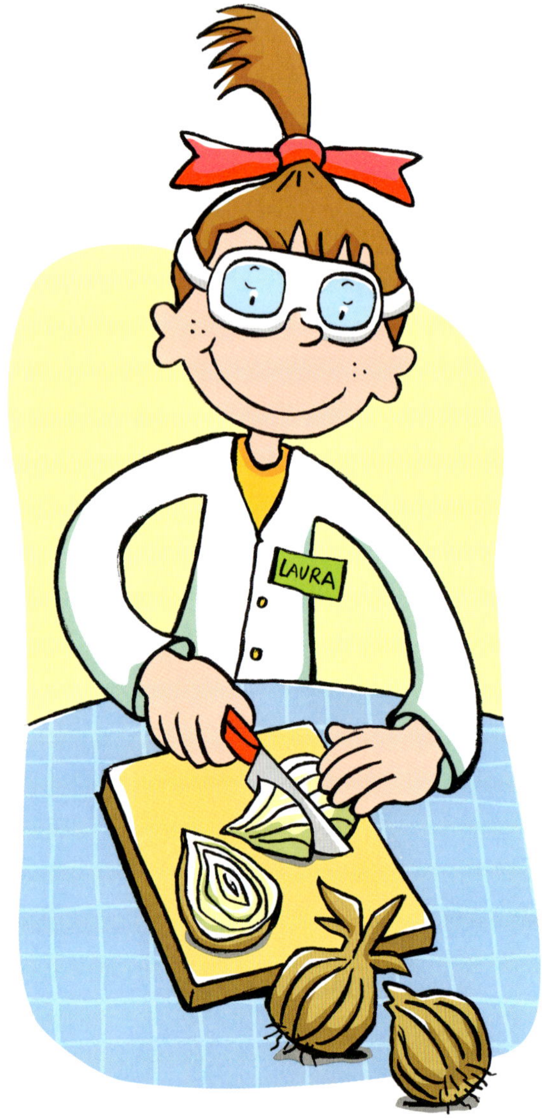

Versuchsverlauf

- Schäle die Zwiebel und schneide sie anschließend in kleine Würfel. Es wird nicht lange dauern bis dir die Tränen kommen. Das ist gut, wenn du beim Schauspiel auf Kommando weinen musst. Aber es ist lästig, wenn es gerade keinen Grund zum Weinen gibt. Außerdem brennt die Zwiebel auch ganz fürchterlich in deinen Augen.

Genauer betrachtet

Eine Zwiebel besteht aus unzähligen Zellen. Beim Zerschneiden werden diese kleinen, abgeschlossenen Räume verletzt. Nun treffen Stoffe aufeinander, die normalerweise getrennt sind. Genauer gesagt trifft die schwefelhaltige Verbindung Alliin auf ein Spaltwerkzeug, ein so genanntes Enzym. Dieses Enzym beginnt seine Arbeit und es entsteht ein scharfes, die Augen reizendes Gas. Es fühlt sich für das Auge wie ein Fremdkörper an und deswegen fließen sofort die Tränen.

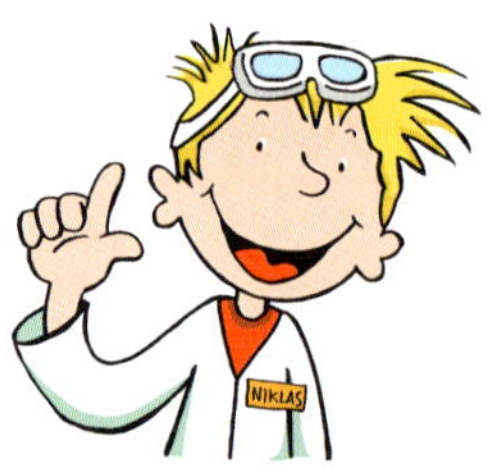

Ich setze zum Zwiebel schneiden meine Schwimmbrille auf.

Es hilft aber auch, wenn du Schneidebrett, Messer und Hände beim Schneiden tropfnass machst.

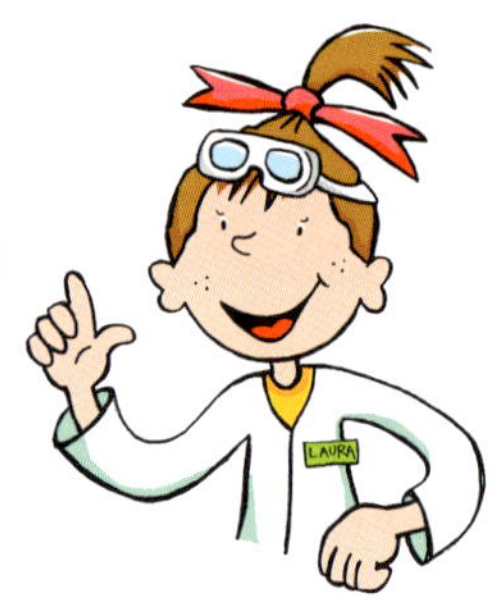

4. Experiment

Vitamin C schützt Äpfel vor dem Braunwerden und uns vor Krankheiten

Zeitaufwand:	ein paar Minuten
Beobachtungs-zeitraum:	2 Stunden bis 1 Tag

Stelle die folgenden Dinge bereit, die du für dein Experiment brauchst:

- 1 Zitrone
- 1 Apfel (am besten funktioniert es mit älteren Äpfeln, die schon etwas runzlig sind)
- 2 Teller
- 1 Messer

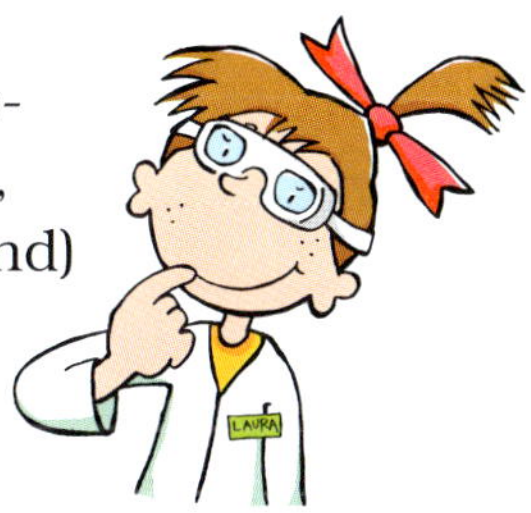

Versuchsverlauf

- Schneide den Apfel in Spalten und verteile diese auf den beiden Tellern.
- Schneide die Zitrone durch und beträufle die Apfelstücke auf einem Teller mit Zitronensaft. Achte darauf, dass alle angeschnittenen Stellen mit Zitronensaft eingerieben werden.
- Lasse nun beide Teller zwei Stunden lang stehen und sieh dir das Ergebnis an.

Genauer betrachtet

Das Fruchtfleisch der mit Zitrone beträufelten Apfelspalten bleibt viel länger hell als das der ungeschützten Apfelspalten. Das fällt besonders bei älteren, runzligen Äpfeln auf. Der Grund ist, dass beim Aufschneiden des Apfels das Fruchtfleisch mit dem Sauerstoff aus der Luft in Berührung kommt. Das Fruchtfleisch reagiert mit dem Sauerstoff und verfärbt sich dabei braun. Diesen chemischen Vorgang nennt man Oxidation. Der Zitronensaft enthält viel Vitamin C. Dieses Vitamin ist eine Säure und schützt die Zellen des Fruchtfleischs vor dem Sauerstoff. Es kann eine Oxidation verhindern. Man nennt Stoffe, die das können, Antioxidantien. In unserem Körper kann Vitamin C auf diese Weise schädliche Substanzen abfangen.

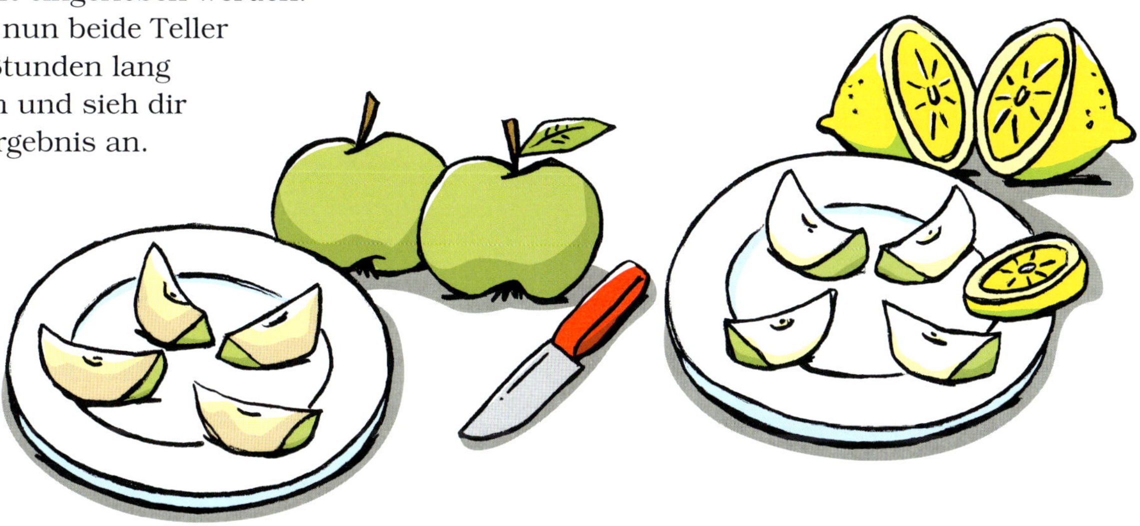

5. Experiment

Der Wassertanz der Weintrauben

Zeitaufwand: wenige Minuten

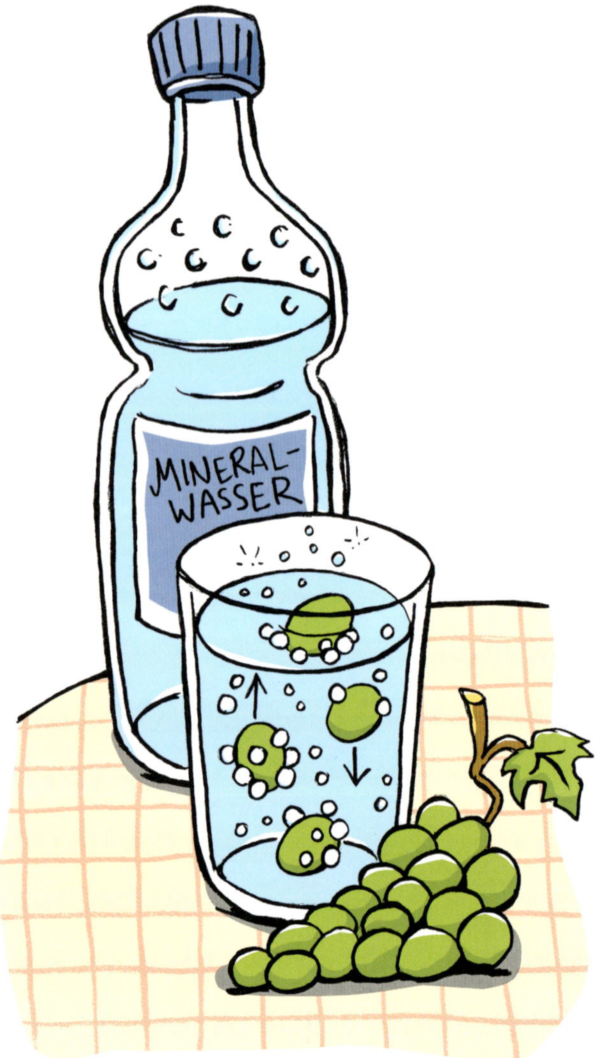

Stelle die folgenden Dinge bereit, die du für dein Experiment brauchst:

- 1 Glas mit frischem Mineralwasser (am besten geht es mit viel Kohlensäure)
- 1 ungewaschene Weintraube

Versuchsverlauf

- Gieße das Mineralwasser einer frisch geöffneten Flasche in ein Saftglas.
- Lege eine Weintraube in das Glas und beobachte, was passiert.

Genauer betrachtet

Die Weintraube sinkt zunächst zu Boden. Nach kurzer Zeit jedoch beginnt sie zu schweben und schwimmt schließlich an die Oberfläche. Dort bleibt sie eine ganze Weile hängen und dreht sich von Zeit zu Zeit. Vielleicht sinkt sie zwischendurch auch mal wieder zu Boden, besonders, wenn du sie antippst. Dieser Tanz wird dir durch die im Mineralwasser enthaltene Kohlensäure geboten. Die Gasbläschen haften sich an der Traube fest und heben sie hoch. Sobald sie an die Oberfläche kommen, zerplatzen sie und die Traube fällt erneut zu Boden um gleich wieder von neuen Bläschen umringt zu werden. Die Traube an sich ist schwerer als Wasser. Wird sie jedoch von Gasbläschen umringt, so wird das Trauben-Gasbläschengebilde leichter als Wasser und schwimmt nach oben. Dieser Vorgang heißt Auftrieb und ist mit einem Kind zu vergleichen, das noch nicht schwimmen kann und Schwimmflügel anzieht.

6. Experiment

Rotkohl und Blaukraut – wie kommt es zu den verschiedenen Farben?

Zeitaufwand: 10 Minuten

Stelle die folgenden Dinge bereit, die du für dein Experiment brauchst:

- 3 Esslöffel Rotkohlsaft (aus einem Rotkohlglas)
- einige Tropfen Zitronensaft oder Essig
- 1 TL Backpulver, in etwas Wasser gelöst
- 3 Glasschälchen
- Wasser zum Verdünnen

Versuchsverlauf

- Gib in jedes Schälchen einen Esslöffel Rotkohlsaft und so viel Wasser zum Verdünnen, dass die Flüssigkeit gerade durchsichtig wird, die Farbe aber noch gut zu erkennen ist.
- Jetzt tröpfelst du in ein Schälchen Zitronensaft oder Essig, in ein Schälchen das in Wasser gelöste Backpulver und ein Schälchen bleibt zum Vergleich so wie es ist.

Genauer betrachtet

Der Zitronensaft und auch der Essig sind Säuren. Sie färben Rotkohlsaft rot. Das Backpulver ist eine Lauge und färbt den Rotkohlsaft blau. Dieser Farbwechsel lässt sich übrigens mit jeder Säure oder jeder beliebigen Lauge herbeiführen. Das heißt, wenn du wissen willst, ob zum Beispiel Cola sauer oder das Gegenteil davon, nämlich basisch, ist, dann kannst du das gleiche Experiment durchführen und nachschauen, wie sich der Rotkohlsaft färbt. Stoffe mit dieser Eigenschaft nennt man in der Chemie Indikatoren. Sie sind sehr nützlich, um den Säure- oder Laugengehalt von Flüssigkeiten herauszufinden.

Der Rotkohl wird übrigens im Süden Deutschlands mit etwas Backpulver (oder Natron) gekocht und im Norden Deutschlands mit etwas Essig oder Zitronensaft. Daher ist er einmal blau (Blaukraut) und einmal rot (Rotkohl).

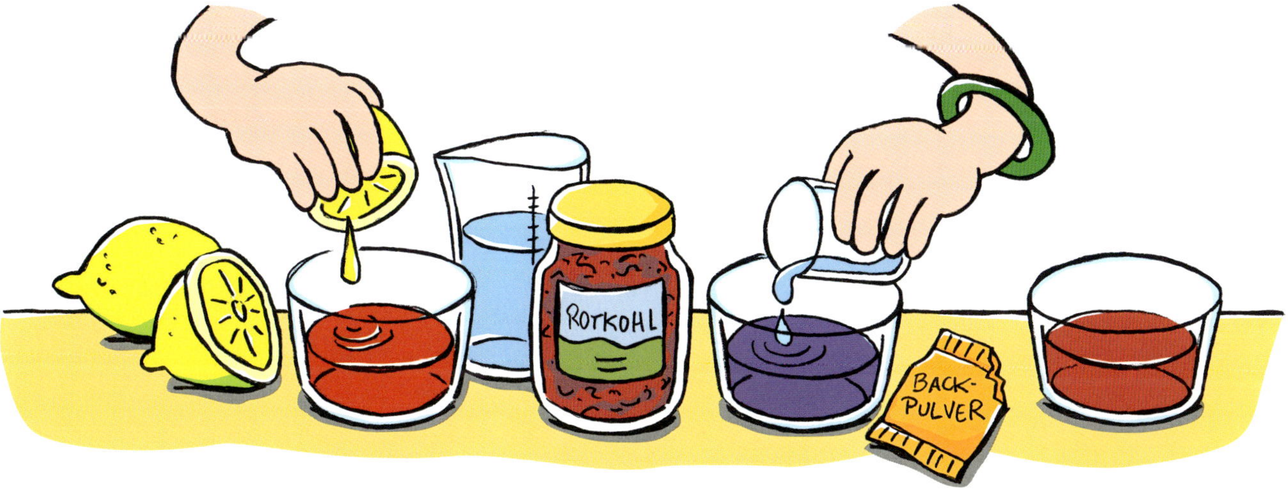

Rezeptecke

Obstsalat

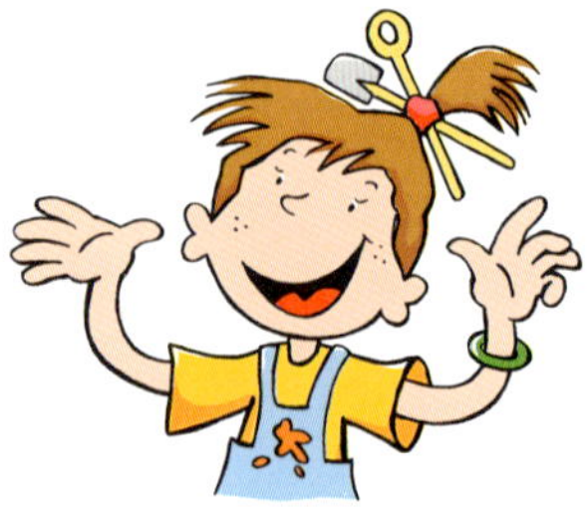

Für zwei, die leere Batterien aufladen wollen, brauchst du:

- 1 Apfel
- 1 Birne
- 1 TL Zitronensaft
- 1 Banane
- 200 g kleine kernlose Weintrauben
- 3 EL gehackte Walnüsse oder Haselnüsse
- 4 EL Joghurt
- Honig nach Geschmack

So schmeckt´s in 10 Minuten und zwischendurch auch schon:

- Wasche den Apfel und die Birne, viertel sie und entferne die Kerne.
- Schneide die Viertel in kleine Stücke und mische sie mit dem Zitronensaft, damit sie leicht säuerlich schmecken und nicht braun werden.
- Schneide die geschälte Banane in Scheiben und gib sie dazu.
- Wasche die Trauben und halbiere sie.
- Vermische alles und gib die Nüsse dazu.
- Zum Schluss kommt noch der Joghurt oben drauf und evtl. etwas Honig zum Süßen dazu.
- Der Obstsalat ist ein prima Pausensnack. Dafür füllst du ihn in ein Marmeladenglas mit Schraubverschluss – und vergiss den Löffel nicht.

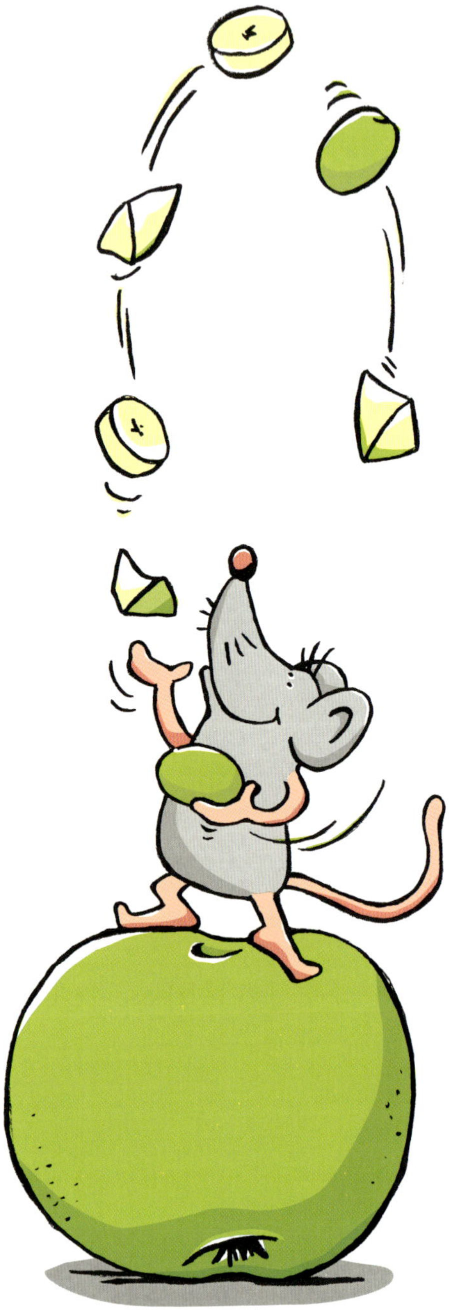

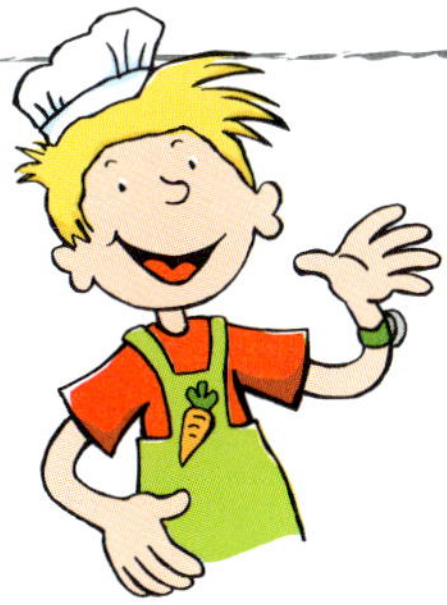

Wenn ich vom Sport komme, knabber ich gerne. Dann gibt´s bei mir:

Knabber-Obst für Naschkatzen

Knabber-Obst kannst du mit allen Früchten machen, die du oder deine Freunde gerne essen.

Du brauchst:

- gewaschenes Obst
- Schokoladen-, Vanille- oder Zitronenglasur
- Teller
- ein Messer

Die Vorbereitungen gehen Rucki Zucki:

- Schneide das gewaschene Obst in mundgerechte Happen.
- Bei Äpfeln kannst du auch das Kerngehäuse mit einem Ausstecher entfernen (oder von einem Erwachsenen entfernen lassen) und dann fingerdicke Ringe schneiden.
- Verteile das Obst dicht an dicht auf dem Teller.
- Schmelze die Schokoladenglasur nach Anleitung und verziere damit das Obst.
- Nun musst du nur noch warten, bis die Glasur fest geworden ist, und schon kannst du Obst knabbern.

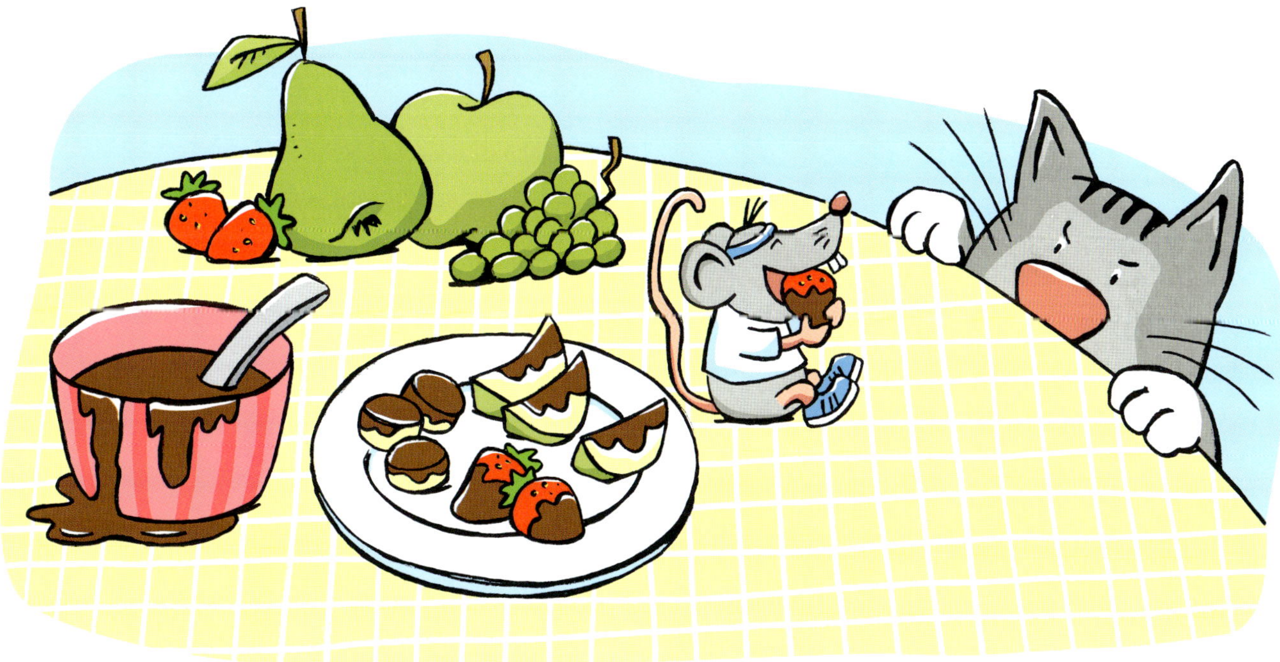

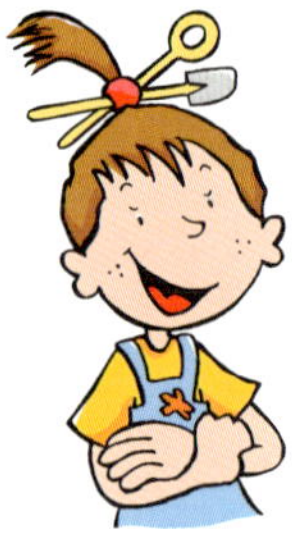

Und hier die herzhafte Variante zum Knabbern:

Knabber-Gemüse mit Dipp

Du brauchst:
- Möhren mit Grün
- 3 EL Naturjoghurt
- 2 EL Kräuterfrischkäse
- Jodsalz und Pfeffer zum Würzen
- 2 Gläser zum Servieren

So bereitest du das Knabber-Gemüse zu:
- Schabe die Schale der Möhren mit einem Sparschäler vorsichtig ab.
- Das Grün lässt du zu einem Teil dran, damit es schöner aussieht.
- Stelle die Möhren in ein Glas.
- Vermische nun den Joghurt mit dem Kräuterfrischkäse.
- Würze den Dipp mit Salz und Pfeffer, bis er dir gut schmeckt.
- Jetzt kannst du Möhren mit Dipp knabbern.

Genauso geht´s mit Paprika. Du musst nur die Paprika gut waschen, in Viertel schneiden und das Weiße und die Kerne herausschneiden. Jetzt kannst du die Paprikaviertel in fingerdicke Stücke schneiden und mit Dipp knabbern.

Mir schmecken auch frische Kohlrabi. Die müssen zuerst geschält und dann in fingerdicke Stücke geschnitten werden. Das ist bei Kohlrabi etwas schwieriger, da sie sehr fest sind.

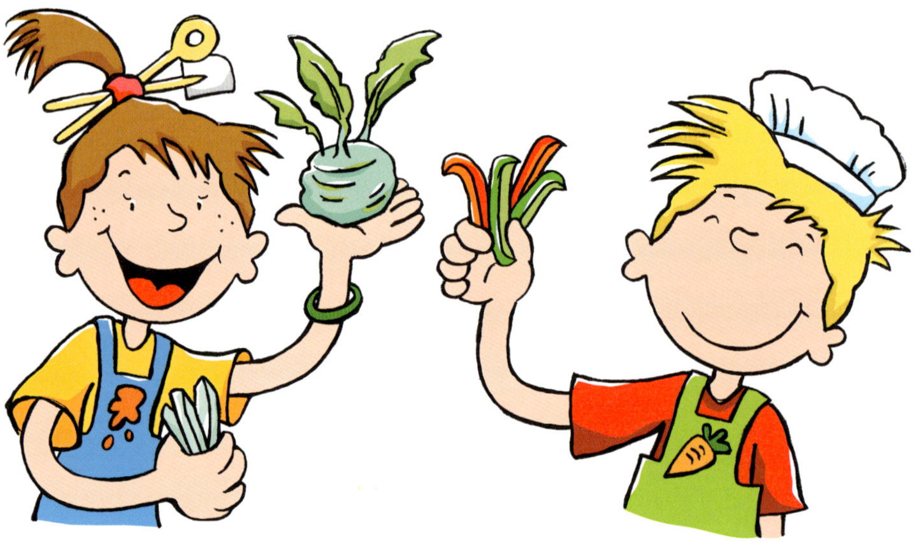

Getreide

Getreide – Energie für Schule, Spiel und Sport

Wissensecke

Schon vor 8.000 Jahren begannen die Menschen damit, Getreide anzubauen. Dazu nahmen sie zunächst bestimmte Grassamen, säten sie aus und pflegten die Sprösslinge. Im Laufe der Zeit wurden die Körner durch Auslese immer größer und es entstanden verschiedene Getreidesorten. Bei uns wurden vor allem **Weizen, Roggen, Hafer, Dinkel, Mais** und **Gerste** heimisch. Aber auch **Reis** und **Hirse** gehören dazu.
Aus Getreide wird Brot gebacken oder in anderen Kulturen Brei zubereitet. Außerdem dient es vielen Tieren als Futter. Aus den Stängeln gewinnt man Stroh.

Die Getreidekörner werden meistens gemahlen und als Mehl in zahlreichen Lebensmitteln verarbeitet. Nudeln beispielsweise sind aus Hartweizengrieß. Das ist eine Weizensorte, die sich für Nudeln besonders eignet. Brot wird aus den verschiedensten Getreidesorten gebacken. Auch Pfannkuchen und Waffeln werden aus Mehl zusammen mit Eiern und Milch zubereitet. Wenn du gerne Müsli isst, dann weißt du, dass dort ein Teil des Getreides als ganzes Korn verwendet wird. Haferflocken beispielsweise werden nur gequetscht. Cornflakes werden aus Maiskörnern hergestellt.

Diese Getreidesorten wachsen bei uns. Kannst du sie unterscheiden?

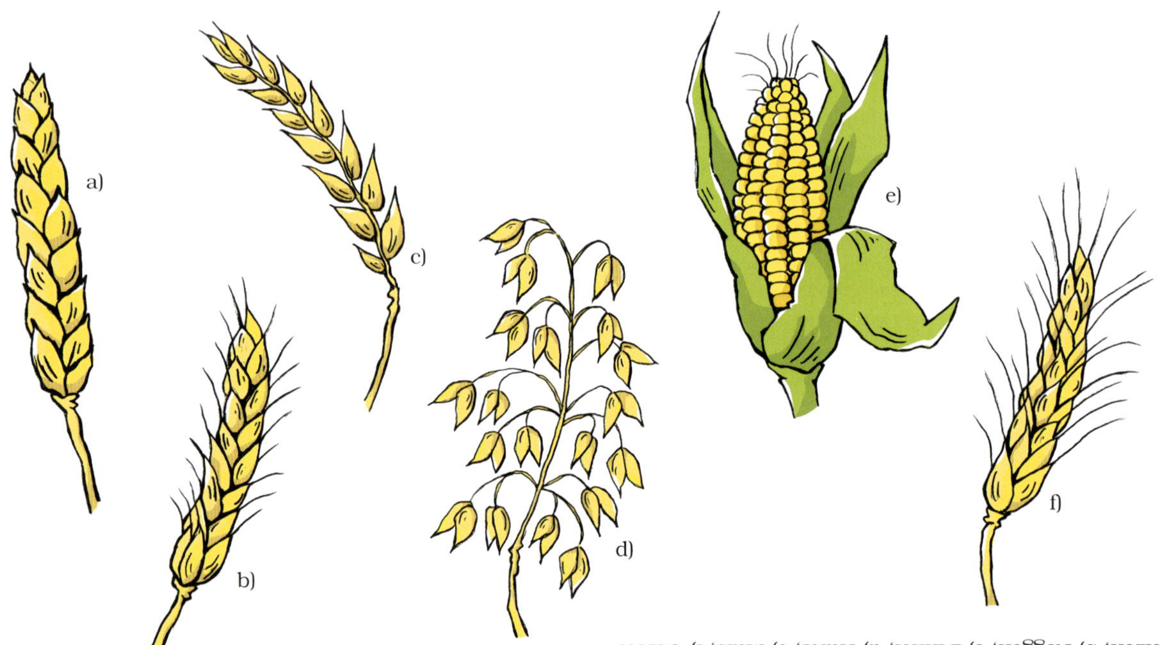

a) Weizen, b) Roggen, c) Dinkel, d) Hafer, e) Mais, f) Gerste

Warum ist das Getreidekorn so wichtig für deinen Körper?

Stärke – das sind lange Ketten von Zuckerbausteinen, die langanhaltend Energie für Schule, Spiel und Sport liefern.
Ballaststoffe – das sind unverdauliche Stoffe, die die Verdauung in Schwung bringen.
Mineralstoffe – das sind Substanzen, die der Körper in winzigen Mengen benötigt, um alle Abläufe zu regulieren und um Knochen, Zähne, Blut und andere Körpersubstanzen aufzubauen.

Reis braucht „nasse Füße" – das heißt, er muss immer im Wasser stehen und braucht viel Wärme. Das bekommt er vor allem auf Reisfeldern in Asien, Vorderindien und den USA. Reis ernährt über die Hälfte der Weltbevölkerung und zählt damit zum wichtigsten Getreide.

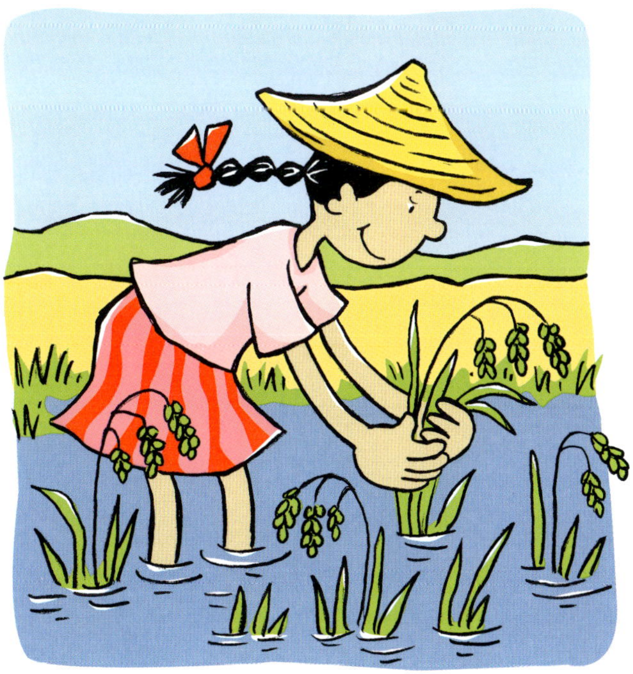

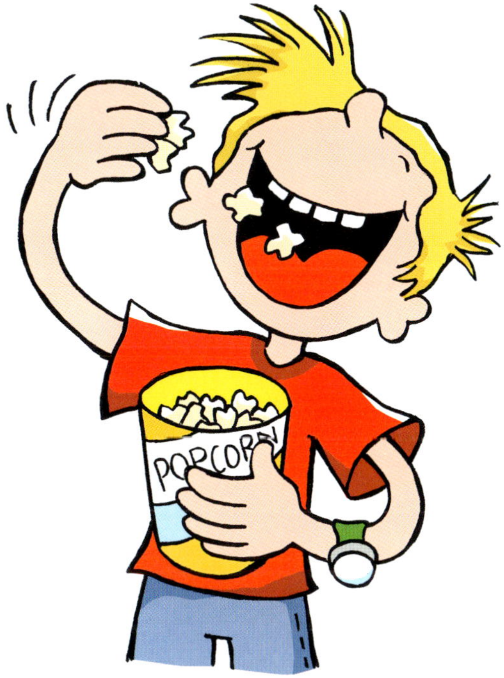

Kleines Getreide-Rätsel

Popcorn schmeckt den meisten Kindern. Die einen mögen es gesüßt, die anderen mit etwas Salz. Wenn man so eine große Kino-Portion verdrückt hat, könnte man meinen, man hätte genug Süßigkeiten für die ganze Woche gegessen. So schlimm ist es aber gar nicht. Popcorn wird nämlich aus einer wertvollen Pflanze gemacht. Weißt du aus welcher?

Lösung

Popcorn wird aus Mais hergestellt. Die getrockneten Maiskörner werden nur wenige Minuten im Topf eventuell mit etwas Pflanzenöl erhitzt, und schon springen sie hoch und werden zu köstlichem Popcorn. Mit etwas Zucker oder Salz bestreut sind sie immer noch ein wertvoller Snack mit gesundem Eiweiß, Vitaminen und Mineralstoffen.

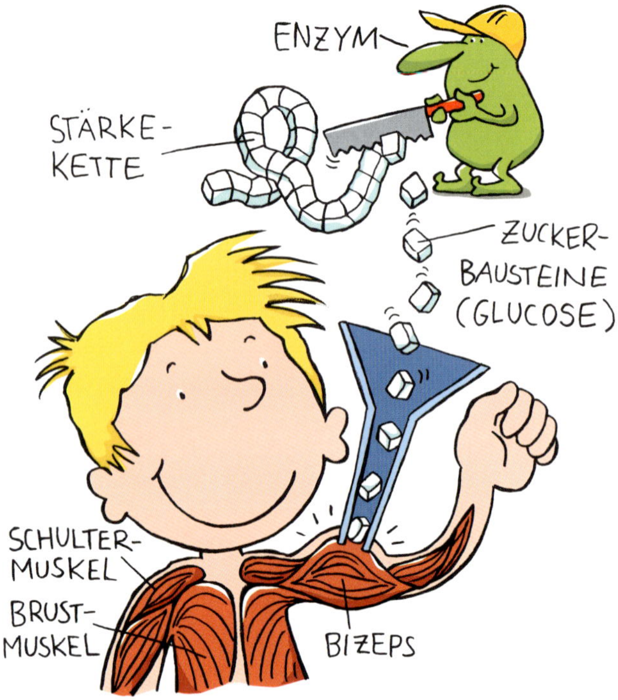

Getreide ist Sportlernahrung

Egal ob du ein Müsli, eine Scheibe Brot, eine Portion Spaghetti oder Reis isst – diese Lebensmittel füllen die Energiespeicher in deinen Muskeln auf und machen dich schnell und stark. Die Energie kommt dabei aus der Stärke, die aus unzähligen Zuckerbausteinen zusammengesetzt ist.

Stärke macht stark

Getreide besteht zu einem großen Teil aus Stärke. Stärke ist pure Energie, denn sie besteht aus langen Ketten von Zuckerbausteinen. Diese werden auch Glucose oder Traubenzucker genannt und liefern Energie in jede einzelne Zelle deines Körpers. Zuvor muss die Stärke jedoch von speziellen Schneidewerkzeugen, den so genannten Enzymen, zerteilt werden. Nach und nach kommen die Zuckerbausteine so in dein Blut und in deine Muskeln. Während die Enzyme fleißig weiter schneiden, liefern sie deinem Körper stundenlang Energie.

Ist das Gehirn eine Naschkatze?

Irgendwie schon, denn es benötigt viel Energie in Form von Zucker. Deshalb kannst du dich nur konzentrieren und gute Leistungen bringen, wenn dein Gehirn auch optimal versorgt ist. Getreide ist also ein perfektes Gehirnfutter!

Von der gesamten Energie, die dein Körper benötigt, gehen bis zu 25 % ans Gehirn.

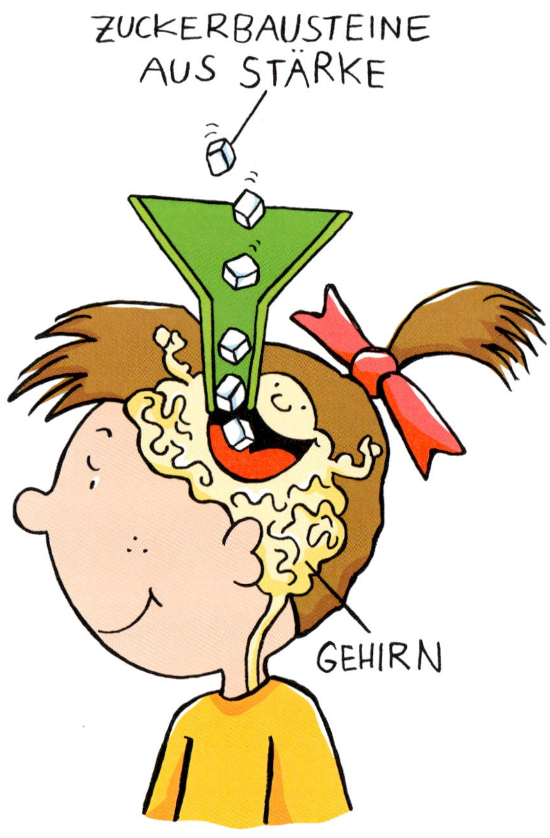

Lebensmittel

Brot

Die Bedeutung des Brotes – „Unser tägliches Brot gib uns heute …“

Das Brot gehört zu den **Grundnahrungsmitteln** und spielt daher seit frühester Zeit eine wichtige Rolle. Zuerst bereitete sich der Mensch einen Brei aus gemahlenen Getreidekörnern zu. Später dörrte er diesen Brei in der Sonne und schließlich hatte er die Idee, ihn einfach auf heißen Steinen zu backen. Mit der Zeit fanden unsere Vorfahren heraus, wie man lockere und dickere Fladen bäckt. Auch heute gibt es Völker, bei denen der Brei das Grundnahrungsmittel geblieben ist, z. B. der Hirsebrei in Afrika oder Reisbrei in Asien.

Vom Korn zum Brot

Das Korn in der Erde keimt und es kommt ein grüner Trieb hervor. An der Spitze des Triebes bildet sich die Ähre mit vielen Körnern. Im Laufe der Zeit, wenn das Getreide genug Sonne und Regen abbekommt, wird es goldgelb. Das Korn ist nun reif und der Bauer kann mit der Ernte beginnen. Dazu benutzt er einen Mähdrescher, der ihm die schwere Arbeit erleichtert. Er schneidet das Getreide, drischt die Körner aus den Ähren, füllt sie in Säcke und bündelt das Stroh zu Paketen.

Die prallen Säcke bringt der Bauer zur Mühle. Der Müller gibt die Körner in die große Mahlmaschine. Dabei werden die Körner zerquetscht, die Schalen abgetrennt und das weiße Mehl wird aufgefangen.

Der Bäcker verwendet das frische Mehl frühmorgens für seinen Teig. Er mischt Mehl, Wasser, Salz und Hefe in seinem großen Trog, knetet alles sorgfältig durch und lässt den Teig erst einmal gehen, das heißt, er lässt ihn eine Zeit lang an einem warmen Ort ruhen. Nach erneutem Kneten geht es dann in den Ofen. Die Brotauswahl beim Bäcker ist sehr groß. Da gibt es Weizenbrot, Roggenbrot, Dinkelbrot, Vollkornbrot oder Mischbrot. Es gibt Brot mit und ohne Körner, helles oder dunkles. Probier einfach mal verschiedene Sorten aus und finde heraus, was dir am besten schmeckt.

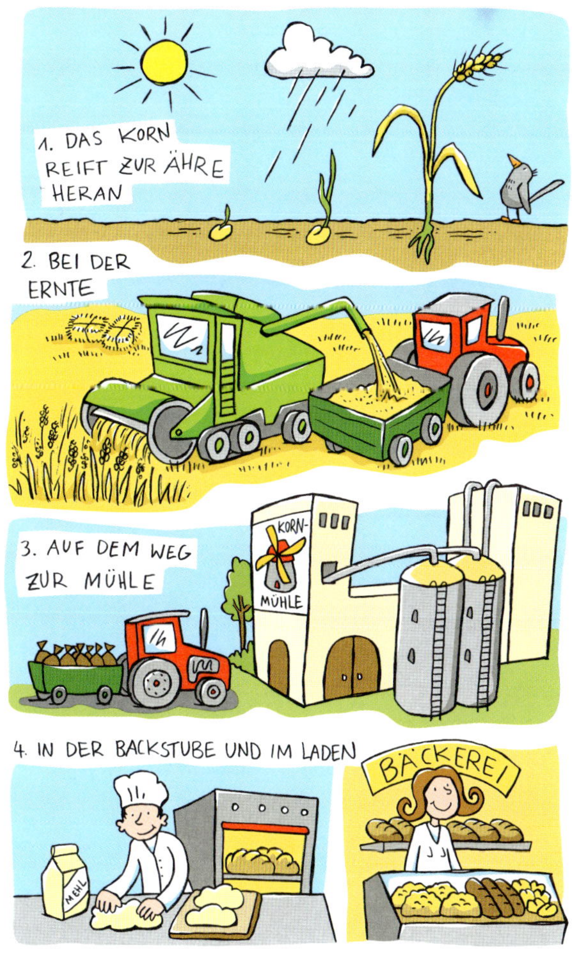
1. DAS KORN REIFT ZUR ÄHRE HERAN
2. BEI DER ERNTE
3. AUF DEM WEG ZUR MÜHLE
KORN-MÜHLE
4. IN DER BACKSTUBE UND IM LADEN
BÄCKEREI
MEHL

Warum muss der Teig so gut geknetet werden?

Beim Kneten werden nicht nur die Zutaten gründlich vermischt, sondern auch die Eiweißketten aus dem Mehl entknäuelt. Dabei werden die eingerollten Eiweißfäden langgezogen und können so das elastische Gerüst für ein leckeres, lockeres Brot bilden.

Was passiert, wenn der Teig geht?

Nach dem Mischen und dem ordentlichen Durchkneten der Zutaten braucht der Teig Zeit zum Gehen. Was aber passiert in dieser Zeit genau? Der Grund für

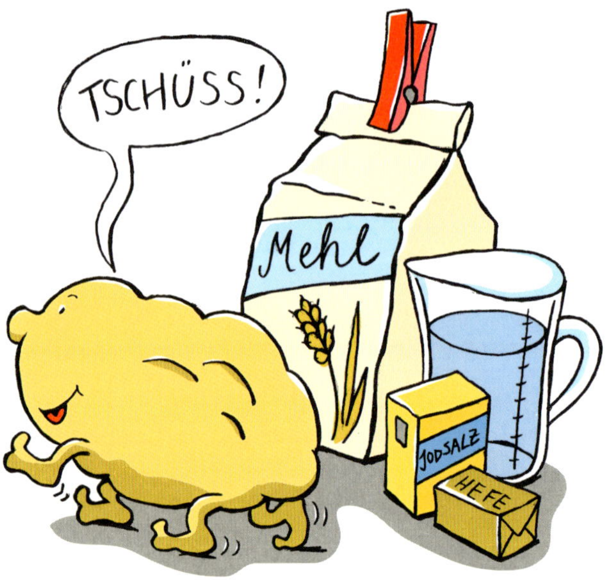

die Ruhepause sind die Hefepilze, die jetzt mit ihrer Arbeit beginnen. Sie ernähren sich vom Zucker, den sie aus der Stärke im Mehl abspalten. Dabei produzieren sie Kohlendioxid. Dieses Kohlendioxid kennst du zum Beispiel aus Mineralwasser. Im Teig kann man sehen, wie das Kohlendioxid jede Menge kleine Hohlräume schafft. Der Teig wächst innerhalb einer halben Stunde auf die doppelte Größe und wird dabei schön locker. Nach dem Gehen wird der Teig noch mal durchgeknetet und dann in die Form gebracht, die das Brot haben soll. Jetzt ruht er wieder und danach geht es ab in den Backofen.

Warum wird das Brot im Ofen knusprig und braun?

Der Teigrohling wird in den heißen Ofen geschoben. Dort erwärmt er sich langsam, so dass die Gasproduktion der Hefepilze zunächst noch weiter geht. Wenn jedoch ungefähr 60°C erreicht sind, sterben die Hefepilze. Bei 90°C beginnt sich die Kruste zu bilden.
Die Hitze verwandelt Zucker aus der Stärke in braunen Karamell. Eiweiße verändern sich zu den verschiedensten Geschmackstoffen. Außerdem verdunstet viel Wasser und die Kruste wird fest und knusprig. Der Fachbegriff für die Vorgänge, bei denen eine leckere Kruste entsteht, heißt Maillard-Reaktion (Majá-Reaktion). Sie tritt immer bei sehr hohen Temperaturen – also auch beim Braten – auf.

Warum brauchen wir ein Pausenbrot?

Nach dem Aufstehen sind die Energiespeicher in deinem Körper ziemlich leer. Der letzte Nachschub liegt viele Stunden zurück und der Körper braucht Nahrung, um Energie aufzuladen. Beim Frühstück wird Kraft getankt. Zwei Stunden später ist die Energie jedoch schon wieder verbraucht und es muss Nachschub her. Jetzt ist die Zeit für ein Pausenbrot. Brot, Obst oder Saft sind jetzt goldrichtig und laden die Batterien nach. Dadurch steigt nicht nur die Leistungsfähigkeit, sondern auch die gute Laune. Wer jetzt nichts isst, der hat ein Energietief bis zum Mittag und kann nicht so schnell denken oder rennen wie mit vollen Speichern.

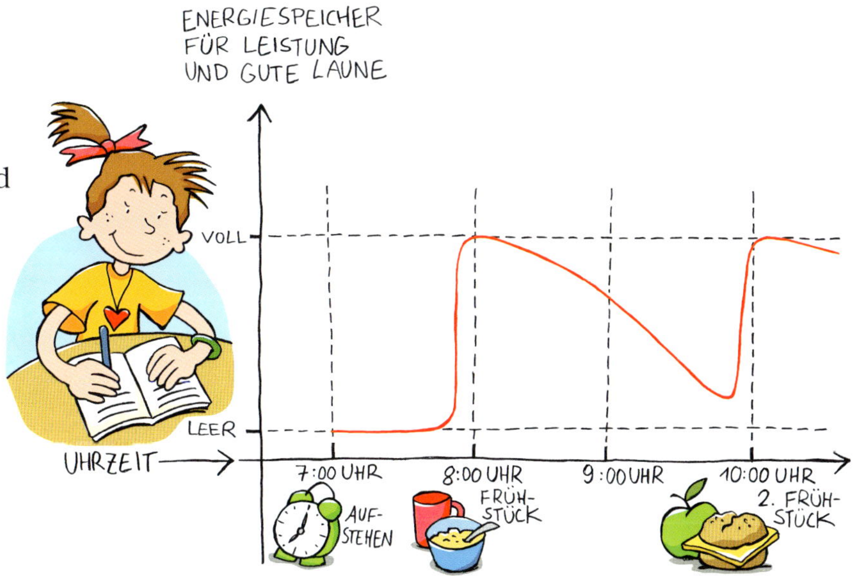

Es klappert die Mühle am rauschenden Bach – klipp klapp!
Bei Tag und bei Nacht ist der Müller stets wach – klipp klapp!
Er mahlet uns Korn zu dem kräftigen Brot
und haben wir dieses so hat´s keine Not.
Klipp klapp, klipp klapp, klipp klapp!

Flink laufen die Räder und drehen den Stein – klipp klapp!
Und mahlen den Weizen zu Mehl uns so fein – klipp klapp!
Der Bäcker dann Zwieback und Kuchen draus bäckt,
der immer den Kindern besonders gut schmeckt.
Klipp klapp, klipp klapp, klipp klapp!

Wenn reichliche Körner das Ackerfeld trägt – klipp klapp.
Die Mühle dann flink ihre Räder bewegt – klipp klapp!
Und schenkt uns der Himmel nur immerdar Brot,
so sind wir geborgen und leiden nicht Not.
Klipp klapp, klipp klapp, klipp klapp!

Text von Ernst Anschütz, um 1824

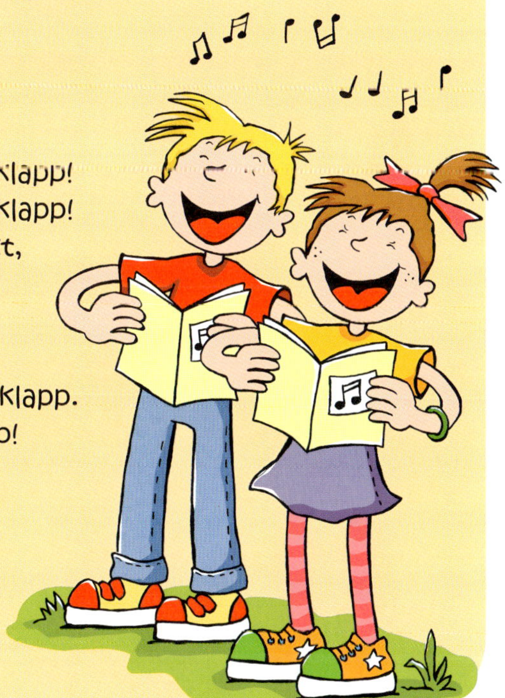

Bekommt man von Teig oder frischem Brot Bauchschmerzen?

Teig naschen macht Spaß, könnte aber tatsächlich zu Bauchschmerzen führen. Der Teig enthält Backtriebmittel wie Hefe oder Backpulver, die dafür sorgen, dass er schön locker wird. Wenn zu viel davon im Bauch landet, kann das zu Bauchschmerzen und Blähungen führen. Frisches Brot allerdings schmeckt einfach nur gut und macht auch keine Bauchschmerzen. Höchstens, wenn man zu viel davon gefuttert hat!

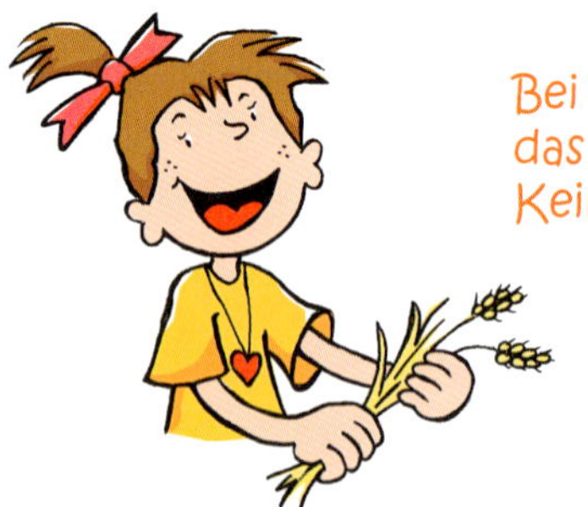

Bei Vollkornprodukten wird das ganze Korn mit Schale und Keimling verwendet.

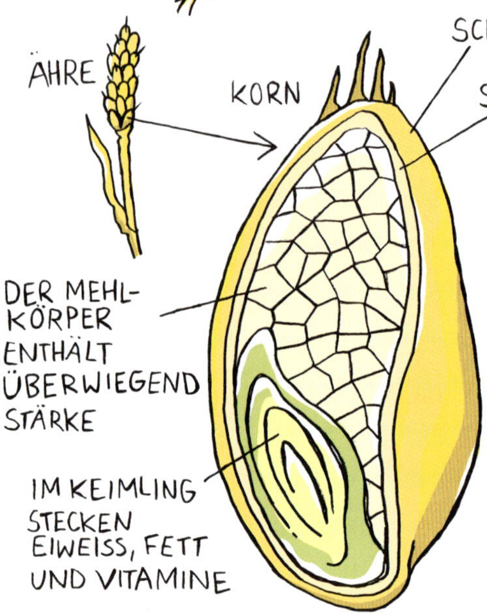

In Schale und Silberhäutchen stecken wichtige Ballaststoffe für die Verdauung und Vitamine und Mineralstoffe für einen starken Körper!

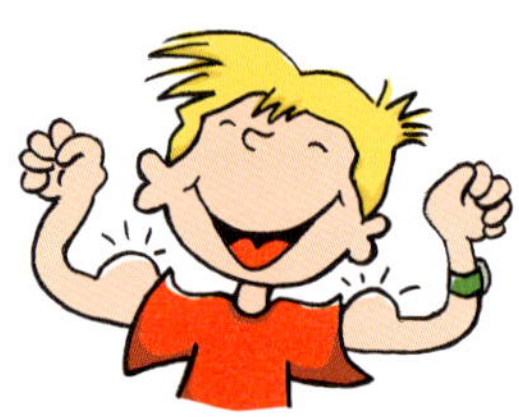

Hier siehst du den Querschnitt durch ein Korn

Vollkornbrot – Weißbrot

Beim Vollkornbrot wird – wie der Name schon sagt – das volle Korn gemahlen und dieses Mehl zum Brotbacken benutzt. Beim Weißbrot wird vom Korn zunächst die Schale und der Keimling entfernt. Das geschälte Korn wird gemahlen und das weiße Mehl zum Backen verwendet.

Getreide liefert Ballaststoffe

Das gilt allerdings nur für Vollkornprodukte. Wenn die Schale entfernt wird, werden auch die Ballaststoffe entfernt. Das ist sehr schade, denn die Ballaststoffe sind wichtig, damit die Verdauung funktioniert. Sie sind zuständig für einen reibungslosen Weg der Nahrung durch den langen Darm. Dadurch, dass sie nicht verdaut werden, regen sie nämlich den Darm dazu an, sich zu bewegen und die Nahrungsreste wieder heraus zu befördern. Mit anderen Worten: Ohne Ballaststoffe bewegt sich im Darm nicht viel und es kommt zu Verstopfung.

Was ist altbackenes Brot?

Brot, das nicht mehr ganz frisch ist und sich etwas zäh anfühlt, nennt man altbacken. Durch kurzes Aufbacken kann man altbackene Brötchen wieder knusprig machen.

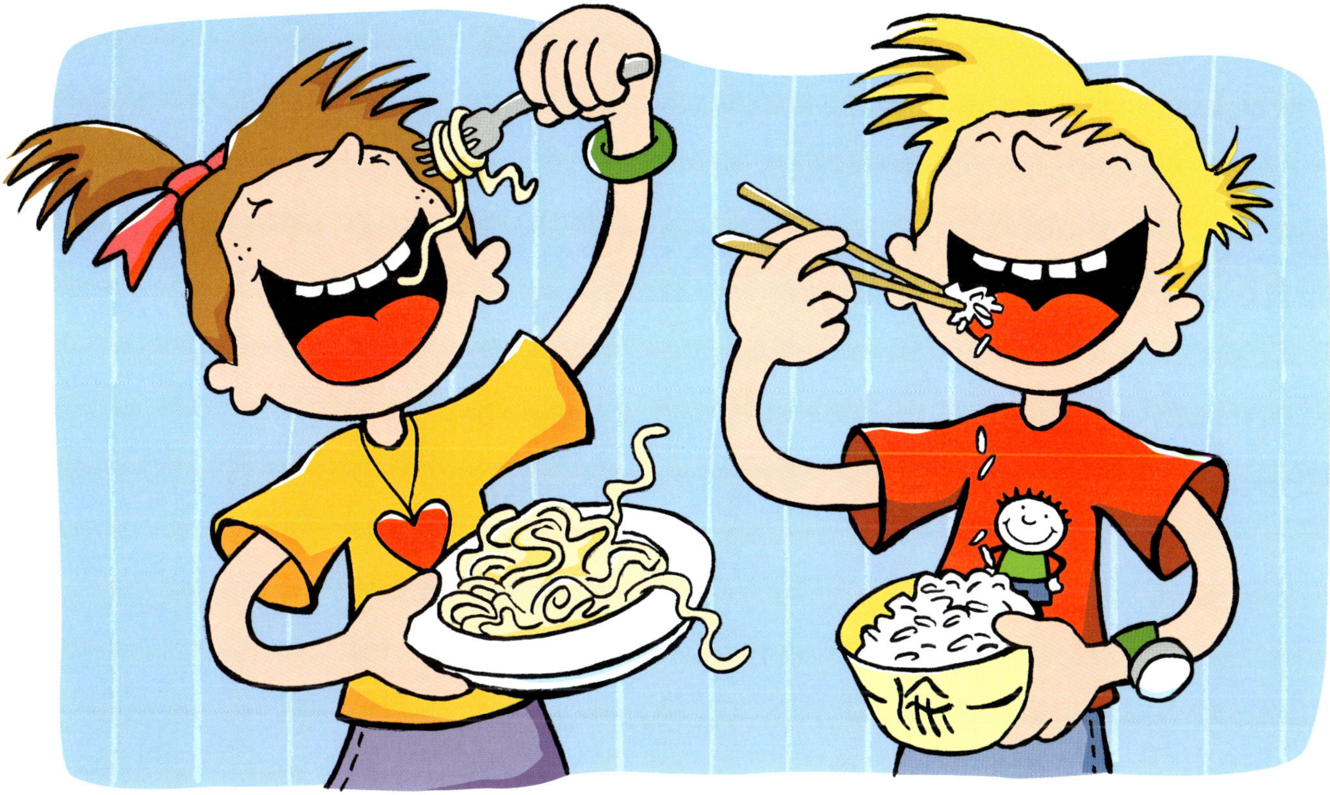

Mjam, mjam! Nudeln und Reis – schmecken lecker und liefern dir außerdem wichtige Energie für Sport und Spiel!

Nudeln

Ob Spaghetti, Fussili oder Makkaroni – diese typisch italienische Pasta ist aus Hartweizengrieß hergestellt. Grieß ist ein grobes Mehl. Spätzle und Eiernudeln enthalten neben Mehl noch Eier. Egal welche Nudeln du gerne isst, sie geben dir Energie für Sport und Spiel, ohne schwer im Magen zu liegen!

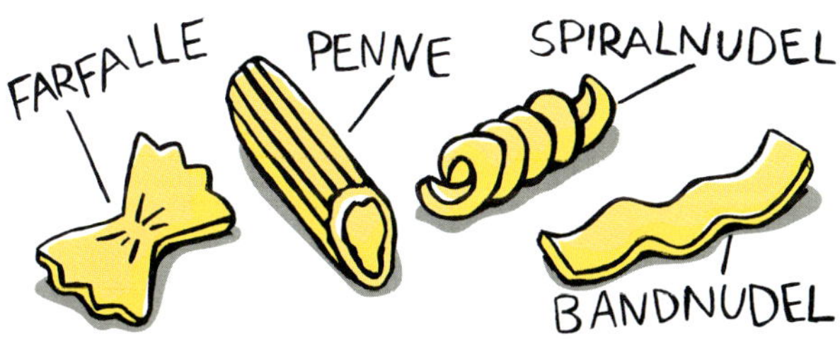

Reis

Es gibt braunen Vollkornreis, bei dem Schale, Keimling und Silberhäutchen noch erhalten sind, und es gibt den weißen Reis, bei dem Schale, Silberhäutchen und Keimling wegpoliert wurden. Dieser weiße Reis ist nicht mehr so wertvoll, da Vitamine und Mineralstoffe in den wegpolierten Schichten sitzen. Allerdings schmeckt er den meisten Leuten gut, und deshalb gibt es ihn bei uns in vielen Sorten. Für den Reis gilt dasselbe wie für die Nudeln – er steckt voller Sport- und Spielenergie, ohne schwer im Bauch zu liegen!

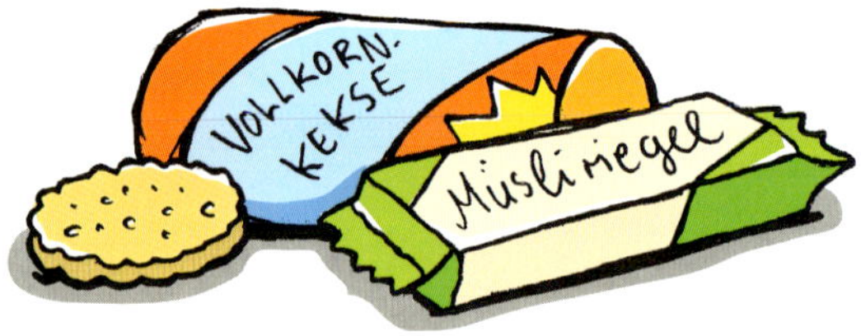

Parboiled Reis
Parboiled ist Englisch und heißt halbgekocht. Es handelt sich um ein spezielles Verfahren, bei dem der Reis in heißem Dampf mit hohem Druck bearbeitet und erst danach poliert wird. Vitamine und Mineralstoffe wandern aus der Schale ins Reiskorn und bleiben auch nach dem Polieren erhalten. Deshalb ist Parboiled Reis eine gute Alternative zu Vollkornreis.

Milchreis
Die einen sagen „iihh“, die anderen sagen „aahh“. Am Milchreis scheiden sich die Geister, wie so oft beim Essen. Jedenfalls handelt es sich um eine Rundkornsorte, die beim Kochen in Milch weich und klebrig wird und die man anschließend mit Kompott oder Kirschen, sowie mit Zimt und Zucker isst.

Popcorn
Es gibt Menschen, die glauben, Popcorn wächst an Popcornbäumen! Nein, nein, du weißt ja schon, dass Popcorn – wie der Name schon sagt – aus Mais hergestellt wird (Englisch: corn = Mais), der im heißen Öl poppt. Probier es selber aus: Du brauchst nur Popcornmais, zwei Esslöffel Öl und einen großen Topf mit Deckel. Erhitze das Ganze im Topf. Gib die Maiskörner hinein, aber nur so viele, dass der Boden gerade bedeckt ist. Sobald das erste Maiskorn springt, lege schnell den Deckel auf den Topf, denn die anderen folgen jetzt schnell hintereinander. Schalte dabei den Herd ab, damit der Mais nicht verbrennt. Das fertige Popcorn kannst du mit Puderzucker bestäuben oder aber auch salzen – wie es dir am besten schmeckt.

Cornflakes
Cornflakes gibt es heute in zahlreichen Varianten in bunten Packungen mit viel Drumherum. Die eigentlichen Cornflakes aber sind aus Mais hergestellt und das geht so:
Vor der Verarbeitung durchläuft der Mais einen besonderen Vorbereitungsprozess. Durch Wasser und Dampf wird die Schale vom Maiskorn entfernt. Dann wird das Korn aufgebrochen und der in jedem Maiskorn eingebettete Keim ebenfalls abgetrennt. Diese verkleinerten Maiskörner werden Grits genannt.
Die Grits werden gekocht, gewalzt – wodurch die Flockenform entsteht – und anschließend getoastet – und fertig sind die Cornkflakes.

Haferflocken
Zunächst werden die Haferkörner getrocknet und gedämpft. Dabei werden sie leicht, bekömmlich und zart. Dann werden diese Flocken zwischen Walzen gequetscht und es entstehen leckere Haferflocken. Wenn du sie in Milch kochst, bekommst du einen kräftigenden Haferbrei – pure Energie für lange Schultage! Aber auch im Müsli haben sie die gleiche Wirkung.

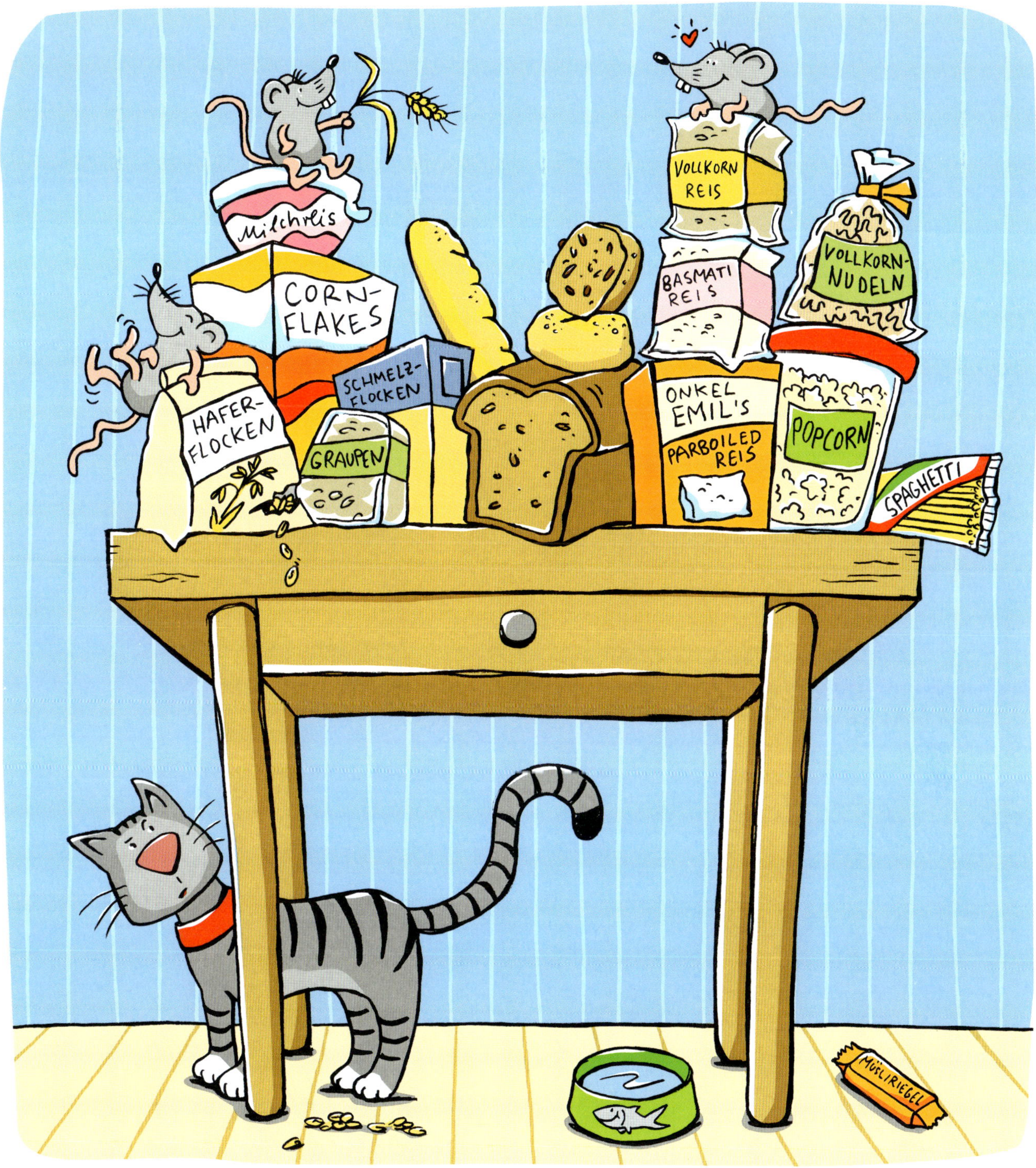

So viele Lebensmittel werden aus Getreide hergestellt – hast du sie alle schon mal probiert?

Tipp für Frühstücksmuffel – Kraft-Saft

Wenn du morgens noch keinen Hunger hast und es dir viel zu anstrengend ist, schon ein Müsli zu kauen, dann sind Schmelzflocken im Saft eine tolle Idee für dich. Die Schmelzflocken sind nämlich aus gemahlenem Hafer gemacht und enthalten damit die gleiche Energie wie Müsliflocken. Rühre einfach zwei Esslöffel in ein Glas Orangensaft und fertig ist dein Kraft-Saft.

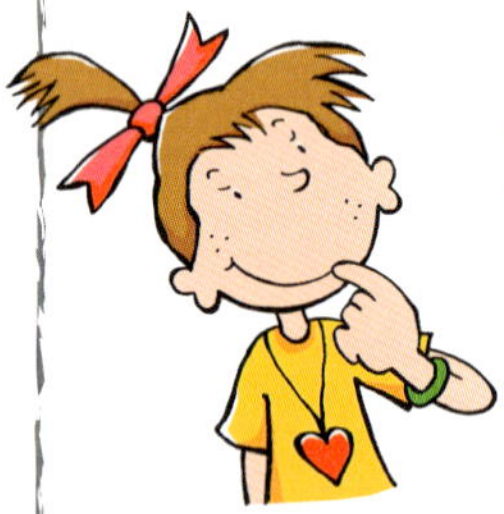

In der Werbung wird immer von Cerealien gesprochen. Was ist das eigentlich?

Das ist nur ein anderer Name für Getreideprodukte aus Mais, Weizen, Reis und Hafer. Er stammt von der römischen Göttin Ceres, zu der das römische Volk in früheren Zeiten für eine gute Ernte betete.

Tipp: Getreidekörner kann man nicht nur essen, sondern auch als wärmende Kissen kaufen. Mit Getreidekörnern gefüllte Kissen werden im Backofen oder in der Mikrowelle kurz erhitzt und geben dann eine lang anhaltende, angenehme Wärme ab – super bei kalten Füßen im Bett zum Beispiel!

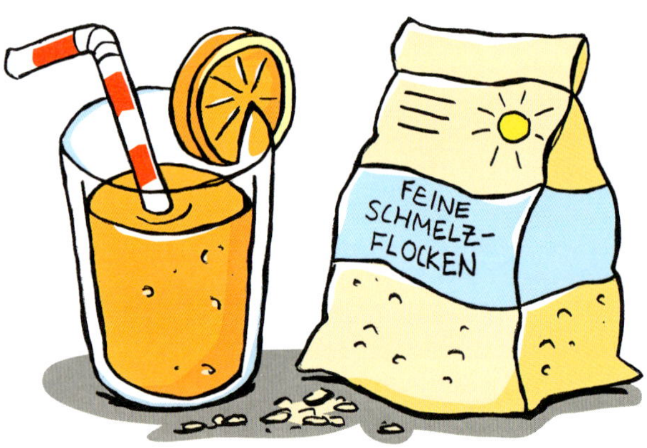

Graupen

Das sind geschälte und polierte Gerstenkörner. Sie werden in Suppen oder Eintöpfen verwendet und schmecken dann ein bisschen wie ganz kleine Nudeln.

Maiskeimöl und Weizenkeimöl

Aus Getreide wird auch Öl gewonnen. Das Öl befindet sich im Keimling des Getreidekorns. Es ist ein sehr gesundes Öl, da es lebenswichtige Fettsäuren enthält. Die braucht der Körper zum Aufbau von Zellen und für einen gleichmäßigen Blutfluss. Auch die Vitamine im Pflanzenöl sind sehr wertvoll. Beispielsweise Vitamin E, das der Körper für eine gesunde Haut und auch zur Abwehr von schädlichen Stoffen benötigt.

Fett und Öl – die pure Energiereserve!

Fette enthalten doppelt so viel Energie wie Eiweiß oder Stärke und Zucker. Diese Energie wird – wenn nicht unbedingt gebraucht – direkt als Reserve angelegt. Wer zu viel Fett isst, der schleppt es anschließend mit sich herum, denn der Körper baut sich gerne Energiespeicher auf, die dann am Bauch oder auf den Hüften sitzen. Das ist nicht nur lästig, sondern auch ungesund. Den Speck wird man nur mit viel Bewegung wieder los, denn dann muss der Körper Energie aus seinen Speichern holen, damit du schnell laufen oder hoch springen kannst.

Mach-Labor

Forschertipps für schlaue Kids

1. Experiment
Brot süß kauen
Zeitaufwand: ein paar Minuten

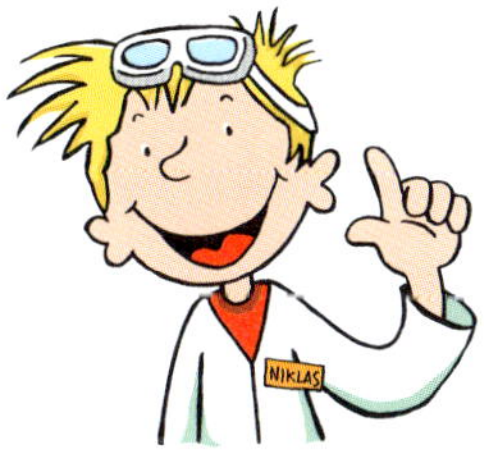

Für dieses Experiment brauchst du nur eine Scheibe Weißbrot!

Versuchsverlauf

- Nimm einen Bissen Brot in den Mund und kaue darauf herum, bis es durch und durch eingespeichelt ist.
- Kaue nun noch ein Weilchen weiter und achte ganz genau darauf, wie sich der Geschmack verändert.

Genauer betrachtet

Nach und nach schmeckt das Brot immer süßer. Diese Süße schmeckt man erst nach langem Kauen. Aber woher kommt der süße Geschmack? Es handelt sich um Zucker. Der wird von den Spaltwerkzeugen im Speichel, den so genannten Enzymen, aus der Stärke abgespalten. Das Mehl im Brot besteht nämlich zum größten Teil aus Stärke und die wiederum ist aufgebaut aus vielen Zuckerketten. Im Mund können die Endstücke der Zuckerketten einzeln abgetrennt werden – von den Enzymen – und schon entsteht Zucker, der jetzt süß schmeckt. Dieser Vorgang ist der erste Schritt der Verdauung, die in Magen und Darm mit vielen anderen Enzymen fortgesetzt wird.

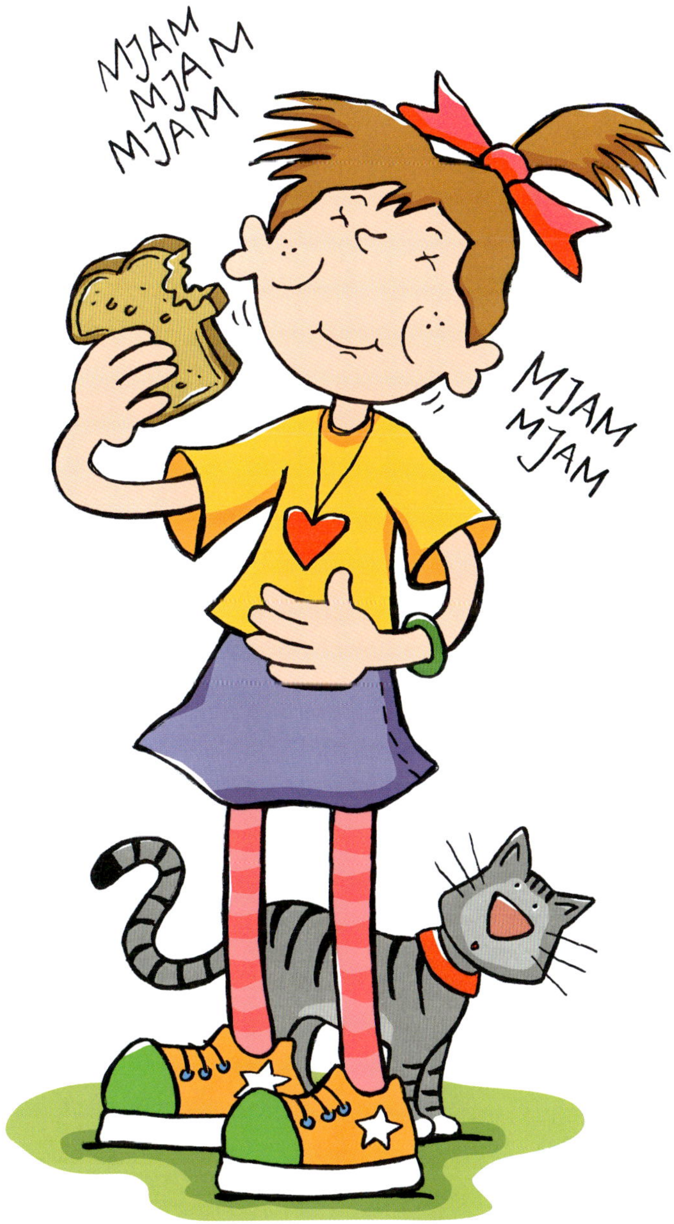

2. Experiment

Brot richtig lagern

Zeitaufwand:	ein paar Minuten
Beobachtungs-zeitraum:	5-7 Tage

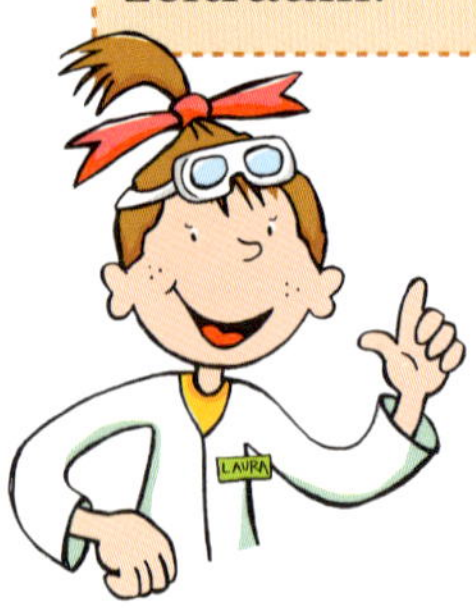

Stelle die folgenden Dinge bereit, die du für dein Experiment brauchst:

- 2 Scheiben Brot
- 1 Gefrierbeutel
- 1 Teller

Versuchsverlauf

- Lege eine Scheibe Brot in den Gefrierbeutel, gib ein paar Tropfen Wasser dazu und verschließe den Beutel fest.
- Lege den verschlossenen Beutel an einen warmen Ort.
- Lege die zweite Scheibe Brot auf einen Teller und lasse sie an einem warmen trockenen Ort stehen.

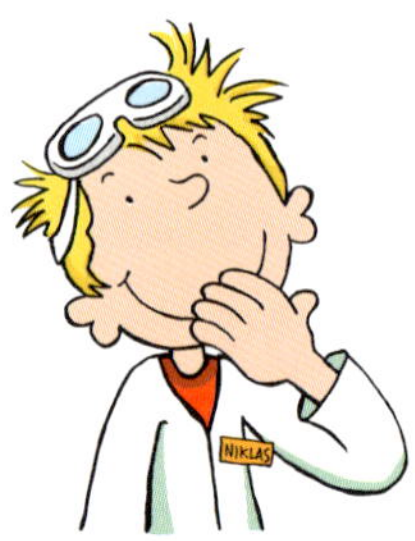

Beobachte nun täglich, was mit den beiden Scheiben passiert. Nach kurzer Zeit wird die Scheibe, die auf dem Teller liegt, hart und ausgetrocknet sein.

Die Scheibe in dem Gefrierbeutel wird nach einigen Tagen schimmeln.

Genauer betrachtet

Brot kann nicht lange gelagert werden, da es dann entweder schimmelt oder vertrocknet. Wichtig ist jedoch, dass man es richtig lagert, nämlich luftig und nicht zu warm in einem geschlossenen (nicht luftdichten) Behälter. In dem feucht-warmen Gefrierbeutel fängt das Brot an zu schimmeln. Die Schimmelsporen sind unsichtbar, da sie so klein sind. Sie sind jedoch überall vorhanden. Sobald sie eine nahrhafte, warmfeuchte Stelle finden, können sie sich prima vermehren. In trockener Luft jedoch fühlen sie sich nicht wohl und können deswegen auf der offen stehenden Schnitte nicht Fuß fassen.

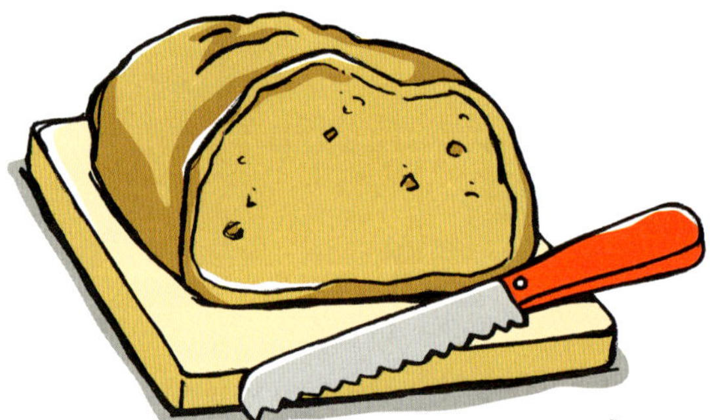

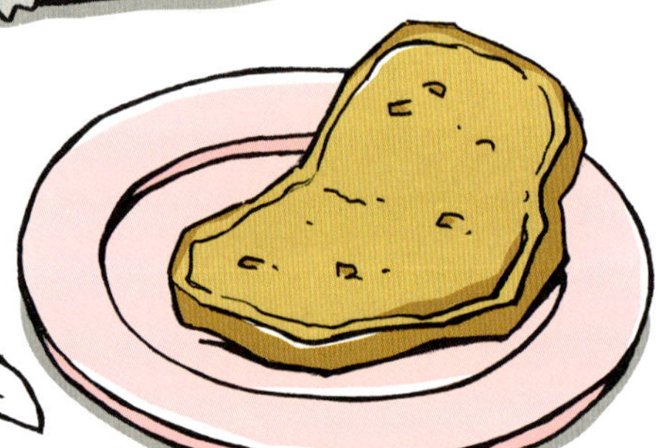

Brot auf dem Teller: hart und ausgetrocknet.

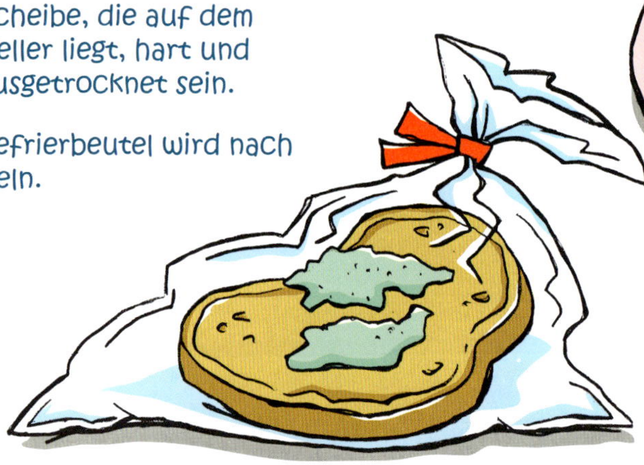

Scheibe im Gefrierbeutel: schimmelig. Igitt!

3. Experiment

Keimlinge züchten

Zeitaufwand:	ein paar Minuten
Beobachtungszeitraum:	4-7 Tage

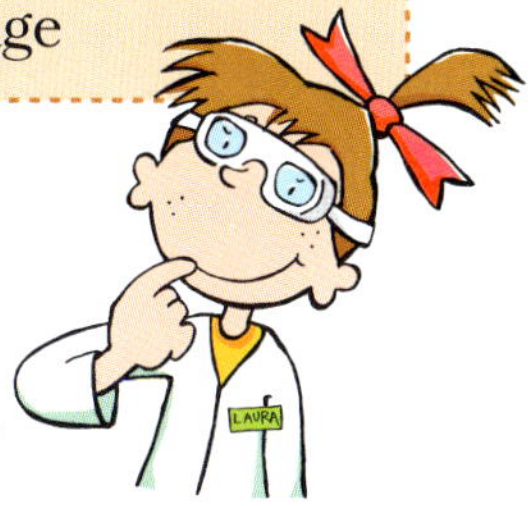

Stelle die folgenden Dinge bereit, die du für dein Experiment brauchst:

- 1 Packung Weizenkörner
- 1 Einmachglas
- etwas Stoff mit Gummiring als Deckel
- 1 Sieb

Versuchsverlauf

- Fülle ca. zwei Esslöffel Weizenkörner oder so viele, dass der Boden des Glases gerade bedeckt ist, in das Einmachglas.
- Fülle handwarmes Wasser dazu und lasse die Kerne zwölf Stunden einweichen.
- Spüle nun die Kerne durch das Sieb mit Wasser ab und gib sie anschließend wieder in das Einmachglas zurück.
- Schließe die Öffnung mit einem Tuch, das du mit dem Gummi befestigst.
- Stelle das Glas nun kopfüber und schräg an einem warmen Ort auf, damit überflüssiges Wasser abfließen kann und durch das Tuch Luft ins Glas gelangt.
- Jetzt heißt es wieder abwarten bis zum nächsten Tag.
- Wahrscheinlich hat sich nach einem Tag noch nicht viel getan und du musst die Körner nochmals abspülen und wieder ins Glas legen.

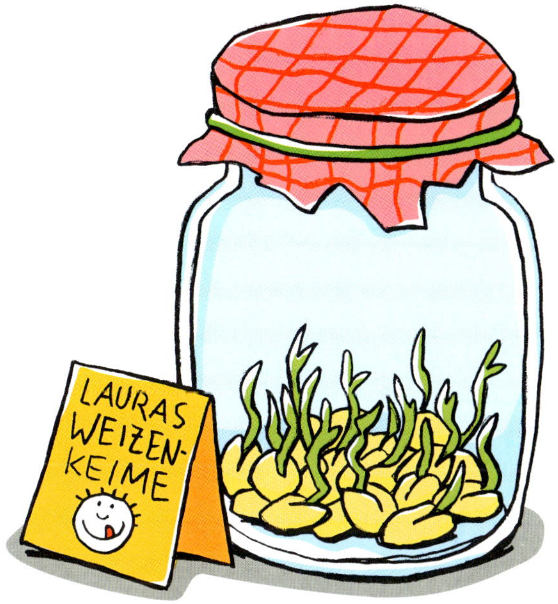

- Nach etwa zwei bis drei Tagen sprießen die Keimlinge aus den Körnen.
- Wenn die Sprossen gerade mal so lang sind wie das ursprüngliche Korn, schmecken sie gut auf dem Butterbrot, zu Frischkäse oder Pfannengerichten.

Genauer betrachtet

Was sich während des Keimens im Inneren der winzigen Körnchen tut, lässt sich von außen nur schwer erahnen. Wasser, Zimmerwärme, Sauerstoff und Licht wecken die im Korn gespeicherten Vorräte für das Pflanzenwachstum aus einer Art Winterschlaf. Stärke wird in Zuckerbausteine zerlegt, Eiweiß in die Bausteine, die man Aminosäuren nennt, gespalten. Fette werden abgebaut, um Energie fürs Wachsen zu bekommen. Die Menge an Vitaminen, Ballast- und Mineralstoffen wächst beträchtlich. Die so gezüchteten Keimlinge sind also rundum gesund.

4. Experiment

Duftöl selber machen

Zeitaufwand: 10 Minuten

Beobachtungszeitraum: 1 Tag

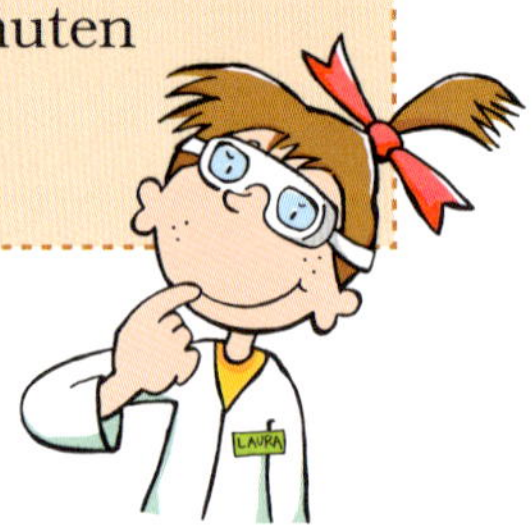

- 1 unbehandelte Zitrone oder Orange
- 3 EL Speiseöl (z. B. Weizenkeimöl)
- 1 Messer
- 1 Küchenmörser, falls vorhanden
- 1 Fläschchen zum Aufbewahren des Öls

Versuchsverlauf

- Zuerst muss die Schale von der Zitrone oder Orange abgeschält werden.
- Zerschneide die Schale in möglichst kleine Stücke.
- Die Stücke gibst du in ein kleines Schälchen und gießt das Öl darüber.
- Nun versuchst du, möglichst viel Aromaöl aus den Schalen zu pressen. Das geht am besten mit einem Küchenmörser. Ansonsten nimmst du einen kleinen Löffel oder ein Messer.
- Jetzt muss das Öl noch über Nacht Zeit haben die Aromastoffe aufzunehmen.
- Am besten deckst du die Schale dazu mit einem Tuch ab.
- Nun kannst du das Zitronen- oder Orangenöl in ein kleines Fläschchen gießen und so oft du möchtest daran schnuppern.
- Du kannst auch ein paar saubere Steine in eine Schale in dein Zimmer stellen und diese immer wieder mit einigen Tropfen beträufeln, so erhältst du einen frischen Zimmerduft.

Genauer betrachtet

Viele Duftstoffe in Zitronen- oder Orangenschalen befinden sich in den ätherischen Ölen. Diese duftenden ätherischen Öle aus den Schalen lösen sich in Öl und können dort festgehalten werden.

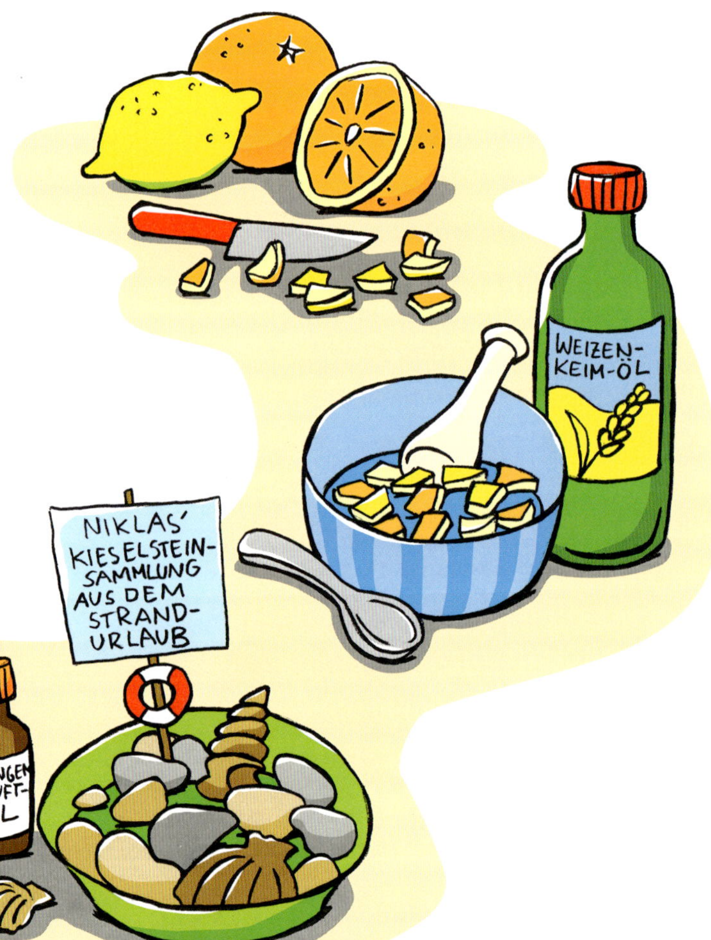

Rezeptecke

Kraft-Weck-Müsli

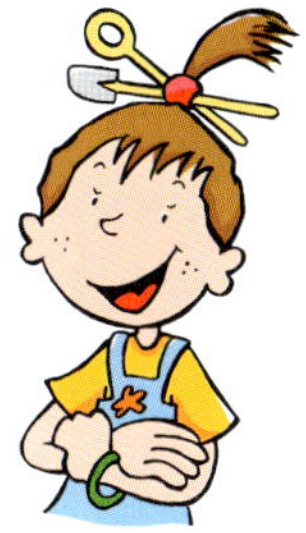

Für jeden, der seine Kräfte wecken will, braucht man:

- 3 EL Körnermischung (z. B. 5-Korn-Mischung oder auch nur kernige Haferflocken)
- 2 EL Haferflex oder Cornflakes
- 1 EL Mandelstifte oder gehackte Walnüsse
- 1 EL Rosinen
- 2 EL Heidelbeeren oder Himbeeren
- 2 EL Joghurt
- Honig zum Süßen
- etwas Milch nach Geschmack

• Mische die Zutaten.
• Gib eventuell etwas Milch dazu.
• Lasse die Mischung vor dem Essen noch einige Minuten ziehen.

Wenn du herausgefunden hast, welche Mischung dir am besten schmeckt, dann mix dir deine eigene Müslimischung. Fülle sie in ein Glas mit Schraubverschluss. Aber Achtung, befülle es nur mit trockenen, haltbaren Zutaten. Milch, Früchte, Joghurt und Honig werden erst kurz vor dem Essen hinzugefügt.

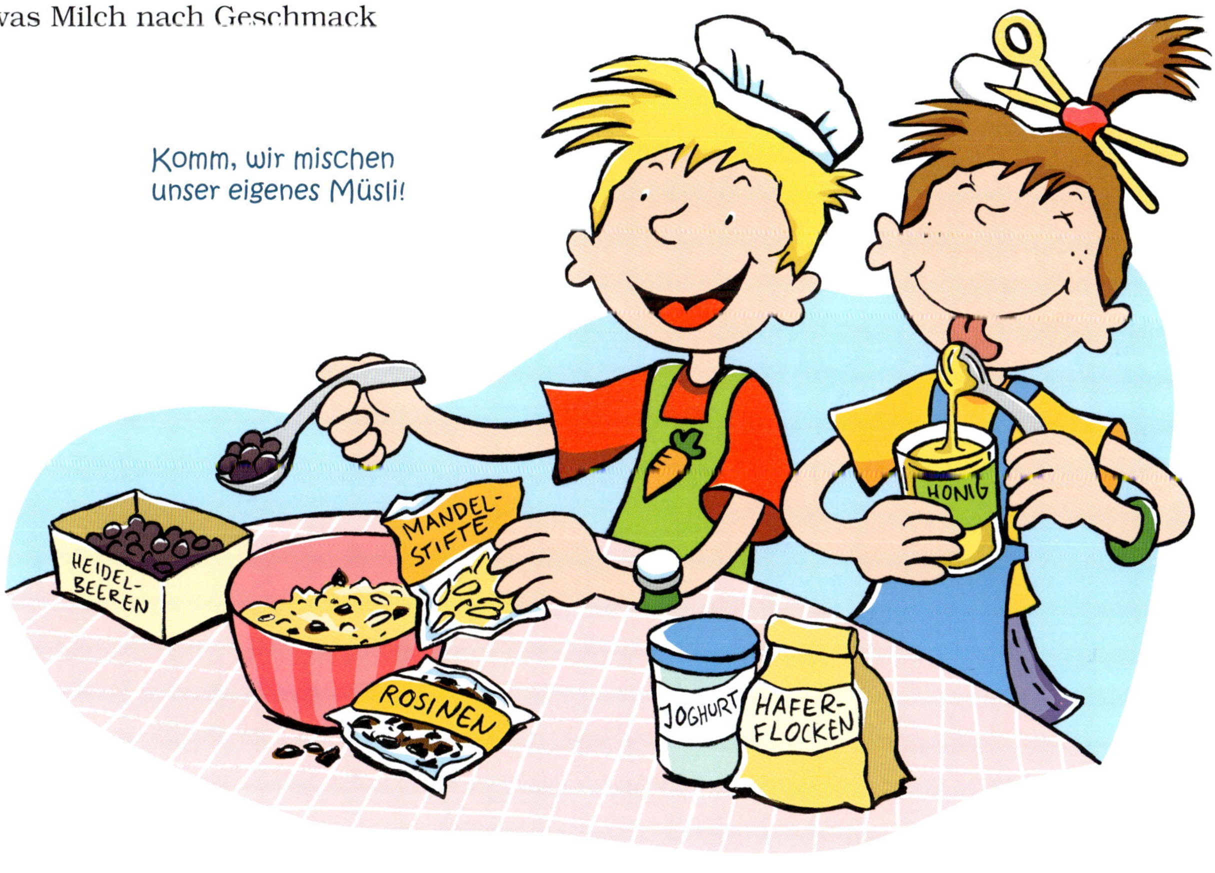

Knuspermüsli-Mischung selbst gemacht

Hier noch ein Rezept für eine superleckere Müslimischung auf Vorrat:

- 200 g kernige Haferflocken
- 6 EL Cornflakes
- 50 g Mandelstifte
- 4 EL flüssiger Honig
- 2 EL Sonnenblumen- oder Keimöl
- evtl. Rosinen

- Heize den Backofen auf 170°C (Ober- und Unterhitze) vor.
- Gib alle Zutaten außer den Rosinen in eine Rührschüssel und mische sie gut.
- Gib die Müslimischung auf ein mit Backpapier ausgelegtes Backblech und verteile sie gleichmäßig.
- Schiebe das Blech auf der zweiten Schiene von unten in den Backofen und lass die Mischung 20 Minuten lang knusprig werden.
- Zwischendurch musst du mindestens zweimal mit einem langstieligen Kochlöffel umrühren, damit der Müslimix von allen Seiten knusprig werden kann.
- Achte darauf, dass der Mix nicht braun wird, er schmeckt am besten, wenn er eine goldene Farbe hat.
- Nach dem Abkühlen kannst du noch die Rosinen hinzufügen und den Mix in eine gut verschließbare Dose füllen.

Mit frischen Früchten, Joghurt oder Milch schmeckt's besonders gut!

Übrigens

Wer morgens vor der Schule Müsli isst, lädt die Energiespeicher für längere Zeit auf. Der langsame Energienachschub aus den Stärkeketten hilft beim Denken bis zur nächsten Frühstückspause.

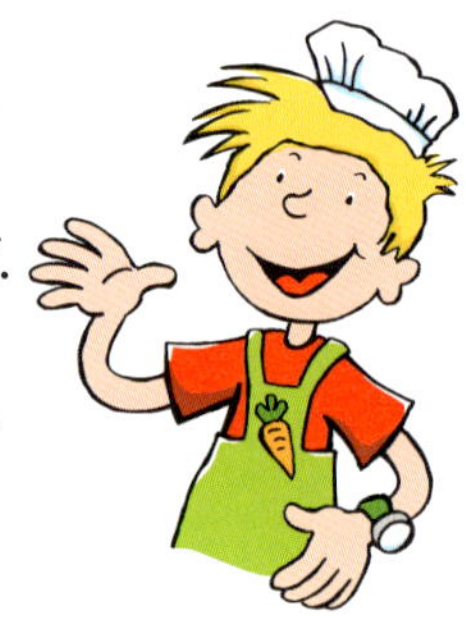

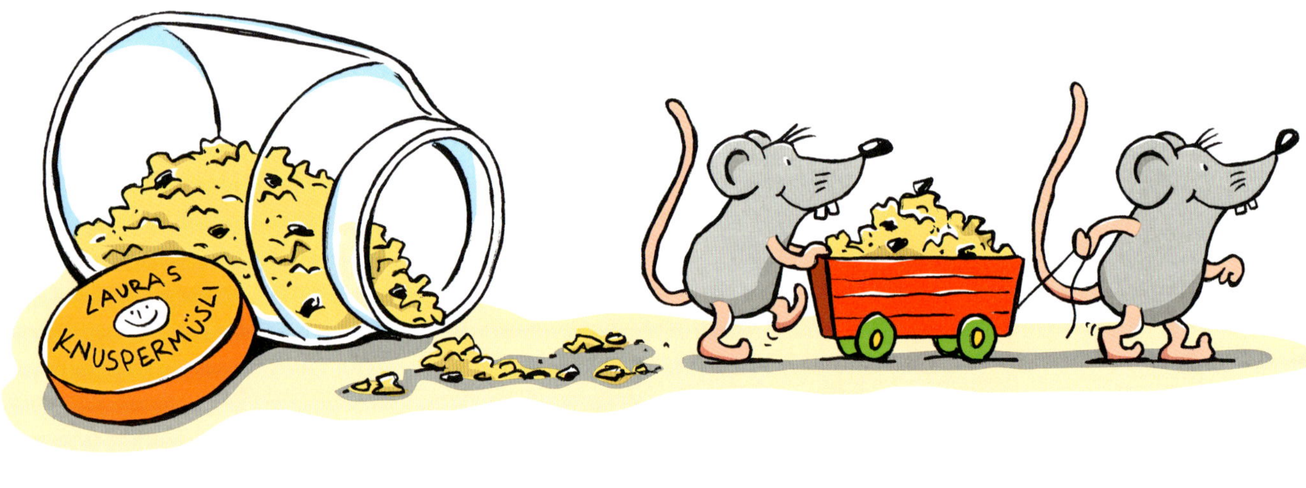

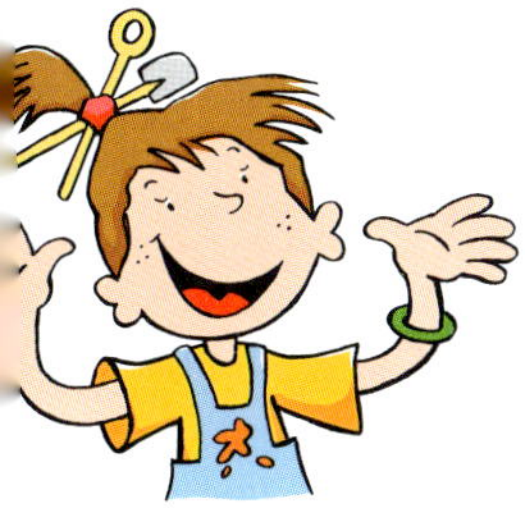

Brot backen

Hast du Lust, dein eigenes Brot zu backen?

Sport- und Spiel-Brot ...

... braucht 10 Minuten Arbeitszeit plus 60 Minuten Ruhezeit und 40 Minuten Backzeit

Für ein kleines Brot brauchst du:
- 375 g Weizenvollkornmehl
- 125 g kernige Haferflocken
- 1 Päckchen Trockenhefe
- 1 TL Jodsalz
- 300 ml lauwarme Buttermilch

So wird's gemacht:
- Vermische Mehl und Hefe sehr sorgfältig miteinander.
- Gib nun die Haferflocken und das Salz dazu und vermische alles gut.
- Die Buttermilch sollte lauwarm sein, wenn du sie auf das Gemisch gießt.
- Jetzt muss der Teig ordentlich durchgeknetet werden. Am besten machst du das mit den Knethaken des Mixers. Das musst du einige Minuten lang durchhalten, damit die Hefe sich gut im Teig verteilt und gleichmäßig arbeiten kann und damit sich das Eiweiß aus dem Mehl zu elastischen Fäden anordnet, die später eine lockere Krume bilden.
- Der Teig muss jetzt 30 Minuten lang gehen, das heißt, er braucht einen warmen Platz, an dem die Hefe in Ruhe das Mehl anknabbern kann.
- Anschließend muss der Teig noch einmal gründlich durchgeknetet werden. Dann ist er so weit, dass du daraus einen Brotlaib formen kannst, den du auf das mit Backpapier ausgelegte Backblech legst.
- An der Oberfläche wird der Teig gitterförmig mit einem Messer eingeritzt.
- Bevor du das Brot nun in den Ofen schiebst, lässt du es nochmal 30 Minuten ruhen.
- Während der Teigruhe kannst du den Backofen schon mal auf 220°C vorheizen und eine Schüssel mit 250 ml kaltem Wasser in den Backofen schieben. Achte darauf, dass die Schüssel hitzebeständig ist.
- Schiebe das Blech auf die mittlere Schiene und lasse das Brot ca. 20 Minuten backen.
- Jetzt schaltest du die Temperatur auf 200°C und lässt das Brot weitere 20 Minuten backen.

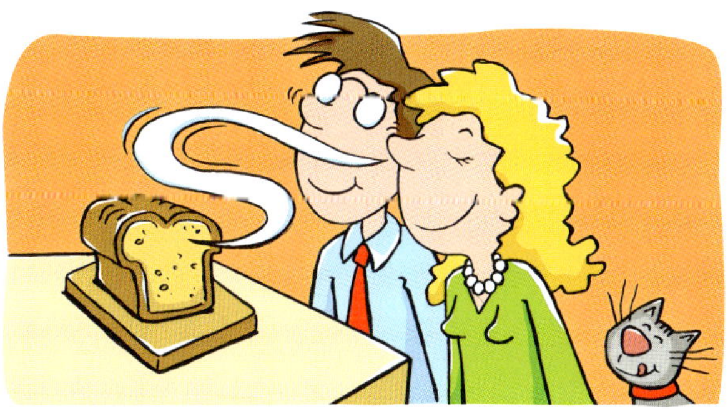

Du wirst sehen, die ganze Mühe lohnt sich, da das selbst gebackene Brot einen köstlichen Duft im ganzen Haus verströmt.

Übrigens

Wenn du dieses Vollkornbrot als Pausensnack isst, dann liefert es kontinuierlich Stärkeenergie für dein Gehirn und deine Muskeln.

Apfelpfannkuchen backen

Das brauchst du für 4 Pfannkuchen:
- 1 Apfel
- 120 g Mehl
- 2 Eier
- 200 ml Milch
- 1 Prise Salz
- etwas Zucker
- nach Geschmack Zimtzucker

So wird´s gemacht:
- Gib die Eier in eine Schüssel und verquirle sie mit dem Mixer.
- Gib Mehl, Milch und eine Prise Salz dazu und verquirle das Ganze erneut mit dem Mixer bis ein glatter Teig ohne Klümpchen entsteht.
- Jetzt solltest du dem Mehl 10 Minuten Ruhe gönnen, dann kann es quellen und der Pfannkuchen wird schön locker.
- In der Zwischenzeit kannst du den Apfel waschen, schälen, vierteln und die Kerne entfernen.
- Schneide ihn dann in dünne Spalten.
- Gib nun ein Stück Butter in eine beschichtete Pfanne und lasse es auf mittlerer Stufe heiß werden.
- Gib einige Apfelspalten in die Butter und bestreue sie mit etwas Zucker, lass sie eine Minute lang braten.
- Gib mit einer Schöpfkelle Teig in die Pfanne, aber nur so viel, dass die Ränder Platz haben, sich langsam bis an den Pfannenrand auszubreiten.
- Nach ca. vier Minuten musst du den Pfannkuchen umdrehen. Das geht am besten mit einem Pfannenwender oder einem flachen Deckel, auf den du den Pfannkuchen gleiten lässt.
- Dann wird er mit Schwung wieder in die Pfanne bugsiert, so dass nun die andere Seite unten ist.
- Nun dauert es nochmals ungefähr drei Minuten, bis dein Pfannkuchen köstlich goldgelb gebacken ist.
- Bestreue ihn nach Geschmack mit Zimtzucker.

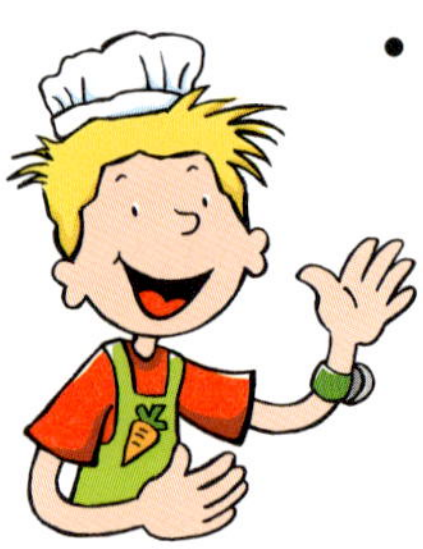

Pfannkuchen backen macht Spaß!

Die fertigen Pfannkuchen kannst du zwischen zwei Tellern im Backofen bei 60°C prima warm halten.

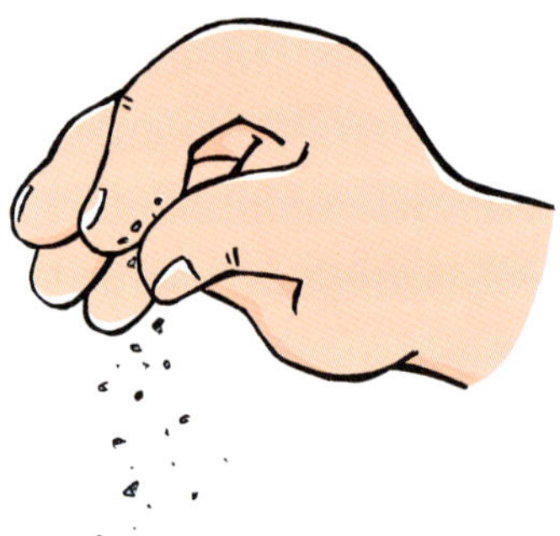

Übrigens

Was ist eine Prise?

Eine Prise ist die Menge, die du zwischen Daumen und Zeigefinger halten kannst. Eine Prise Salz ist eine sehr kleine Menge, die den Teig nicht salzig macht, sondern nur den Geschmack abrundet.

Fleisch und Geflügel

Fleisch und Geflügel – für Wachstum und Muskeln

Wissensecke

Wissen für Klugscheißer

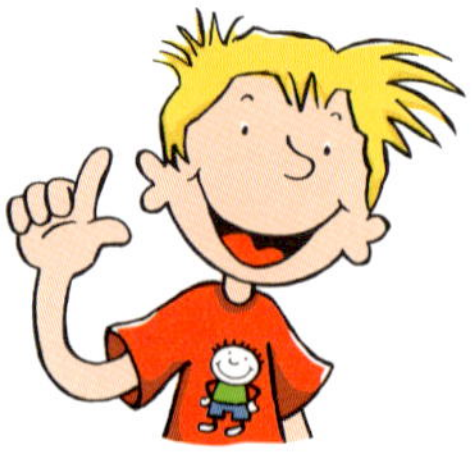

Weißt du eigentlich, warum man eine Schweinshaxe „Eisbein“ nennt?

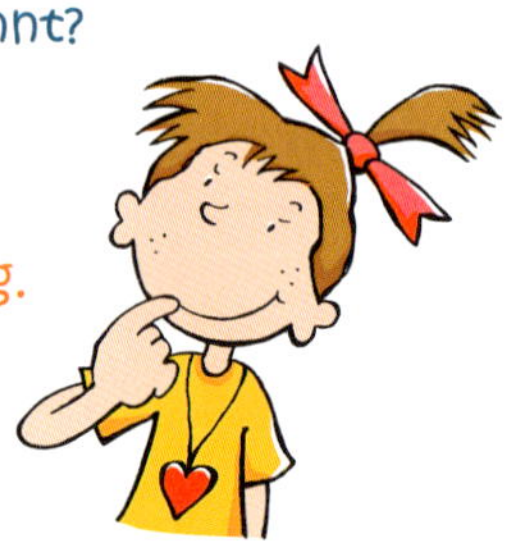

Ich habe keine Ahnung.

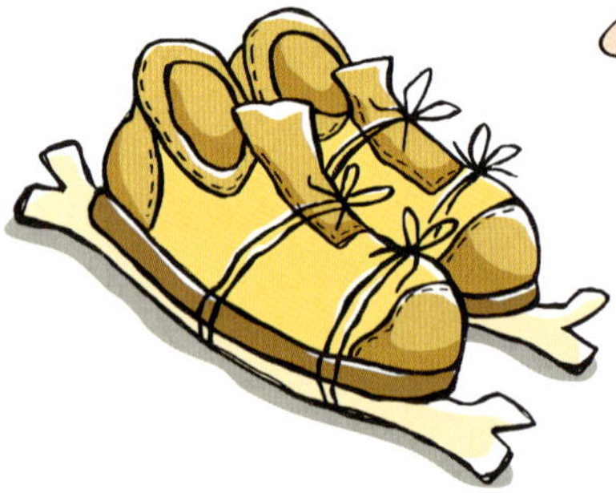

Weil man den Knochen aus der Schweinshaxe früher unter die Schuhe band und darauf Schlittschuh fuhr.

Massage und Bier für Rinder?

Ja, das gibt es wirklich. Die japanischen Kobe-Rinder werden bis zu zwei Stunden am Tag von ihren Besitzern massiert. Dabei entwickelt sich eine ganz feine leckere Fettschicht auf dem Muskelfleisch. Außerdem werden sie mit Getreide-Kartoffelfutter verwöhnt und bekommen dazu noch ein Bier, damit sie mehr Appetit haben. So viel Luxus ist natürlich teuer und deshalb kostet ein Kilogramm Kobe Rind bei uns ungefähr zweihundert Euro.

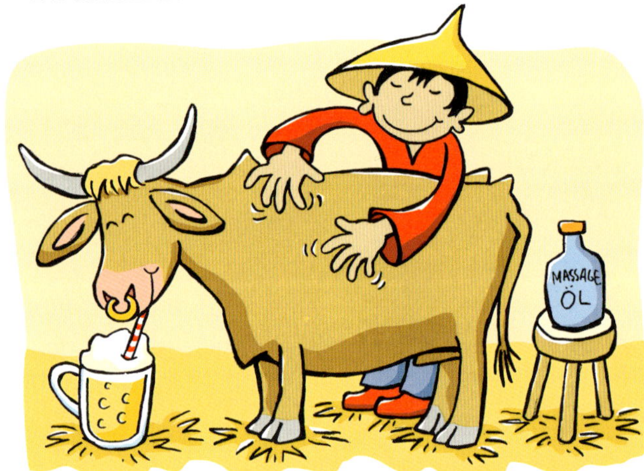

Kuriose Spezialitäten aus anderen Ländern

In **China** verspeist man Hunde und Katzen und in manchen Regionen auch gerne Affenhirn.
In **Kambodscha** isst man gegrillte oder gekochte Vogelspinnen.
In **Südafrika** lässt man sich Maden schmecken.
In **Deutschland** gibt´s Ochsenschwanz und Zungenwurst.
In der **Türkei** werden gerne die Eingeweide der Kühe, also Magen, Darm und Innereien, zu einem Eintopf verarbeitet.
In **Indonesien** gibt es Kükenembryonen.

Warum heißen Wiener Würstchen in Wien Frankfurter Würstchen?

Weil sie eigentlich aus Frankfurt kommen. Dort nämlich erfand sie der Metzgerlehrling Johann Georg Lahner. Mit seinem Rezept ging er nach Wien und verkaufte dort fortan seine Frankfurter Würstchen als Wiener Würstchen. Dies brachte ihm großen Erfolg. Während man in Wien aber immer noch Frankfurter Würstchen isst, fragt man überall sonst nach Wiener Würstchen.

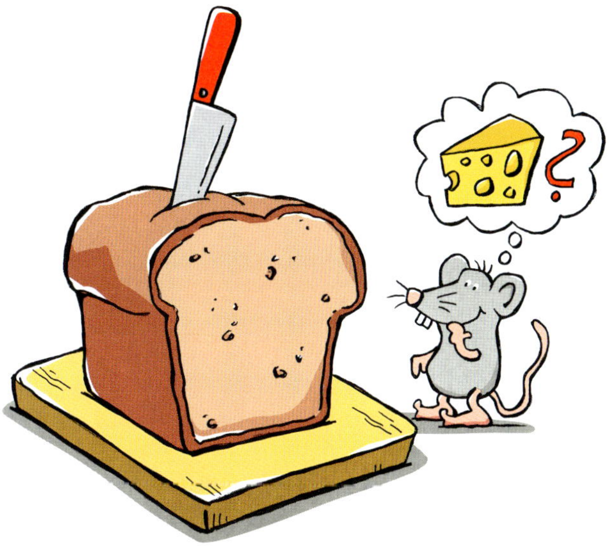

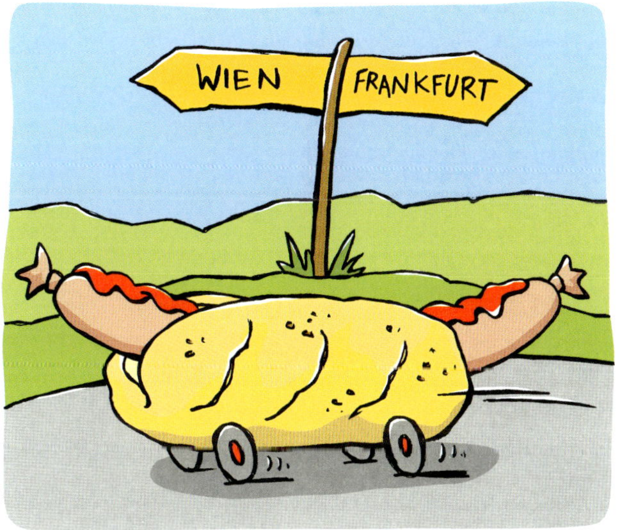

Woher hat der Hamburger seinen Namen?

Er kommt tatsächlich aus Hamburg, zumindest die Idee, das Fleisch in dieser Form zu braten. In Amerika bekam der Hamburger dann noch die Brothülle und wurde auf der Weltausstellung 1904 in St. Louis als „Hamburg" vorgestellt. Später wurde das Rezept noch mit Gürkchen, Senf und Ketchup verfeinert und dem Hamburg das „er" hinzugefügt.

Ist in Fleischkäse Käse drin?

Im Fleischkäse ist kein einziges Gramm Käse enthalten. Gemacht wird Fleischkäse aus fein zerkleinerter Brühwurstmasse mit verschiedenen Gewürzen. Diese Masse wird in einer Form zu einem Laib gebacken. Die Backform wurde früher Kasserolle genannt. Daraus hat sich dann der Begriff Fleisch aus der Kasserolle, also „Fleischkas" und später dann Fleischkäse, ergeben.

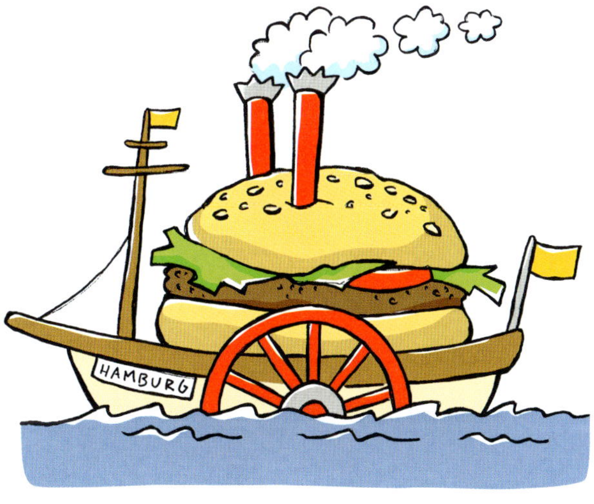

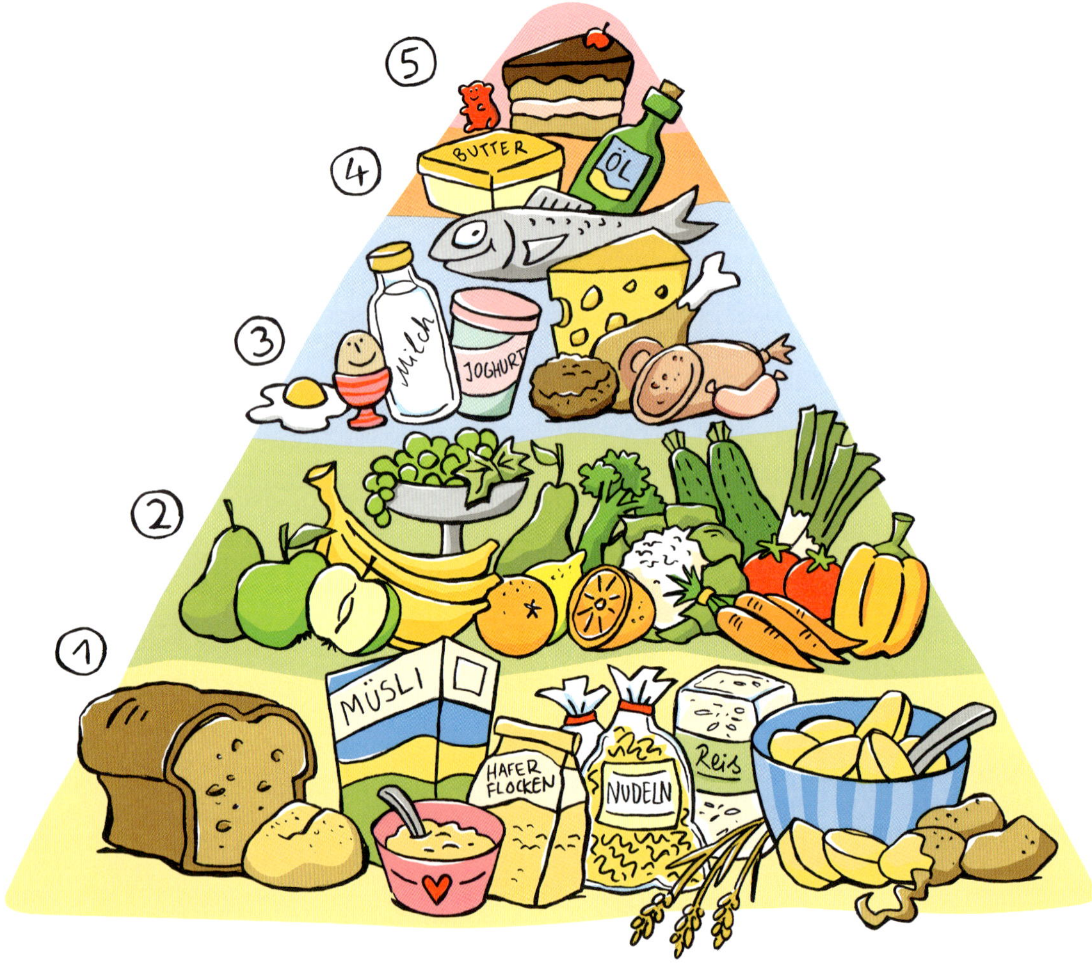

Dies ist die **Ernährungspyramide**. Sie zeigt dir, wie viel du von den verschiedenen Lebensmitteln essen solltest, um fit zu bleiben.

In der ersten Etage befinden sich die Getreideprodukte und Kartoffeln, von denen du eine ganze Menge jeden Tag essen solltest. Sie liefern die Energie für sämtliche Kraft, die du brauchst. Stärke aus Getreide und Kartoffeln ist das Benzin für deinen Körper.

In der zweiten Etage siehst du die bunte Vielfalt von Obst und Gemüse. Auch da solltest du richtig zulangen und dich satt essen. Hier geht es nicht um Energie, sondern um Vitamine und bioaktive Substanzen. Diese Wirkstoffe sorgen für reibungslose Abläufe in deinem Körper und helfen dem Immunsystem.

In der dritten Etage siehst du Milch, Milchprodukte, Fleisch, Fisch und Eier. Diese Lebensmittel sind sehr wichtig, liefern aber auch viel Fett. Das ist der Grund, warum sie nur in kleinen Mengen gegessen werden sollten. Außerdem kannst du darauf achten, fettarme Sorten auszuwählen.

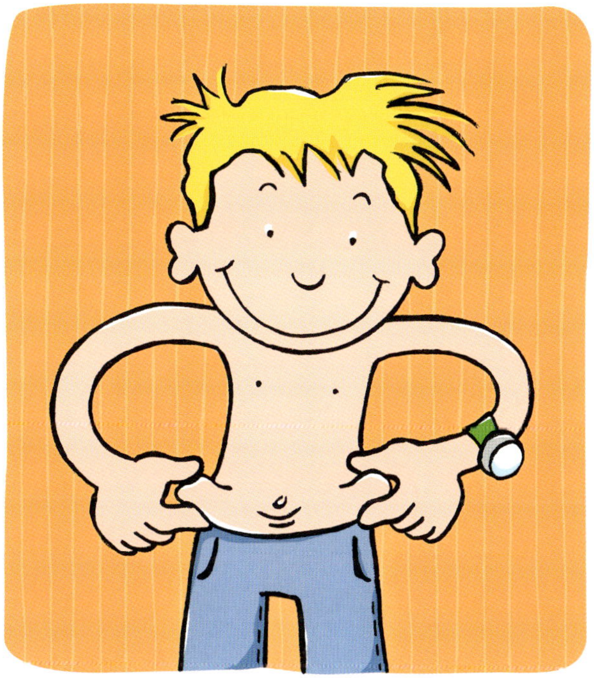

In der vierten Etage siehst du Fette und Öle. Auch die brauchst du, denn ganz ohne Fett fehlen deinem Körper wichtige Baustoffe. Es enthält lebenswichtige Fettsäuren. Außerdem können so fettlösliche Vitamine in deinen Körper gelangen.

In der fünften Etage siehst du die Süßigkeiten. Diese Lebensmittel sind überhaupt nicht wichtig für den Körper. Für dich allerdings schon? Deshalb darfst du sie auch essen, allerdings nicht zu viel davon, denn das schadet den Zähnen. Außerdem liefern Süßigkeiten sehr viel Ener gie. Wer sich viel bewegt, verbraucht auch viel Energie. Wer mehr isst als er benötigt, legt die Energie in Fettpölsterchen an. Der Körper will damit für schlechte Zeiten vorsorgen.

Wasser und Getränke fehlen in der Ernährungspyramide. Allerdings ist Wasser ein wichtiger Bestandteil in der Ernährung. Nicht nur in Getränken, auch in Obst und Gemüse ist reichlich Wasser enthalten. Zusätzlich solltest du mindestens einen Liter pro Tag trinken.

Wusstest du schon, dass man wochenlang ohne Essen, jedoch nur wenige Tage ohne Wasser überleben kann?

Geh nach dem Essen nicht gleich schwimmen!

Dieser Rat ist wichtig. Wenn das Essen im Magen ankommt, läuft im Körper die Verdauung an. Eine Menge Blut und Energie stehen dann für die Verdauung im Magen bereit. Für Muskeln und Gehirn bleibt weniger übrig. Da dein Körper für das Schwimmen aber auch viel Energie benötigt, könntest du mit vollem Magen sehr schwach werden. Das gleiche gilt natürlich auch, wenn du schwierige Aufgaben lösen oder einen Einhundert-Meter-Lauf auf Zeit machen musst. Kein Problem oder sogar nützlich ist hingegen ein kleiner Energie liefernder Snack wie eine Banane vorm oder beim Sport.

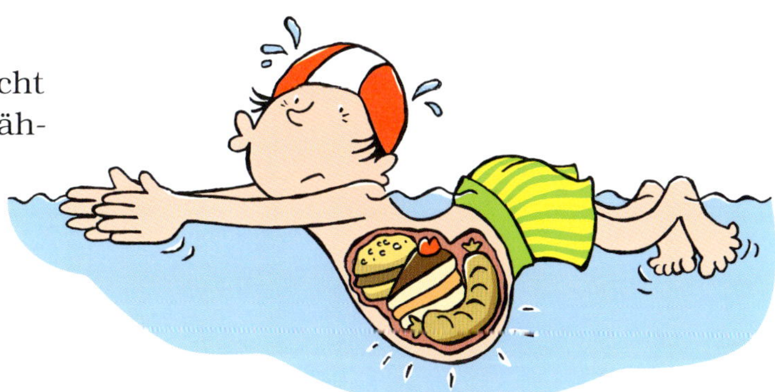

Wieso ist Fleisch ein Stück Lebenskraft?

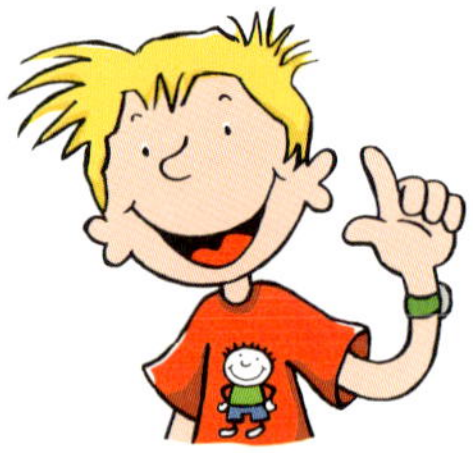

Fleisch enthält wichtige Stoffe wie Eiweiß, Eisen und Zink. Diese lebenswichtigen Stoffe lassen sich aus Fleisch besonders gut verwerten. Deshalb sind kleine Fleischportionen sehr wertvolle Lebensmittel.

Wofür braucht der Körper Eisen?

Eisen ist Bestandteil der roten Blutkörperchen und zuständig für den Sauerstofftransport durch den ganzen Körper. So wird jede einzelne Zelle mit lebenswichtigem Sauerstoff versorgt. Wer zu wenig Eisen hat, ist deswegen ständig müde und blass. Eisen aus Fleisch wird besonders gut verwertet.

Wieso brauchen wir Eiweiß?

Eiweiß, oder auch Protein genannt, kommt überall in deinem Körper vor. In jeder einzelnen Zelle und besonders viel in deinen Muskeln. Um dieses Eiweiß aufzubauen, braucht dein Körper passende Bausteine – die Aminosäuren. Manche Aminosäuren kann sich der Körper selbst bauen und manche holt er sich aus der Nahrung. In einigen Lebensmitteln sind viele Aminosäuren, die der Körper nicht selbst herstellen kann. Diese Lebensmittel liefern hochwertiges Eiweiß. Fleisch gehört dazu.

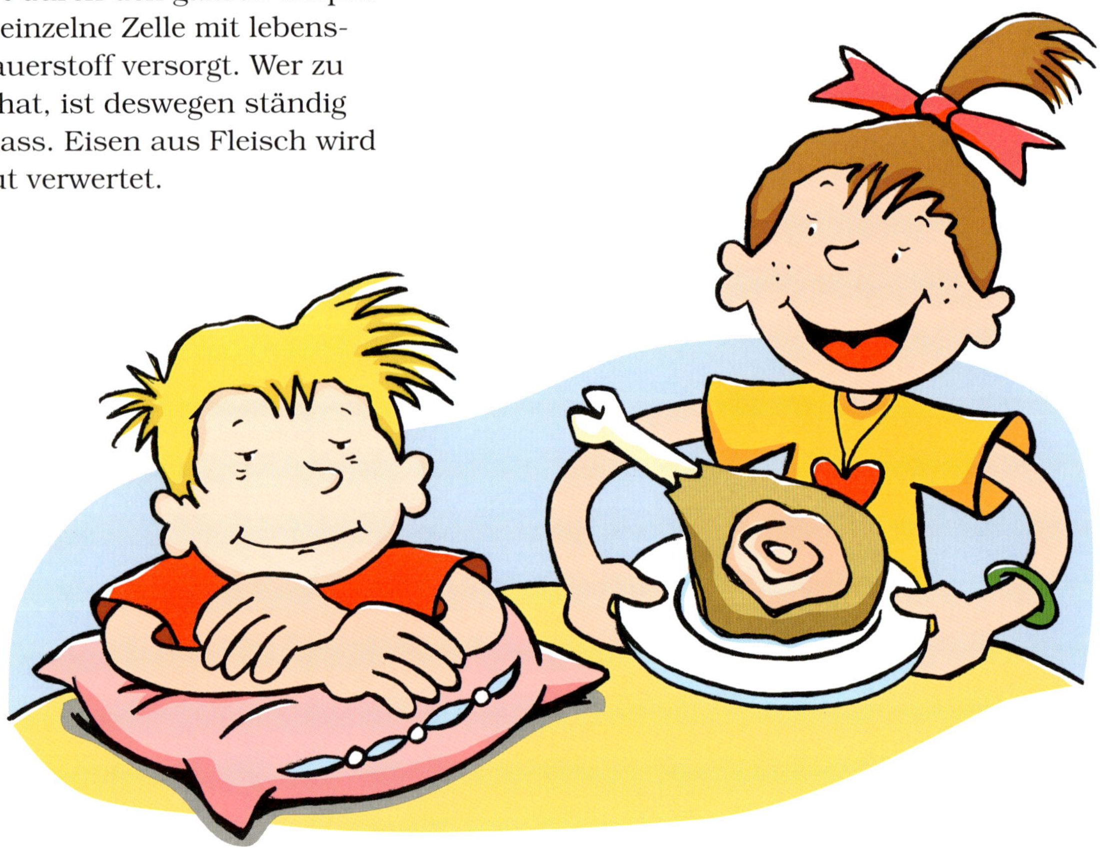

Fleisch enthält Eisen und wer zu wenig Eisen hat, wird schnell müde und wirkt blass.
Ob Niklas sich vielleicht besser mal die Portion Fleisch mit Laura teilen sollte?

Lebensmittel

Ob als knuspriger Braten, saftiges Steak, zartes Geschnetzeltes, deftiger Eintopf, knackiges Würstchen oder feine Frikadelle – beim Fleisch bleiben keine Wünsche offen.

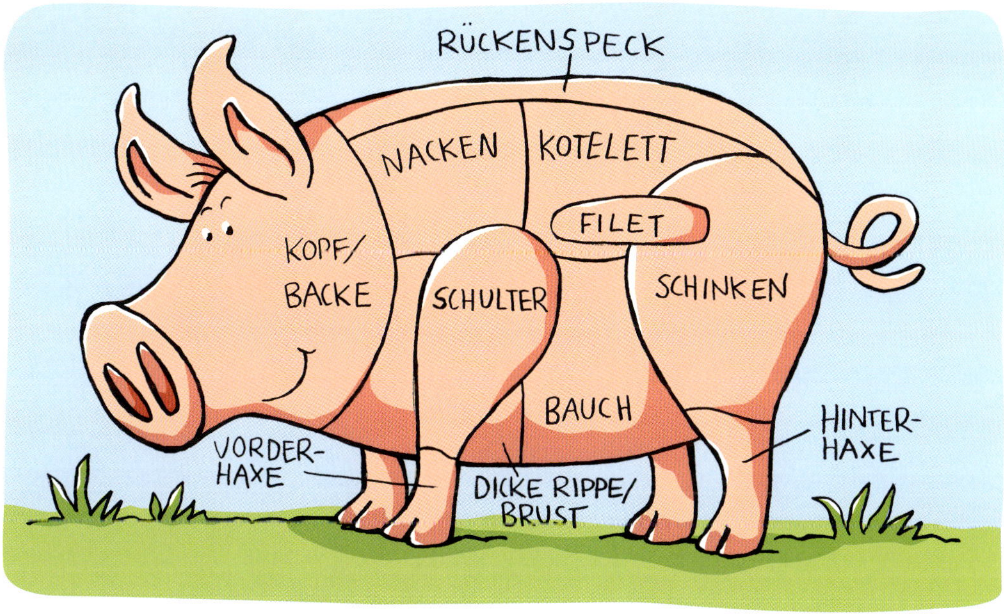

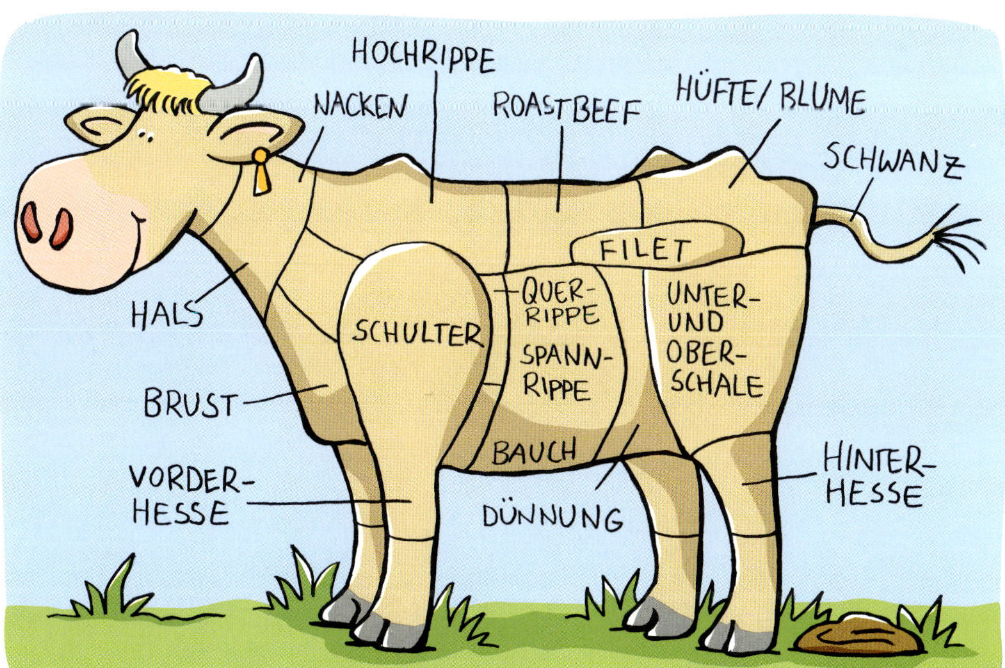

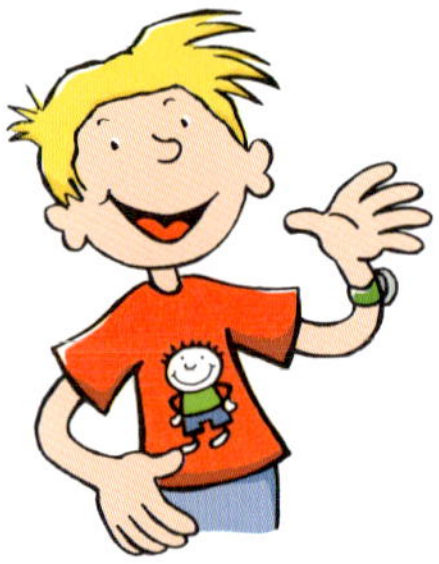

Jetzt geht's um die Wurst!

Wurst ist nicht gleich Wurst! Es gibt zahlreiche Varianten. Dabei unterscheidet man Rohwürste, Brühwürste und Kochwürste.

Beliebte Würste

Leberwurst, Fleischwurst, Salami, Blutwurst, Teewurst, Zungenwurst, Bratwurst, Mettwurst, Wiener oder Frankfurter Würstchen, Knackwurst, Bockwurst und Weißwurst.

Der Schinken ist das beste Stück, nämlich das Hinterteil vom Schwein. Bis man Schinken essen kann, vergehen oft Monate oder sogar ein ganzes Jahr. In dieser Zeit wird er luftgetrocknet, geräuchert, gepökelt oder gekocht. So verschieden die Zubereitung, so verschieden ist auch der Geschmack.

Besonders feine Schinken sind der Parmaschinken aus Italien oder der Serranoschinken aus Spanien. Beide sind luftgetrocknet, reifen über ein Jahr und sind dementsprechend teuer.

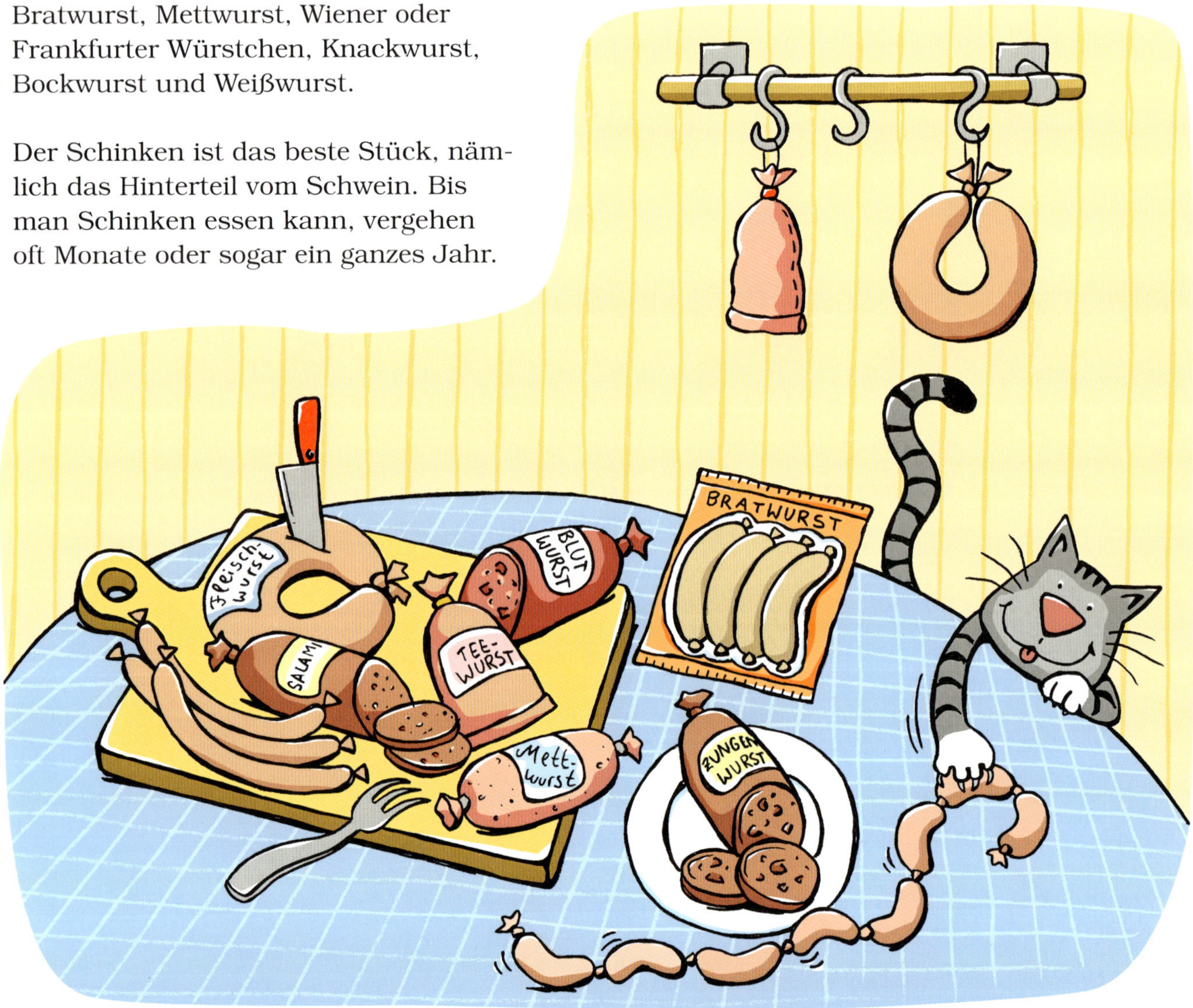

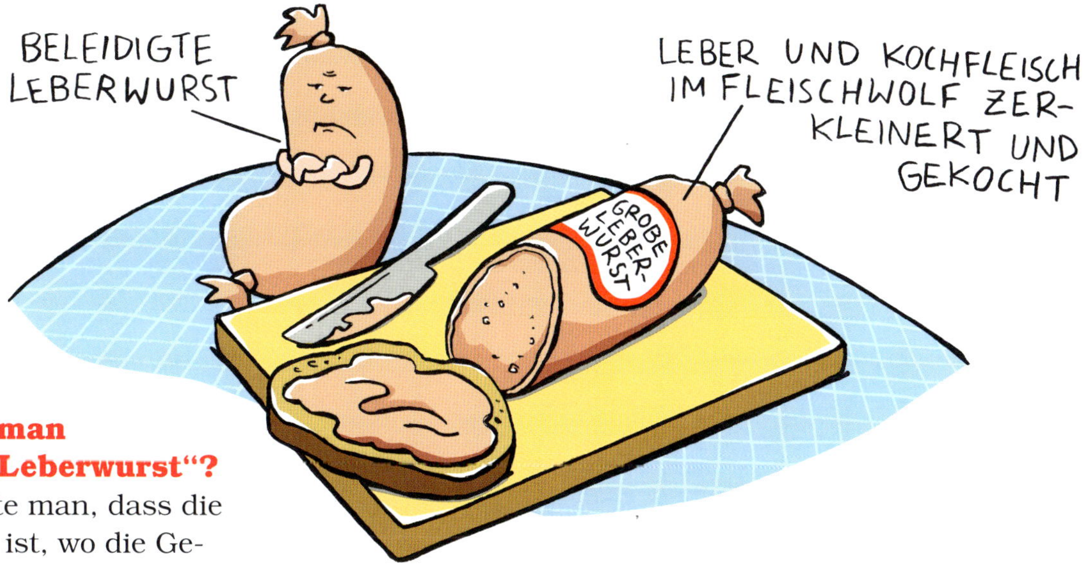
BELEIDIGTE LEBERWURST
LEBER UND KOCHFLEISCH IM FLEISCHWOLF ZERKLEINERT UND GEKOCHT
GROBE LEBER-WURST

Wieso sagt man „beleidigte Leberwurst"?

Früher glaubte man, dass die Leber der Ort ist, wo die Gefühle herkommen. Daher gibt es einige Redensarten, die mit der Leber zu tun haben. Beispielsweise sagt man: „Dir ist wohl eine Laus über die Leber gelaufen", oder „Sprich nur frei von der Leber weg". Die beleidigte Leberwurst kommt auch daher, die Wurst wurde später einfach noch an die Leber angehängt.

Fleischwurst: Gekochte Wurst aus Rind- und Schweinefleisch.
Salami: Rohe Wurst aus verschiedenen Fleischsorten und Speck, die kräftig gewürzt und fest eingewickelt vier bis sechs Monate an der Luft trocknet.
Blutwurst: Die rohen Zutaten wie Blut, Speckwürfel und Gewürze kommen in einen Naturdarm und werden dann gekocht.
Teewurst: Rohwurst aus Schweinefleisch und Speck, fein oder grob gemahlen, gewürzt und geräuchert.
Zungenwurst: Wurst aus Rind- und Schweinefleisch, Speck und großen Würfeln aus Zungenfleisch.

Bratwurst: Würstchen aus Kalb-, Rind- oder Schweinefleisch mit Speck und Gewürzen in einem Naturdarm. Lecker zum Braten oder Grillen.
Mettwurst: Hergestellt aus fein zerkleinertem geräucherten Schweine- oder Rindfleisch. Lässt sich prima aufs Brot schmieren.
Wiener oder Frankfurter Würstchen: Brühwürstchen aus fein zerkleinertem Rind-, Schweinefleisch und Speck. Aber warum platzt der Wurst immer der Kragen, wenn man sie in heißes Wasser legt?

Sieh nach im Mach-Labor auf Seite 107!

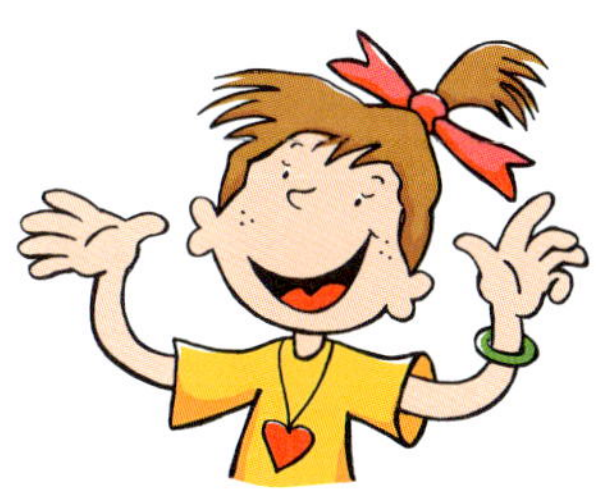

Knackwurst: Die dünne, feste Pelle der Knackwurst knackt beim Hineinbeißen. Darin sind vorgepökeltes Rind- und Schweinefleisch mit Gewürzen enthalten.

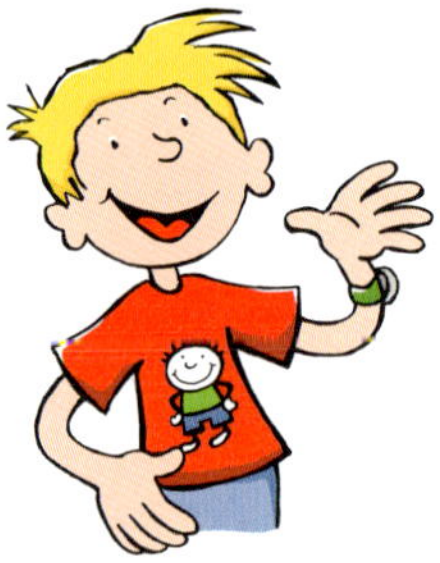

Und was ist Pökeln?

Beim Pökeln wird das Fleisch mit Salz eingerieben und dadurch haltbar gemacht. Mikroorganismen, also Bakterien und Pilze, können in einer so salzigen Umgebung nicht leben und das Fleisch deswegen nicht verderben. Früher, als es noch keine Kühlschränke gab, war das Pökeln eine wichtige Methode, Fleisch haltbar zu machen. Wer ein Schwein schlachtete, konnte sehr lange davon satt werden.

Bockwurst: Feines Brühwürstchen aus Rind- und Schweinefleisch, meist mit Knoblauch, Paprika und anderen Gewürzen. In Berlin ist die Bockwurst kurz und dick, in München wird sie lang und dünn angeboten.

Weißwurst: Brühwürste aus Kalbfleisch und Speck, gewürzt mit Petersilie und Zwiebeln. Da die Würste ohne Kühlung schnell verderben, hieß es früher, als es noch keine Kühlschränke gab: Die Würste dürfen das Zwölfuhrläuten nicht hören. Gemeint war, dass die morgens frisch zubereitete Wurst noch vor zwölf Uhr gegessen werden musste, da sie danach schon verdorben sein konnte.

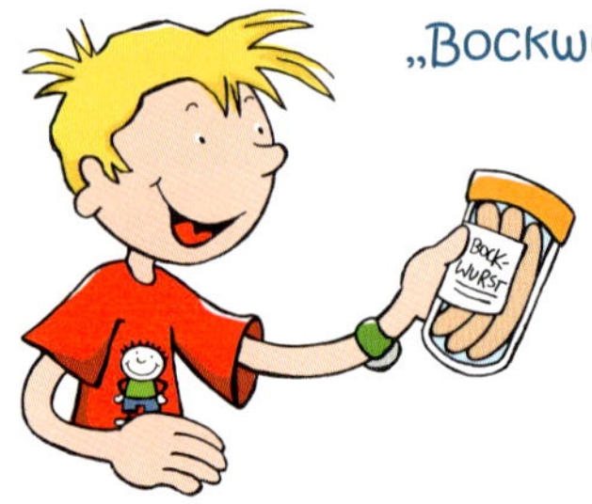

„Bockwurst im zarten Saitling?"

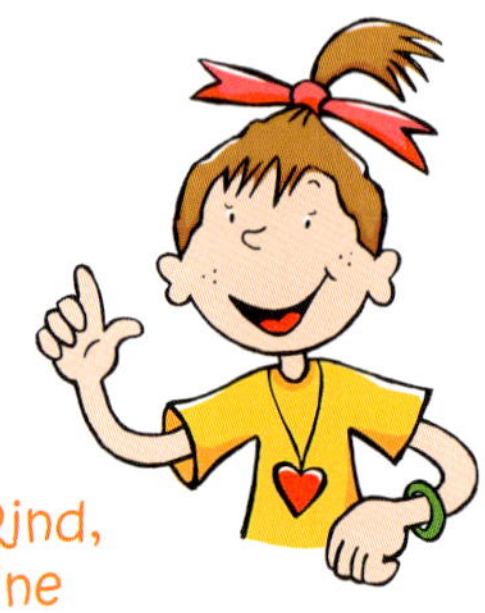

Der Saitling ist der Darm von Rind, Schaf, Schwein oder Ziege – eine natürliche Hülle für Wurst.

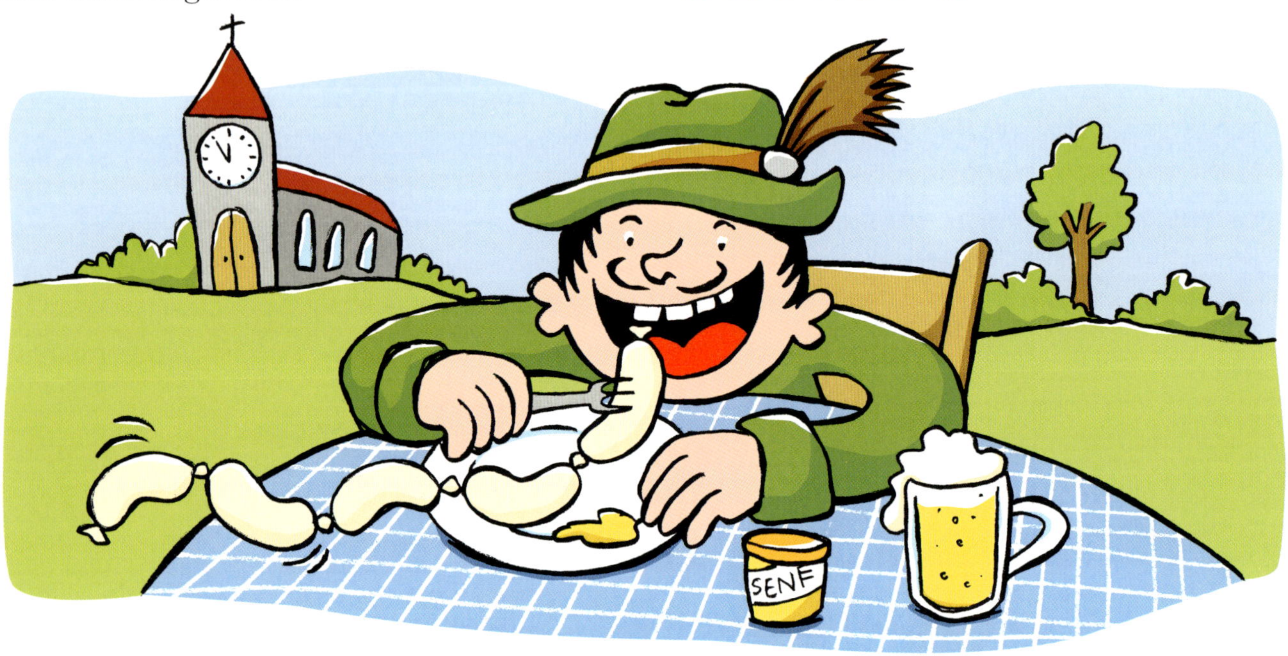

Früher, als es noch keine Kühlschränke gab, sollten frisch zubereitete Weißwürste vor zwölf Uhr Mittag gegessen werden, weil sie danach schon verdorben sein konnten. Na dann: Guten Appetit!

Schnitzel: Das ist eine dünne, gebratene Fleischscheibe. Meist wird sie vor dem Braten dünn geklopft und dann leicht paniert. Berühmt ist das Wiener Schnitzel, ein sehr dünn geklopftes Kalbsschnitzel mit leichter Brösel-Panade.

Steak: Der Name kommt aus dem Englischen und heißt Stück. Es ist also ein Stück Fleisch in Form einer Scheibe, die gebraten oder gegrillt wird. Dabei gibt es Schweine-, Rinder- oder Kalbsteaks mit den ausgefallensten Namen. Zum Beispiel Porterhouse Steak oder Sirloin Steak oder T-Bone-Steak. Die Namen sagen etwas darüber aus, von welchem Fleischstück das Steak geschnitten wird.

Kotelett: Das ist ein Stück Fleisch, in dem noch der Knochen steckt. Es kann von vielen Tieren, wie zum Beispiel vom Schwein, Kalb, Schaf oder Lamm sein.

Frikadellen: Sie werden auch Buletten oder Bratklopse genannt und aus Hackfleisch hergestellt. Dabei wird meist Rinder- oder Schweinehackfleisch verwendet oder eine Mischung aus beidem. Damit die Frikadelle schön locker wird, kommen auch noch Zwiebel, Ei und ein altes Brötchen mit in die Fleischmasse, bevor sie knusprig braun gebraten wird.

Tipp: Mach dir selbst Kraft-Pakete aus der Rezeptecke (siehe Seite 109)!

Wieso sagt man „Jetzt geht es um die Wurst"?

Wenn eine wichtige Entscheidung ansteht, dann geht es um die Wurst. Welche Mannschaft macht den nächsten Punkt und gewinnt damit das Spiel? Bekomme ich in der Mathearbeit noch eine Zwei und damit auf dem Zeugnis auch eine Zwei oder wird die Note schlechter sein?
Der Ausdruck kommt noch aus dem Mittelalter, denn dort ging es tatsächlich um die Wurst. Es gab nämlich Spiele wie „Schnapp die Wurst" oder „Wurstfangen". Wer damals gewann, bekam halt die Wurst.

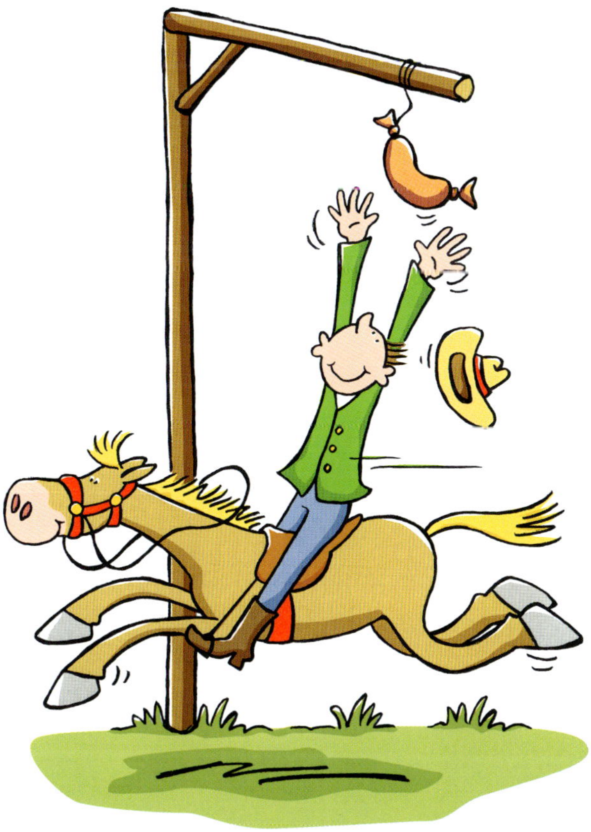

Geflügel
Hühner, Enten, Gänse, Truthahn (Puter)

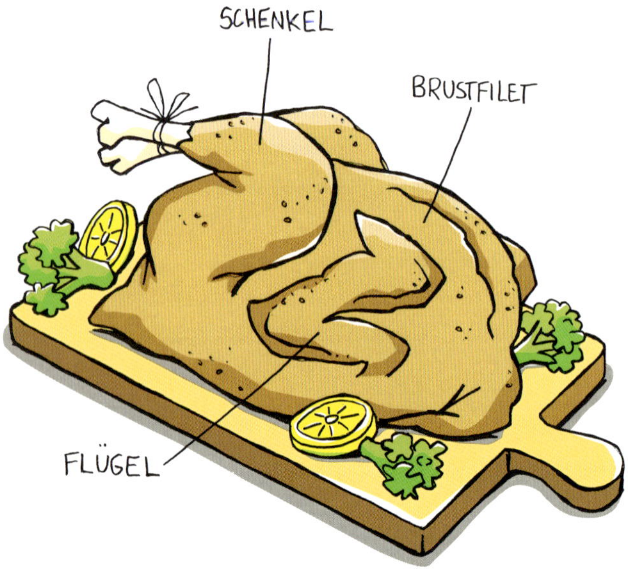

Leckeres aus Geflügel
Knusprige Schenkel, zartes Brustfilet oder würzige Flügel, aber auch ein ganzes Hähnchen geschmort oder im Backofen knusprig gebacken, sind beliebte Gerichte. Außerdem gibt es: Geflügelwurst, Hühnerragout, Hühnersuppe.

Hühnersuppe aus der Hausapotheke
Wer stark erkältet ist, hält sich warm und vermeidet jede Anstrengung. Viel mehr kann man meistens gar nicht tun. Ein linderndes Hausmittel ist allerdings eine kräftige Hühnerbrühe oder Hühnersuppe. Die wärmt, stärkt und liefert natürliches Acetyl-Cystein. Dieser Eiweißstoff hilft beim Lösen von Schleim und wird auch oft als Medizin eingenommen.

Bakterien im Geflügelfleisch
Rohes Geflügelfleisch enthält Salmonellen. Diese Bakterien sind für deinen Körper gefährlich. Deshalb wird Geflügelfleisch immer gut durchgegart, bevor es gegessen wird. Beim Erhitzen sterben die Bakterien. Sie können keinen Schaden mehr anrichten. Wichtig ist, dass das rohe Geflügelfleisch nicht mit anderen Lebensmitteln in Berührung kommt. Deshalb sollten Brettchen, Teller und Hände gut gewaschen werden.

Die gesunde Wahl
Hähnchen- und Putenfleisch ist meist fettarm und dabei reich an wertvollem Eiweiß. Das weiße Fleisch gilt als besonders gesund. Wer gerne Fleisch isst, sollte deswegen öfter Geflügelfleisch wählen.

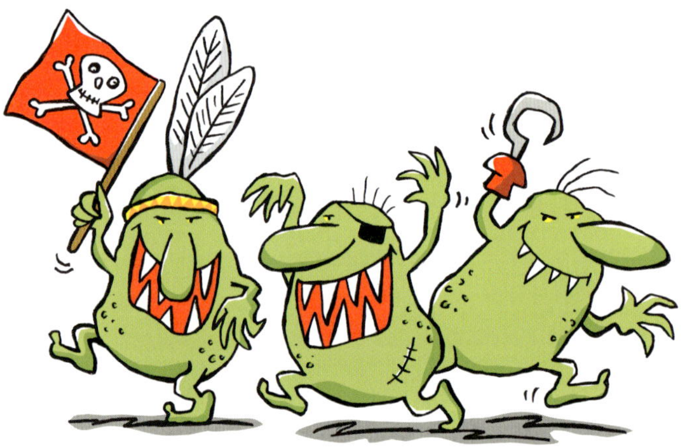

Gefährliche Salmonellen im Geflügelfleisch sterben beim Erhitzen ab und können deinem Körper dann nicht mehr gefährlich werden.

Mach-Labor

Forschertipps für schlaue Kids

1. Experiment

Wann platzt dem Würstchen die Pelle?

Zeitaufwand:	10 Minuten
Beobachtungszeitraum:	sofort

Stelle die folgenden Dinge bereit, die du für dein Experiment brauchst:

- 2 Knackwürstchen
- 2 Töpfe mit Wasser

Versuchsverlauf

- In jeden Topf kommt ein Würstchen.
- Während du das eine Würstchen auf höchster Temperatureinstellung zum Kochen bringst, erwärmst du das andere Würstchen ganz langsam und achtest darauf, dass das Wasser nicht zu kochen anfängt.

Genauer betrachtet

Sobald das Wasser im Topf zu kochen beginnt, platzt dem Würstchen die Pelle auf. Das sieht nicht besonders schön aus und Wasser kommt ins Würstchen hinein. Für den Wurstgenuss nicht unbedingt empfehlenswert. Das langsam erwärmte Würstchen im nicht kochenden Wasser platzt nicht auf. Der Grund dafür ist, dass in der Wurst auch Wasser drin ist. Sobald es den Siedepunkt, also 100°C erreicht, wird es gasförmig, also zu Dampf. Es dehnt sich dabei aus. Das kann es aber mit seiner festen Wurstpelle nur begrenzt, also wird die Pelle gesprengt. Wenn man in das Würstchen vorher mehrmals mit der Gabel sticht, entweicht etwas Wasserdampf durch diese kleinen Löcher. Kochen darf das Würstchen aber auch dann nicht.

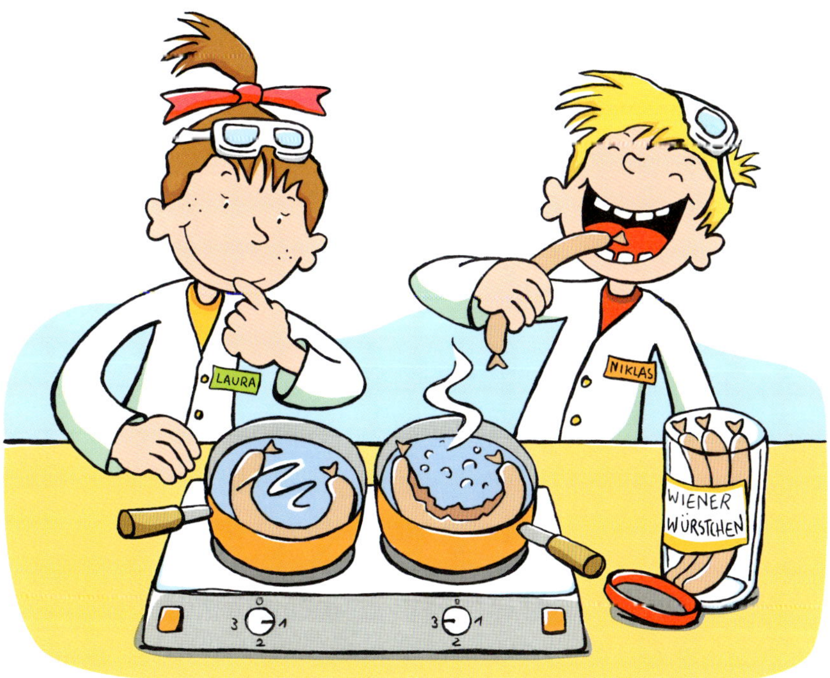

2. Experiment
Wasser spritzt in heißem Fett
Zeitaufwand: 20 Minuten
Beobachtungszeitraum: sofort

Stelle die folgenden Dinge bereit, die du für dein Experiment brauchst:
- 2 kleine Steaks
- 2 EL Bratfett

Versuchsverlauf

- Gib das Fett in eine Pfanne und lasse es bei mittlerer Hitze heiß werden.
- Prüfe mit dem Holzlöffel, ob das Fett heiß genug ist. Dabei müssen sich kleine Bläschen bilden, wenn du den Holzlöffel in die Pfanne hältst.
- Nimm das erste Fleischstück, halte es kurz unter Wasser, lasse es nur kurz abtropfen und lege es vorsichtig in die Pfanne.

Achtung

Das spritzt jetzt ein wenig und heißes Fett kann Verbrennungen verursachen!

- Nach ca. vier Minuten wendest du das Steak und lässt es von der anderen Seite ebenfalls vier Minuten schön braun braten.
- Jetzt ist dein Steak fertig. Du kannst es auf einem Teller für später beiseite stellen.
- Die Pfanne säuberst du mit mehreren Tüchern von der Küchenrolle und gibst dann erneut Bratfett hinein.
- Wenn das Fett heiß ist, gibst du das zweite Steak hinein, das du aber vorher mit Küchenpapier trocken tupfst.
- Nach vier Minuten wendest du es und lässt es braun braten. Hast du den Unterschied gemerkt?

Genauer betrachtet

Heißes Fett ist viel heißer als kochendes Wasser, nämlich ungefähr 200°C. Kommt nun Wasser auf dieses heiße Fett, so verdampft es auf der Stelle. Das hörst du am Zischen und du siehst es am Dampf. Gleichzeitig werden Fetttröpfchen von dem verdampfenden Wasser mitgerissen. Das sind die Spritzer. Um Spritzer zu vermeiden, sollte man das Fleisch also möglichst mit trockener Oberfläche in die Pfanne legen. Der leckere Bratgeruch und -geschmack kommt durch die Hitze zustande. Wie gesagt ist das Fett ja viel heißer als Wasser und bewirkt deswegen verschiedene komplizierte Bräunungsreaktionen. Dabei werden Eiweiße und Zucker zu den typischen Geschmacks- und Geruchsstoffen umgewandelt. Gekochtes Fleisch hingegen wird nicht braun und schmeckt auch ganz anders.

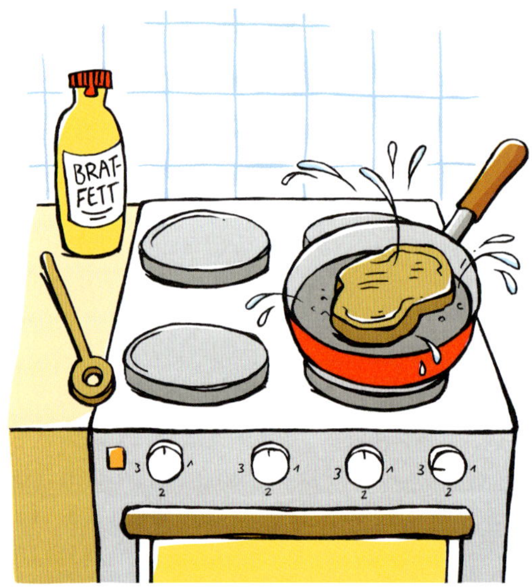

Rezeptecke

Kraft-Pakete – leckere kleine Frikadellen zum Kraft tanken

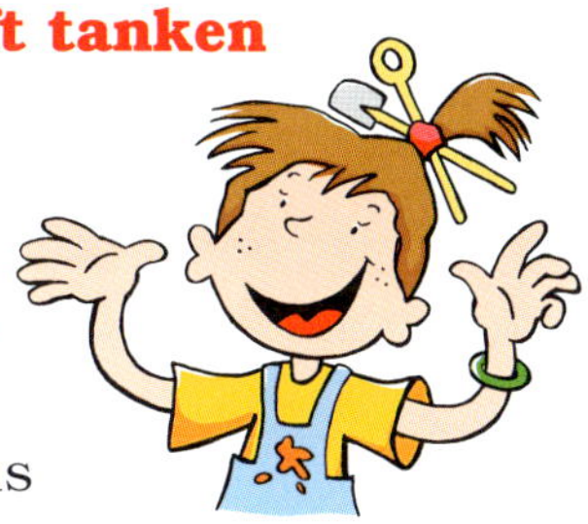

Für ca. 20 Kraft-Pakete brauchst du:

- 250 g Hackfleisch halb und halb (halb aus Schweine- und halb aus Rinderhackfleisch)
- 1 Ei
- 1 Zwiebel
- ½ altbackenes Brötchen (altbacken heißt, dass es nicht mehr frisch ist und sich jetzt zäh anfühlt)
- Jodsalz und Pfeffer
- 2 EL Tomatenmark
- 3 EL Öl

So werden die Kraft-Pakete zubereitet:

- Lege das Brötchen in eine Schale und bedecke es mit lauwarmem Wasser.
- Schäle die Zwiebel, mach sie ordentlich nass – damit es nicht in den Augen brennt – und schneide sie in möglichst kleine Stücke.
- Schütte das eingeweichte Brötchen über einem Sieb ab und drücke es vorsichtig aus, damit es nicht mehr so tropfnass ist.
- Vermische Hackfleisch, Zwiebel, Brötchen, Tomatenmark und das Ei zu einer gleichmäßigen Masse. Das klappt am besten mit sauberen Fingern.
- Würze die Mischung mit einem Teelöffel Salz und etwas Pfeffer.
- Erhitze in einer großen Pfanne das Öl und forme aus dem Fleisch kleine Frikadellen – am besten mit Hilfe von zwei Teelöffeln.
- Diese gibst du in die Pfanne und wendest sie nach ca. drei Minuten.
- Wenn sie auf beiden Seiten schön knusprig braun sind, nimmst du sie heraus. Jetzt kannst du deine Kraft-Pakete essen und dabei Energie tanken.

Dazu schmeckt Kartoffel- oder Nudelsalat besonders gut.

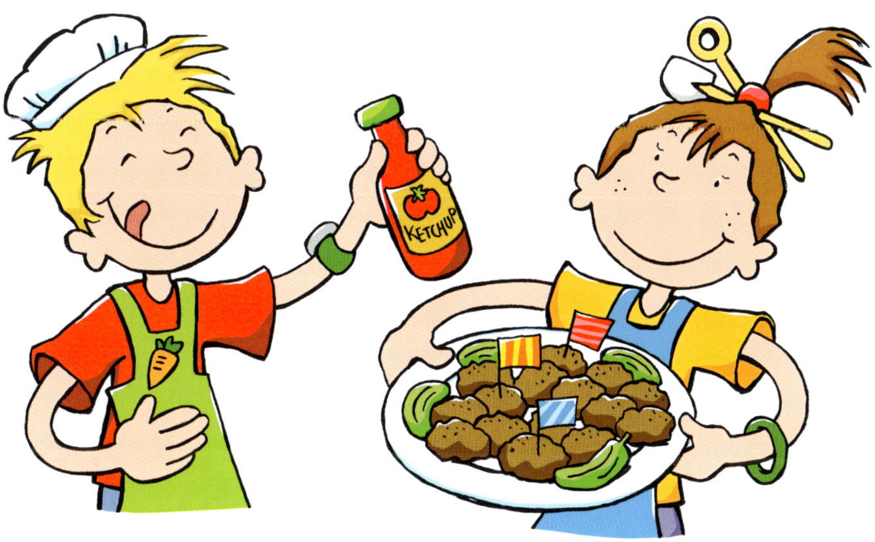

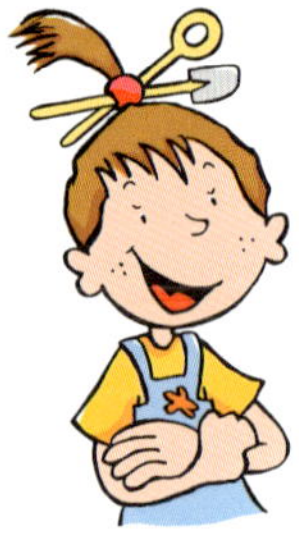

Würstchen-Spieße

Pro Person brauchst du:

- 1 Bratwurst
- 1 EL Öl zum Braten
- ½ gelbe Paprika
- 6 Kirschtomaten
- 1 Schlangengurke
- 2 Schaschlik-Spieße

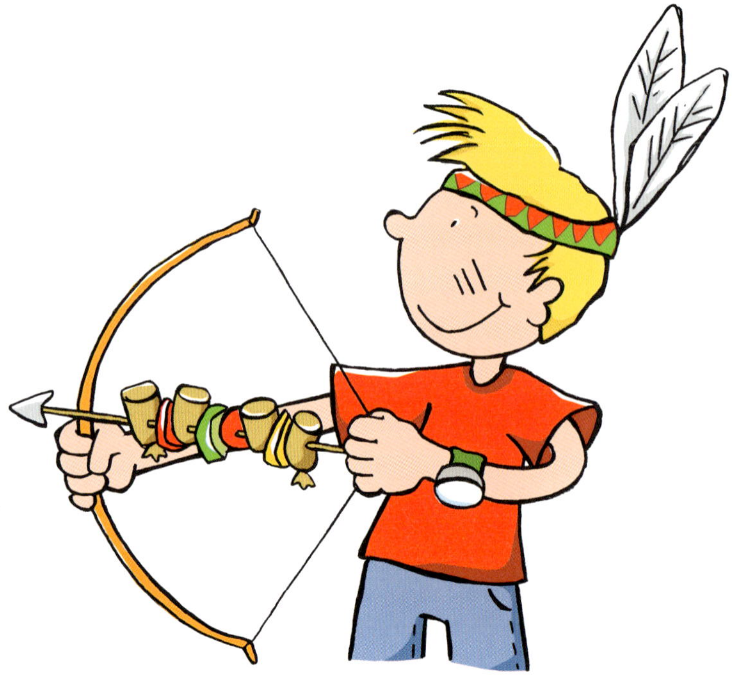

So werden aus den Zutaten Würstchen-Spieße

- Erhitze das Öl in einer Pfanne auf mittlerer Stufe, bis sich Bläschen bilden, wenn du den Kochlöffel hinein hältst.
- Gib nun die Bratwurst in die Pfanne und lasse sie von allen Seiten goldbraun braten. Das dauert ungefähr zehn Minuten. In der Zwischenzeit wäschst du das Gemüse.
- Entferne die Kerne und das Weiße aus der Paprika und schneide sie in mundgerechte Stücke.
- Schneide die Schlangengurke in daumendicke Stücke und halbiere diese.
- Die Kirschtomaten kannst du je nach Größe halbieren oder sie ganz lassen.
- Wenn die Bratwurst fertig ist, nimmst du sie aus der Pfanne und schneidest sie in mundgerechte Stücke.
- Jetzt kannst du die Spieße nach Lust und Laune mit deinen Zutaten zusammenstecken.

Dazu schmecken Ketchup und Kartoffelpüree.

Tipp: Probiere auch mal die Spieße mit Würstchen aus dem Glas. Das geht sehr schnell und du kannst sie zum Beispiel als Pausensnack oder zum Picknick mitnehmen.

Im Sommer beim Grillen machen die Würstchenspieße auch viel Spaß. Jedes gegrillte Würstchen kann dafür genommen werden.

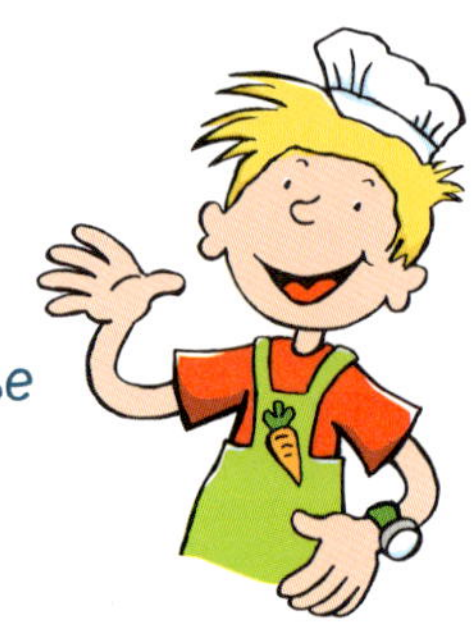

Fisch

Fisch – sorgt für Schwung in deinem Körper

Die Meere, Seen und Flüsse bilden mit ihrem Fischreichtum eine riesige Vorratskammer, aus der sich die Menschen seit Jahrtausenden nach Herzenslust bedienen. Wusstest du, dass es ungefähr

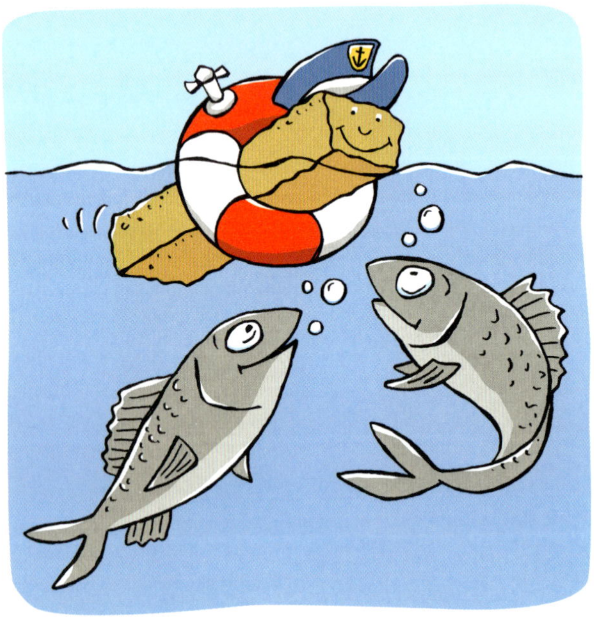

40 verschiedene essbare Fischsorten zu kaufen gibt? Dazu kommen auch noch Schalen- und Krustentiere. Da ist eigentlich für jeden etwas dabei, denn die Unterschiede im Geschmack sind riesengroß.

Iss zweimal in der Woche Fisch und dein Körper bleibt in Schwung!

Fisch enthält Fischöle. Die sind sehr gesund für deinen Körper. Die Bausteine dieser Fette sind Fettsäuren, die an einem Glycerinkörper hängen. Es gibt viele verschiedene Fettsäuren und die aus dem Fisch sind besonders wertvoll. Es sind so genannte Omega-3-Fettsäuren. Sie unterstützen das Immunsystem und regulieren den Blutstrom. Sie schützen deine Adern und dein Herz.

In Seefisch ist außerdem Jod enthalten. Das ist ein Spurenelement, von dem der Körper nur wenige Milligramm braucht, um wichtige Abläufe steuern zu können. Jod ist auch in anderen Lebensmitteln enthalten, jedoch nur in sehr geringer Menge.

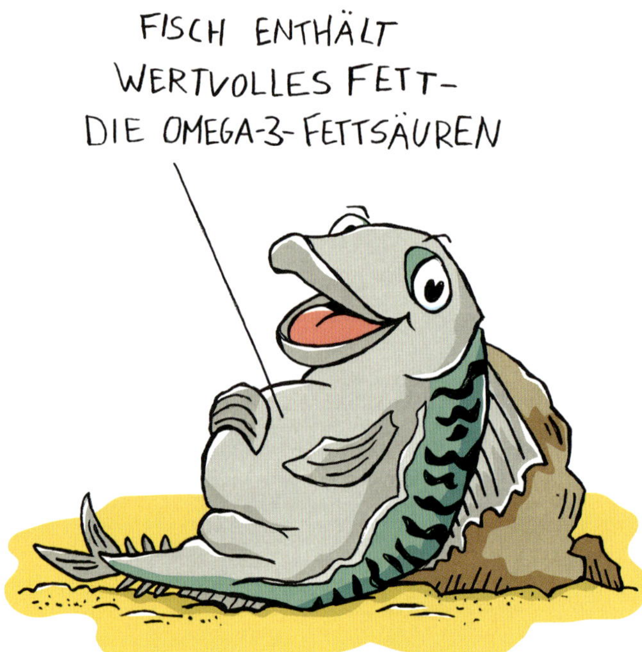

Wissensecke

Wie werden eigentlich Fischstäbchen gemacht?

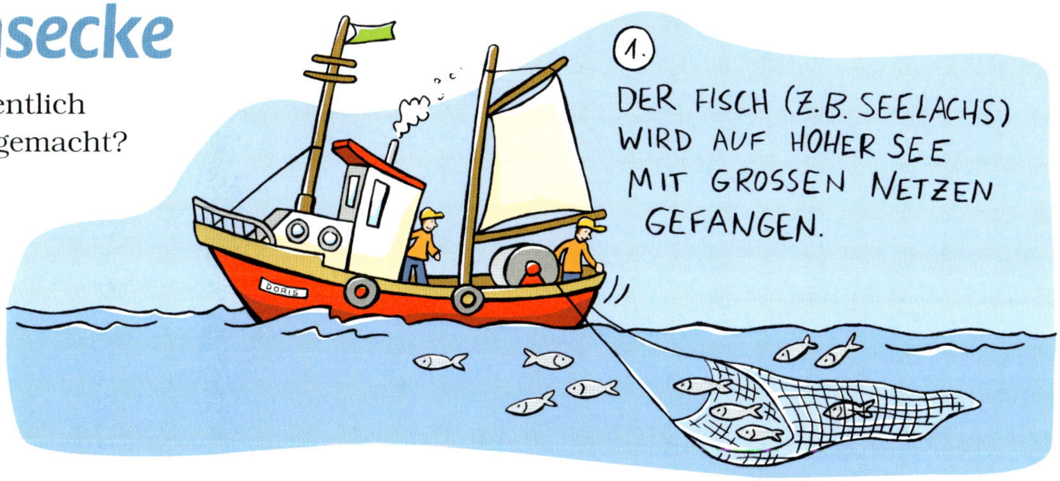
1.
DER FISCH (Z.B. SEELACHS) WIRD AUF HOHER SEE MIT GROSSEN NETZEN GEFANGEN.
DORIS

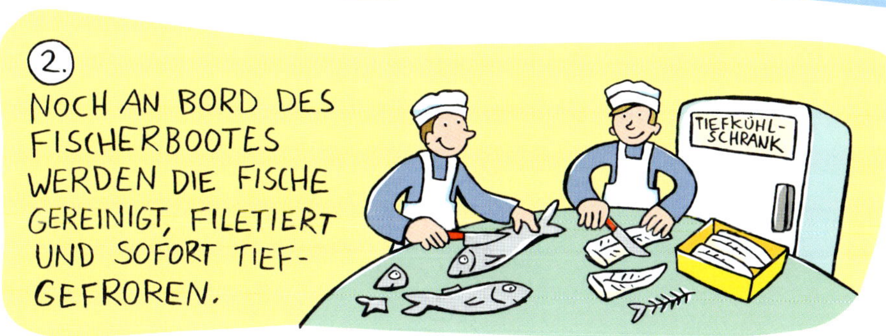
2.
NOCH AN BORD DES FISCHERBOOTES WERDEN DIE FISCHE GEREINIGT, FILETIERT UND SOFORT TIEF-GEFROREN.
TIEFKÜHL-SCHRANK

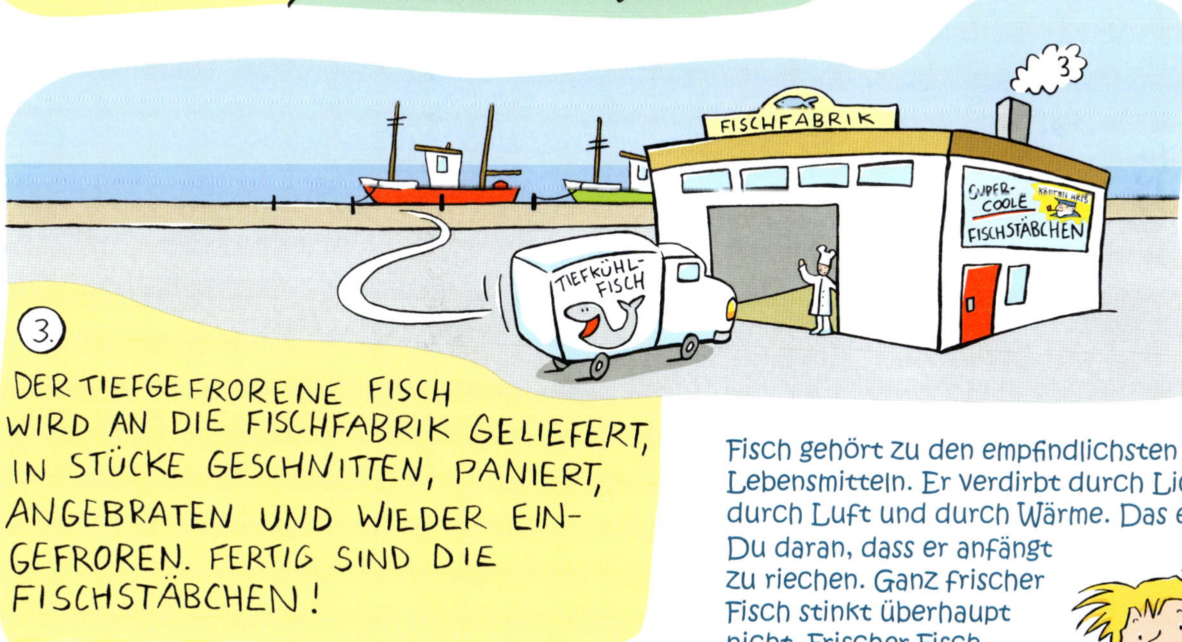
FISCHFABRIK
SUPER-COOLE FISCHSTÄBCHEN
TIEFKÜHL-FISCH
3.
DER TIEFGEFRORENE FISCH WIRD AN DIE FISCHFABRIK GELIEFERT, IN STÜCKE GESCHNITTEN, PANIERT, ANGEBRATEN UND WIEDER EIN-GEFROREN. FERTIG SIND DIE FISCHSTÄBCHEN!

Fisch gehört zu den empfindlichsten Lebensmitteln. Er verdirbt durch Licht, durch Luft und durch Wärme. Das erkennst Du daran, dass er anfängt zu riechen. Ganz frischer Fisch stinkt überhaupt nicht. Frischer Fisch wird immer gekühlt oder tiefgefroren angeboten.

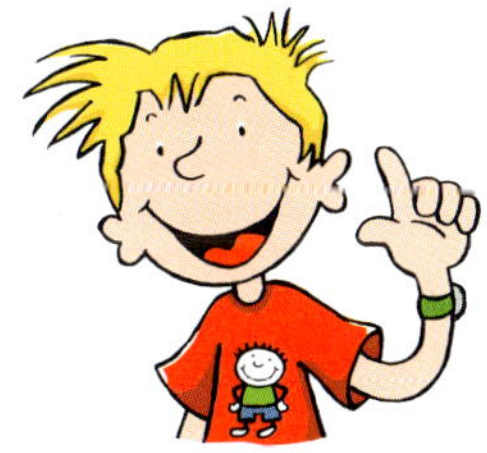

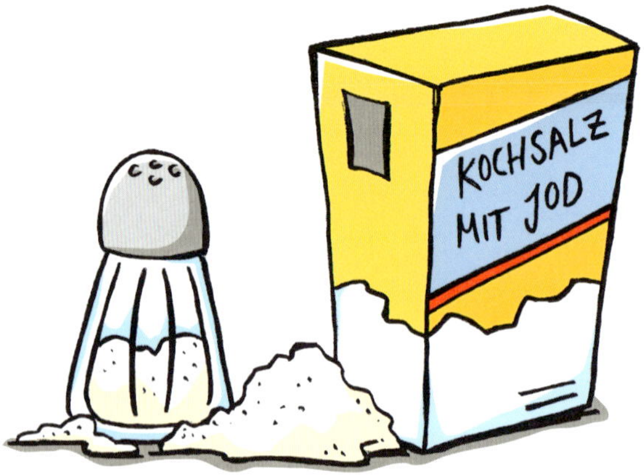

Da in Deutschland viele Menschen zu wenig Jod aufnehmen, wird es auch in Kochsalz gemischt. Kochsalz benutzt fast jeder und deshalb kann man auf diese Weise sicherstellen, dass viele Menschen gut mit Jod versorgt sind.

Warum brauchen wir Jod?

Jod gehört zu den Spurenelementen. Das ist eine Gruppe von Substanzen, die wichtige Abläufe im Körper steuern. Jod ist für deinen Stoffwechsel zuständig.

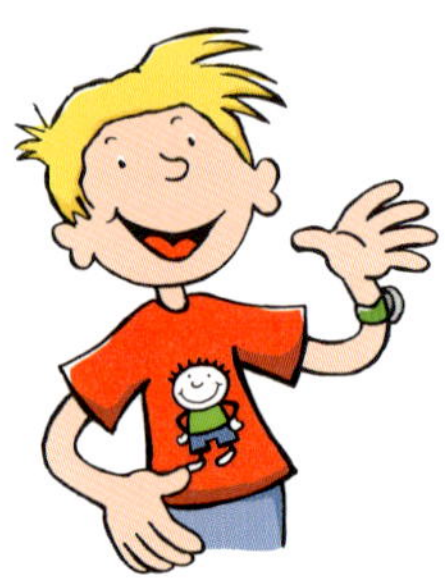

Wenn dein Körper kein Jod mit der Nahrung bekommt, wirst du müde, unkonzentriert, frierst leicht, fühlst dich schlecht und bekommst am Ende einen Kropf.

Früher hatten viele Menschen einen Kropf. Sie wussten damals noch nicht, dass er durch Jodmangel entsteht. Einfach gesagt ist ein Kropf eine Verdickung der Schilddrüse im Hals. Die Schilddrüse produziert Hormone, die wiederum die Steuerinstrumente für den Stoffwechsel sind. In die Hormone baut die Schilddrüse Jod ein. Wenn dem Körper zu wenig Jod zugeführt wird, werden auch nur wenige Hormone produziert. Der Körper meldet dann der Schilddrüse: es sind zu wenig Hormone da – produziere mehr davon. Die Schilddrüse wächst daraufhin, weil sie meint, dann mehr Hormone produzieren zu können. Und so entsteht der Kropf. Heute leidet keiner mehr an einem richtigen Kropf, jedoch gibt es sehr viele Menschen, die ein wenig Jodmangel haben und deswegen frieren oder müde sind.

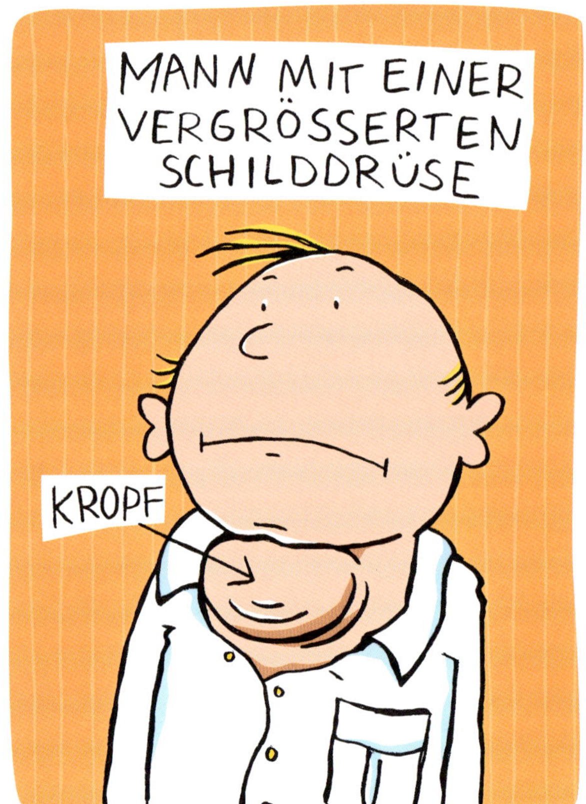

Wofür sind Fischöle gut?

Heute sind die Kinder in Deutschland gut versorgt mit Vitaminen. Das gilt allerdings nur, wenn man die richtigen Sachen isst. Dazu zählt auch zweimal pro Woche eine Portion Fisch. Die enthaltenen Fischöle liefern lebenswichtige Fettsäuren. Der Körper braucht sie, um eigene Fette aufzubauen. Außerdem sind sie wichtig für gesunde Blutgefäße, durch die das Blut ungehindert fließen kann.

Lebertran zum Beispiel enthält viele Vitamine und Mineralstoffe und lebenswichtige Fettsäuren. Hergestellt wird Lebertran aus dem Öl von Dorschlebern.

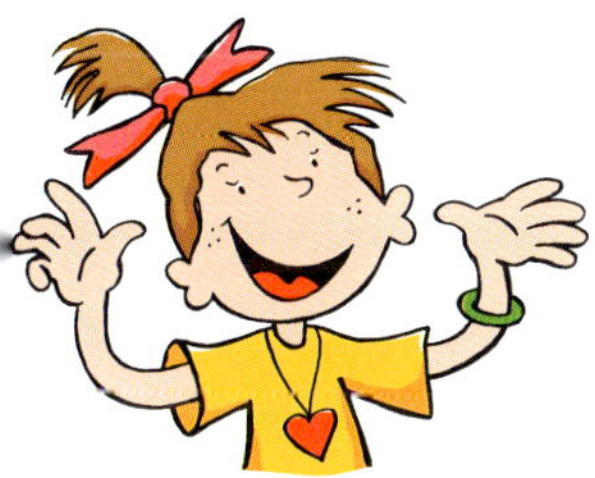

Früher mussten die Kinder einen Löffel Lebertran hinunterwürgen. Igittigitt!!

Wieso ist Fisch gut für Sportler?

Der Hauptnährstoff im Fisch ist Eiweiß, das auch Protein genannt wird. Während der Verdauung wird das Eiweiß in seine Bausteine – die Aminosäuren – zerlegt. Die braucht dein Körper zur Herstellung von körpereigenem Eiweiß, zum Beispiel in den Muskeln. Er stellt einige Bausteine selbst her und übernimmt andere direkt aus der Nahrung. Fehlt auch nur eine einzige Aminosäure, dann kann er bestimmte Körpersubstanzen nicht bauen. Das ist vergleichbar mit einem fehlenden Buchstaben beim Scrabble, ohne den du das Wort nicht bauen kannst. Im Fisch sind viele wichtige Bausteine enthalten und deswegen kann dein Körper ihn gut verwerten, um daraus Muskeln aufzubauen.

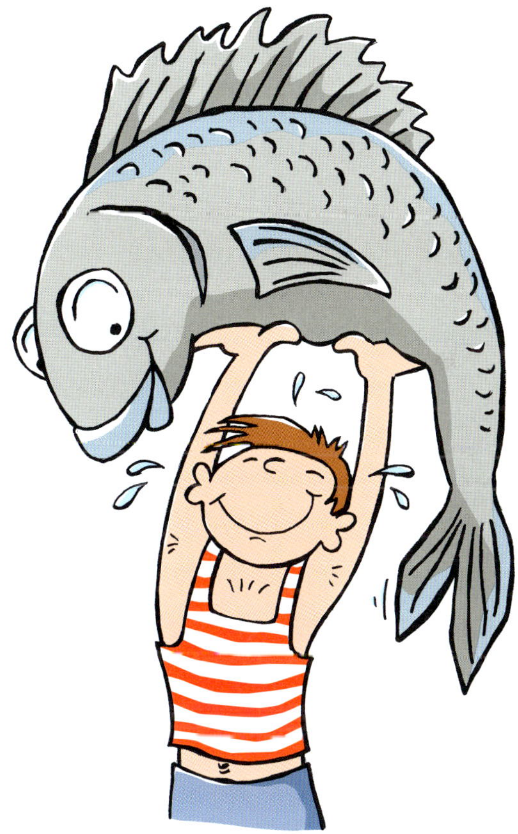

Welcher Schmuck wächst im Meer?

Perlen aus feinstem Perlmutt wachsen in Perlaustern heran. In ca. zwei bis fünf Jahren ist eine Perle fertig. Die meisten Perlen werden aus Zuchtaustern gewonnen. Diese leben in einer für sie optimalen Umgebung. Für die Perlenherstellung wird ein Fremdkörper mit einer Nadel in die Muschel eingebracht. Um diesen Kern bildet sich dann die Perle aus.

Lebensmittel

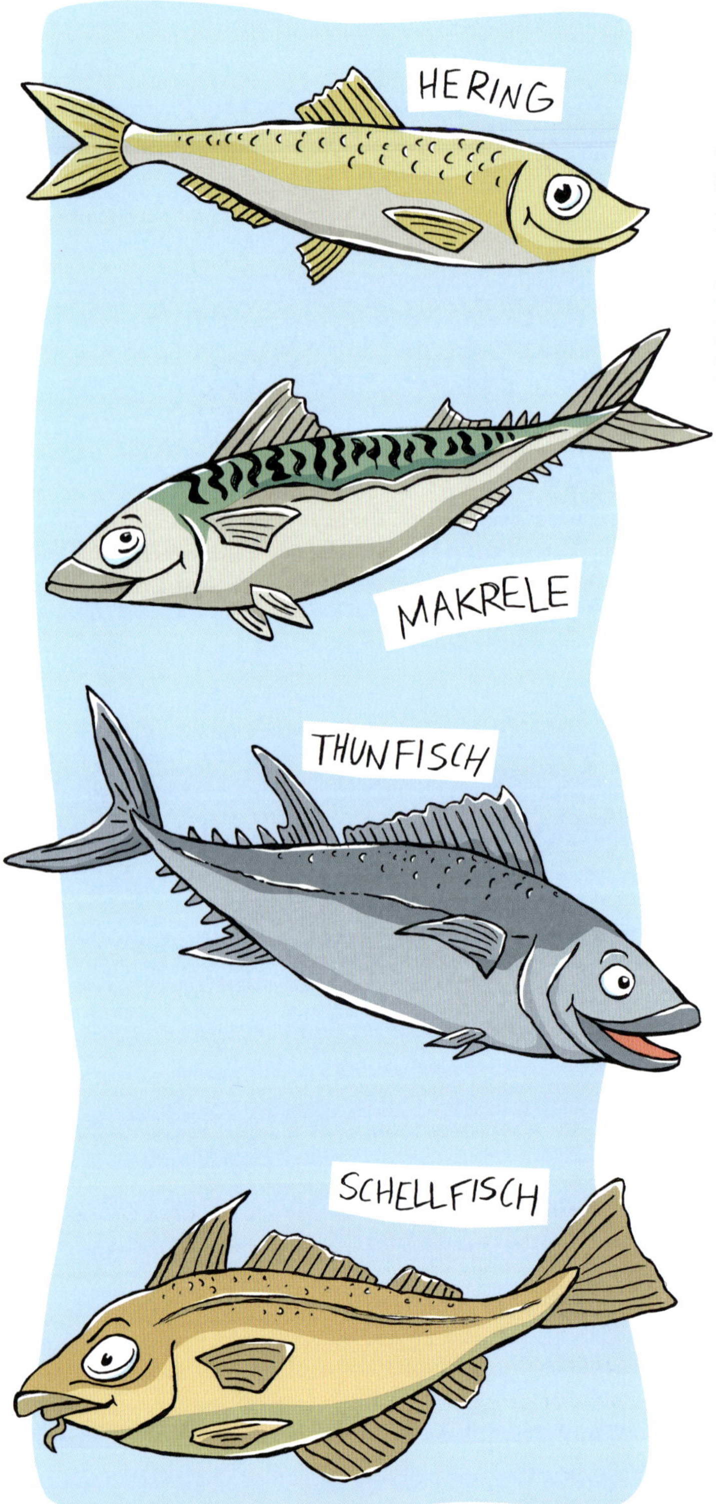

Seefisch

Seefische werden aus den Meeren gefangen. Sie leben also im Salzwasser.

Beliebte Seefische

Hering: Der bekannteste aller Seefische lebt in großen Schwärmen im Nordatlantik, in der Nord- und Ostsee, sowie im Nordpazifik. Er ist sehr vielseitig zuzubereiten, deshalb gibt es zahlreiche Rezepte von Bismarckhering über Rollmops bis hin zu Bückling.

Makrele: Die schlanke, torpedoförmige Makrele ist fettreich und schmackhaft. Sie wird meist im Nordatlantik gefangen.

Thunfisch: Er kann bis zu drei Meter lang und 300 Kilo schwer werden. Frisches, festes Thunfischfleisch ist eine Delikatesse, jedoch wird es bei uns meistens als Konserve, eingelegt in Öl oder im eigenen Saft, angeboten.

Schellfisch: Er ist ein wichtiger Seefisch der nördlichen Meere. Sein weißes Fleisch hat einen sehr feinen Geschmack.

Steinbutt: Seinen Namen verdankt der Steinbutt den steinähnlichen Verkrustungen an der dunklen Seite seines scheibenförmigen, schuppenlosen Körpers. Er gehört zu den begehrtesten und wertvollsten Speisefischen des Atlantiks.

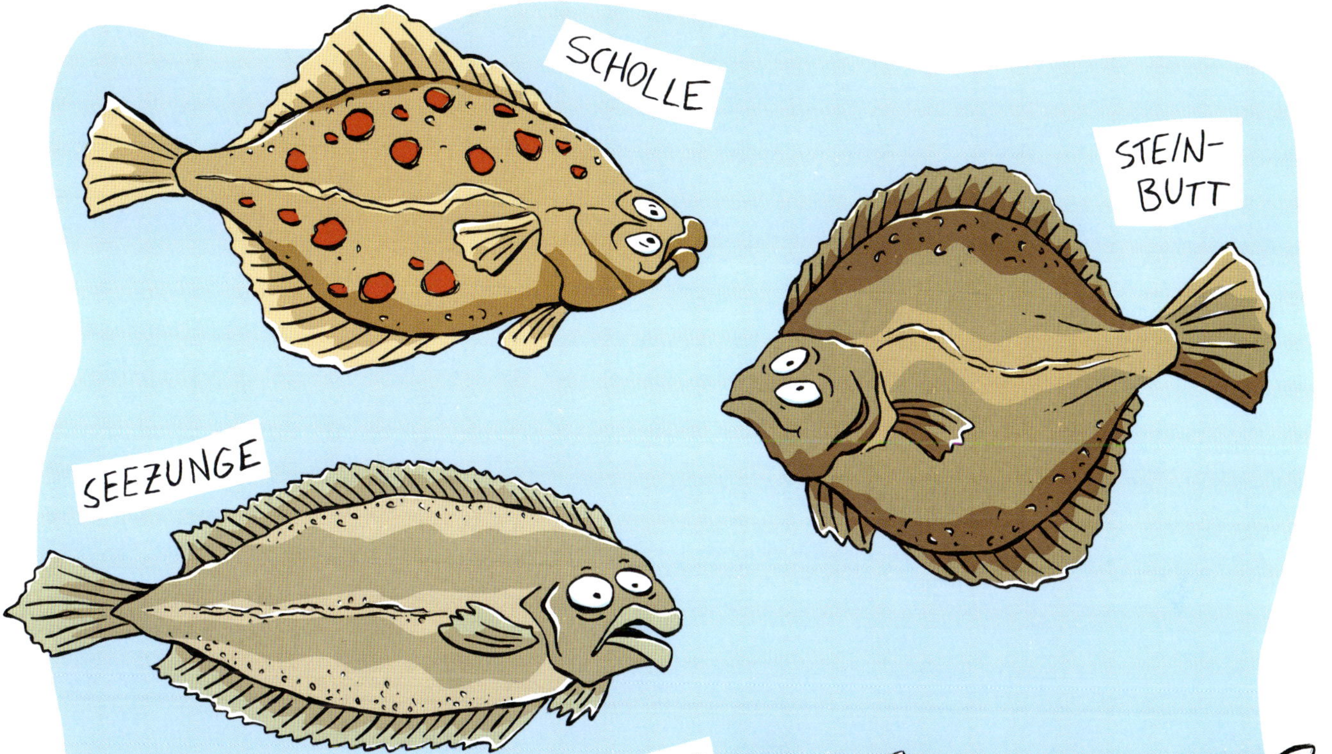

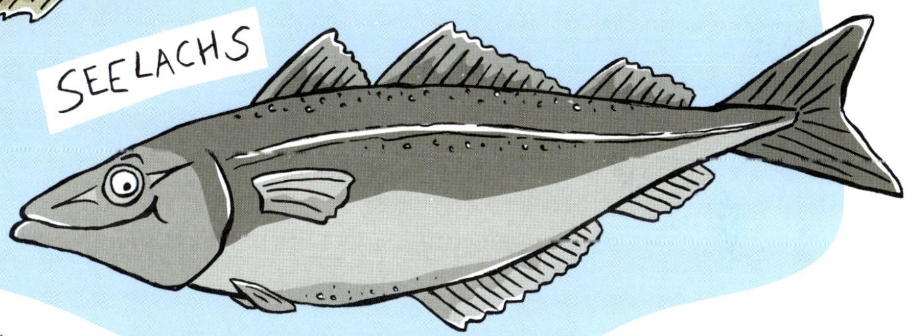

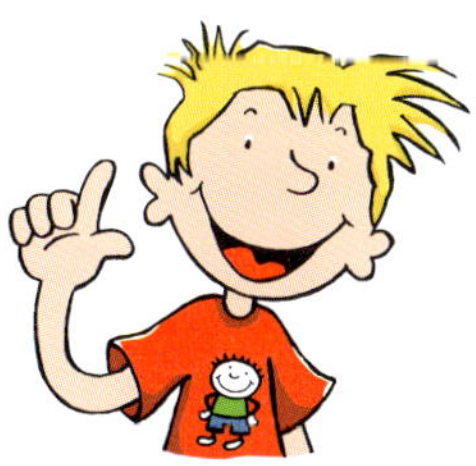

Scholle (Goldbutt): Die Scholle gehört wie der Steinbutt zu den Plattfischen. Ihr delikates, weißes Fleisch ist sehr beliebt.

Seezunge: Den Namen hat die Seezunge von ihrer Zungenform. Sie ist sehr schmackhaft und zart und zählt zu den begehrtesten Seefischen.

Seelachs: Er hat mit dem echten Lachs nichts gemeinsam, außer dem Namen. Gefangen wird er in der Nordsee. Er zählt zu den Magerfischen und wird gerne zu Fischgulasch oder Frikadellen verarbeitet.
Fischstäbchen werden aus Alaska-seelachs gemacht.

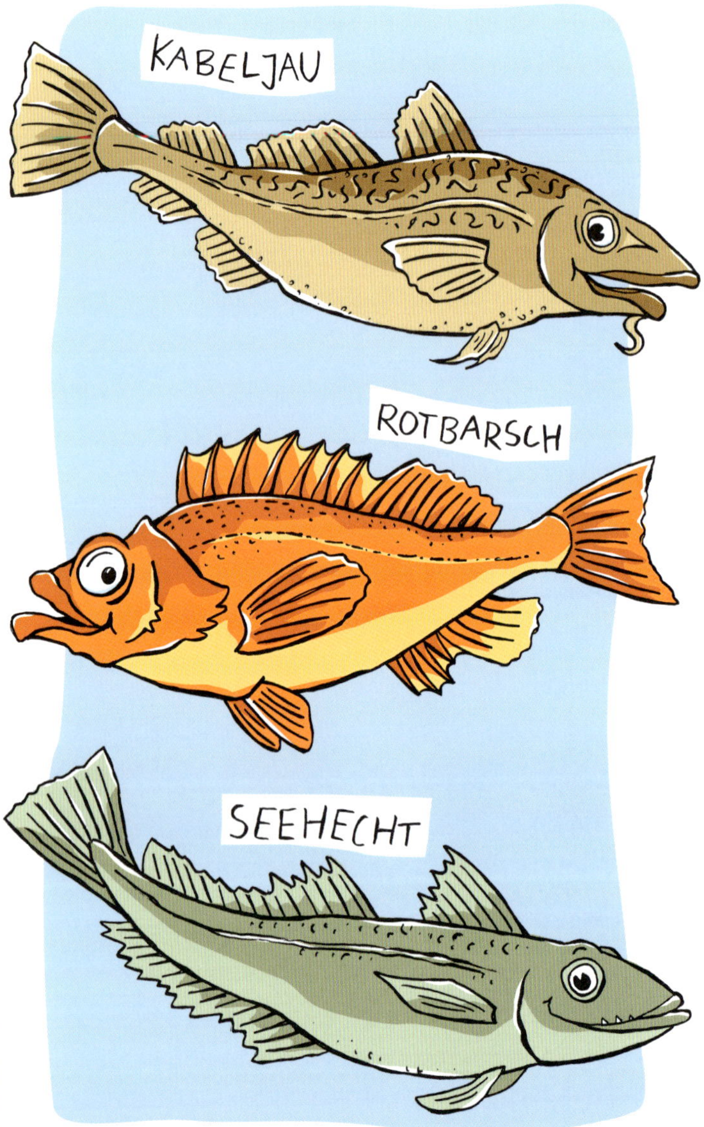

Kabeljau/Dorsch: Er ist ein Magerfisch, also sehr fettarm. Dafür aber, wie eigentlich alle Fische, reich an Eiweiß. Gefangen wird er im Nordatlantik sowie in der Nord- und Ostsee. Als jungen Fisch oder aus der Ostsee gefischt, nennt man den Kabeljau auch Dorsch. Er ist ein gefräßiger Raubfisch. Als Speisefisch ist er vielseitig und sehr schmackhaft.

Welcher Speisefisch kann tödlich sein?

Der Fugu oder Kugelfisch ist zwar köstlich, jedoch hat er tödlich giftige Organe. Diese müssen vor der Zubereitung von einem ausgebildeten Koch fachmännisch entfernt werden. Ritzt der Koch mit seinem scharfen Messer versehentlich in die Gallenblase, so kann das Gift austreten. Auf diese Weise sind schon einige Genießer nach dem Verzehr eines Kugelfisches gestorben. Restaurants, die Kugelfisch anbieten, gibt es in Japan.

Rotbarsch: Er ist ziegelrot und mit harten Schuppen besetzt. Gefangen wird er vor Grönland, Island und vor der norwegischen Küste. Sein rosa-weißes und festes Fleisch ist sehr schmackhaft.

Seehecht: Man erkennt ihn an seinem spitzen Kopf. Gefangen wird er im Atlantik und in der Nordsee. Sein Fleisch ist weiß, sehr fettarm und sehr lecker.

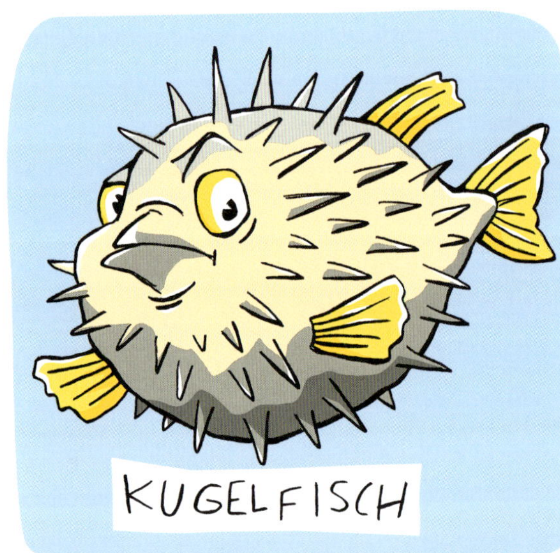

Was heißt „Müllerin Art“?

Wenn du auf der Speisekarte ein Fischgericht nach „Müllerin Art“ bestellst, dann bekommst du den entsprechenden Fisch leicht paniert, in Butter gebraten und mit Zitronensaft beträufelt.

Süßwasserfisch

Süßwasserfische leben in Flüssen oder Seen.

Beliebte Speisefische

Aal: Dieser schlangenartige Fisch ist überwiegend in Flüssen und Seen zu finden. Zum Laichen wandert er jedoch in die Saragossasee im Atlantik. Von dort kommen die kleinen Aale nach Europa zurück in die Flüsse, um dann nach zehn bis zwölf Jahren ins Meer zurückzukehren. Aal zählt zu den Fettfischen, enthält also viel Fett.

Lachs: Der Lachs wandert entgegengesetzt zum Aal. Er laicht in den Flüssen und lebt dann im Meer. Sein Fleisch ist zartrosafarben, daher kommt auch die Farbbezeichnung „lachsfarben“.

Forelle: Forelle gibt es als Lachs-, See-, Regenbogen- oder Bachforelle. Sie ist mit dem Lachs verwandt. Bekannte Gerichte sind Forelle blau (eine sehr frische gekochte Forelle) oder Forelle Müllerin Art (leicht paniert und gebraten).

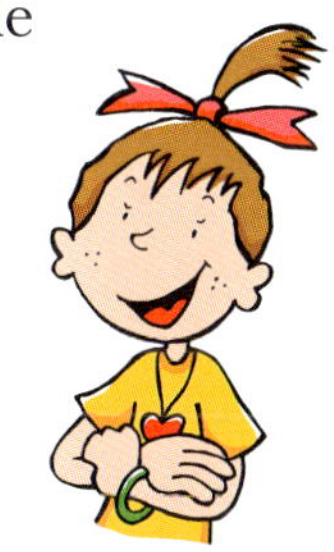

Guck mal, der ist ja aalglatt!

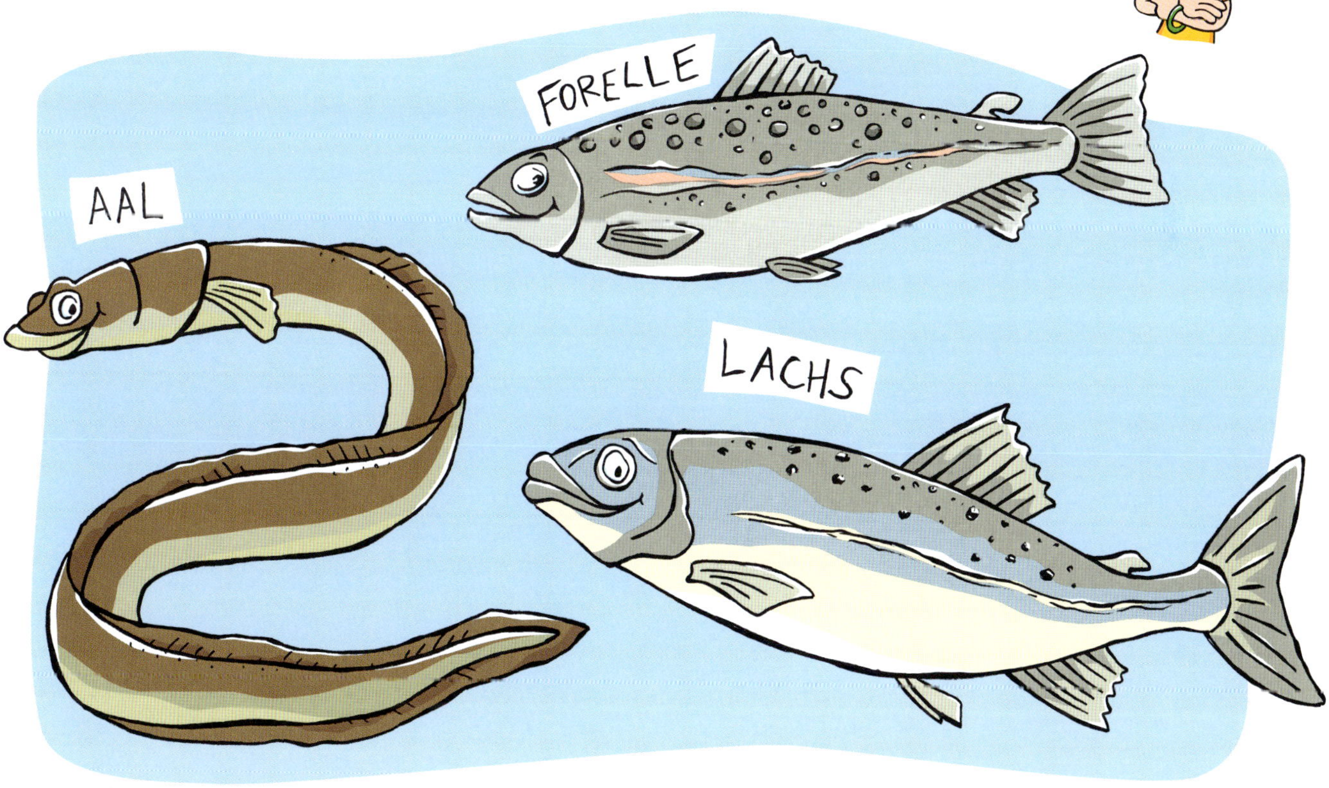

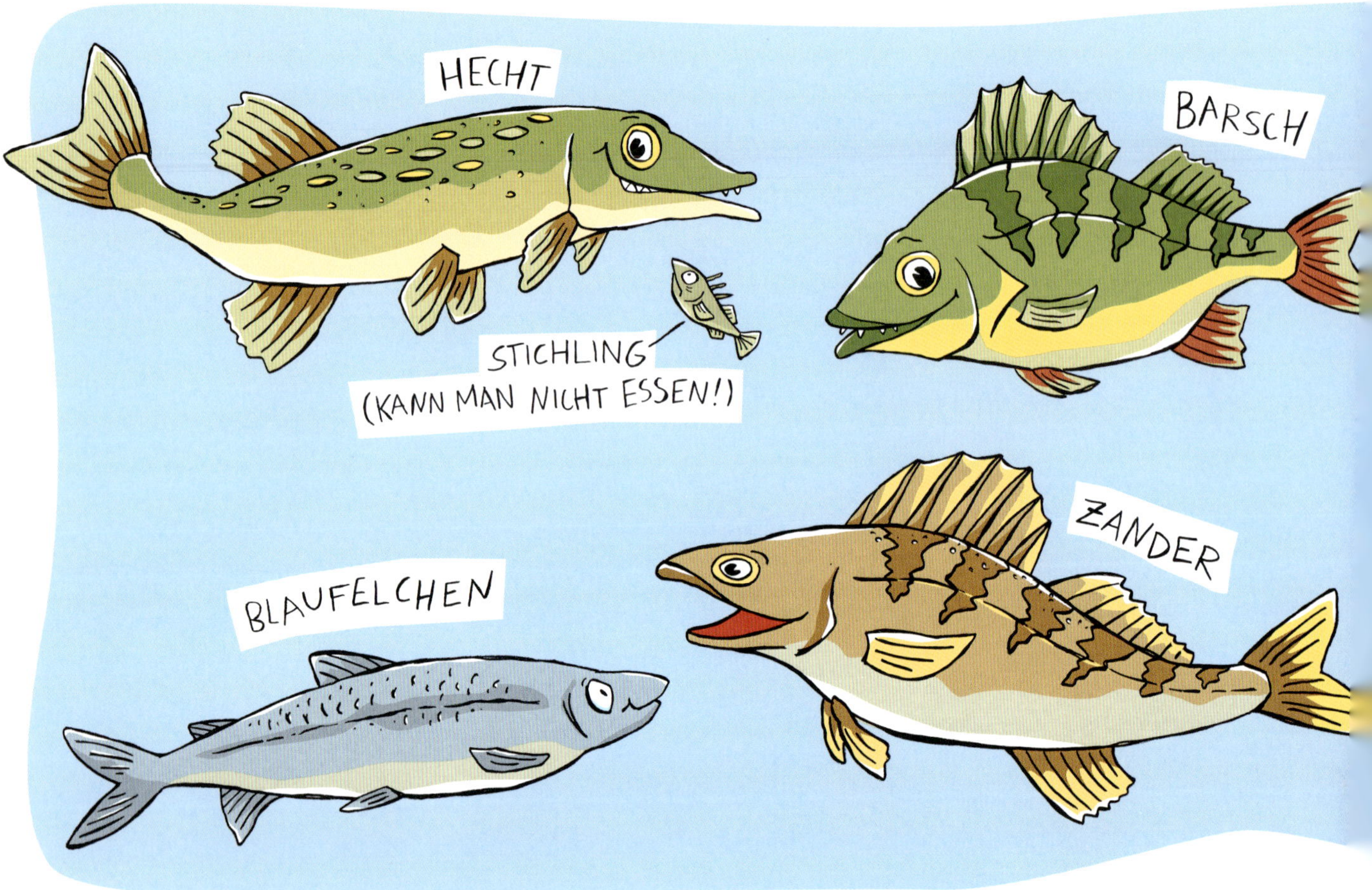

Hecht: Der Hecht ist ein Raubfisch, der bis zu 30 Kilogramm schwer werden kann. Sein grätenreiches Fleisch wird häufig zu Klößchen verarbeitet.

Karpfen: Meist kommen Karpfen aus Zuchtteichen. Bevor sie zubereitet werden, müssen sie eine Zeit lang in klarem Wasser schwimmen, um ihren Teichgeschmack loszuwerden.

Blaufelchen: Der Blaufelchen lebt in Seen, besonders im Bodensee. Er wird meist in Butter gebraten und hat ein weißes, etwas trockenes Fleisch.

Schleie: Die olivgrüne Schleie kommt aus der Familie der Karpfen und lebt in schlammigen Flüssen oder Seen. Ihr Fleisch ist zart und fett.

Barsch: Der als gefräßiger Raubfisch bekannte Barsch ist in europäischen Flüssen und Seen zu Hause. Sein Fleisch ist weiß und fest.

Zander: Der bekannteste Zander kommt aus der Donau und wird auch Fogosch genannt. Sein Fleisch ist weiß, saftig und äußerst zart.

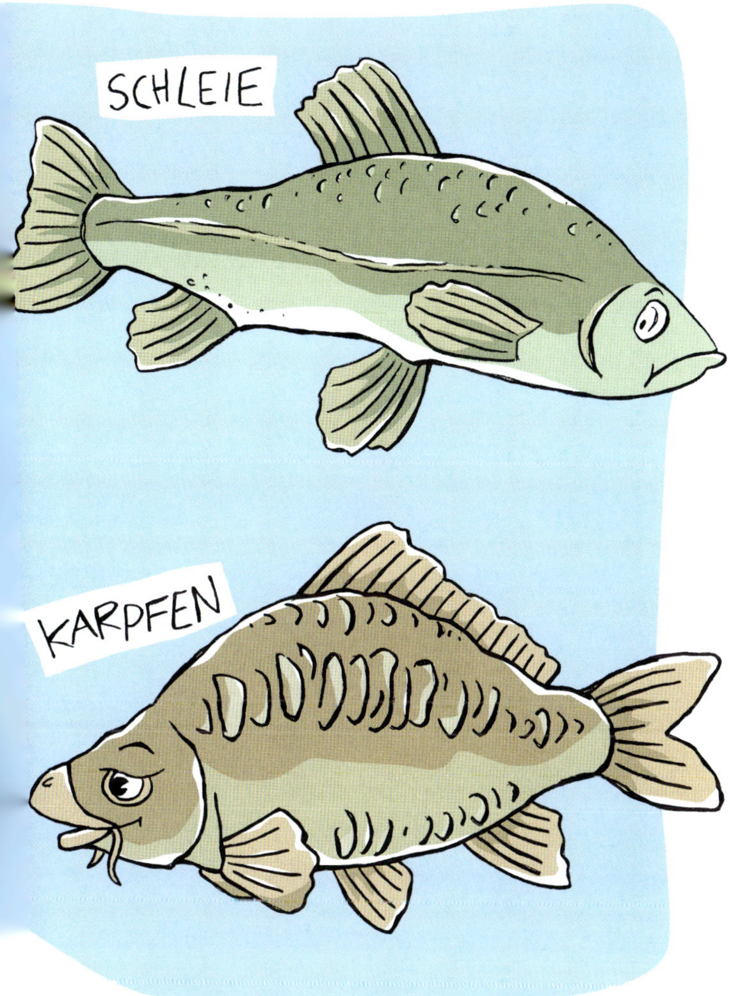

Welche Früchte schmecken nicht süß?

Die Meeresfrüchte, also alle essbaren Tiere des Meeres, die keine Fische sind. Dazu gehören:

Muscheln: Da gibt es die Miesmuscheln, die Herzmuscheln, die Jacobsmuscheln oder die Austern, um nur einige zu nennen. Es sind Weichtiere mit zweiklappiger Schale, die sie mit dem Schließmuskel öffnen und schließen können.

Garnelen: Das sind kleine zierliche Meereskrebse mit langem, wohlschmeckendem Schwanz. Gefangene Garnelen verderben sehr schnell. Deswegen werden sie gleich an Bord der Krabbenkutter in großen Kesseln mit Salzwasser gekocht.

Langusten: An ihren langen Fühlern erkennt man die Languste. Sie hat im Gegensatz zum Hummer keine Scheren. Gegessen wird das wohlschmeckende Fleisch aus dem kräftigen Schwanz.

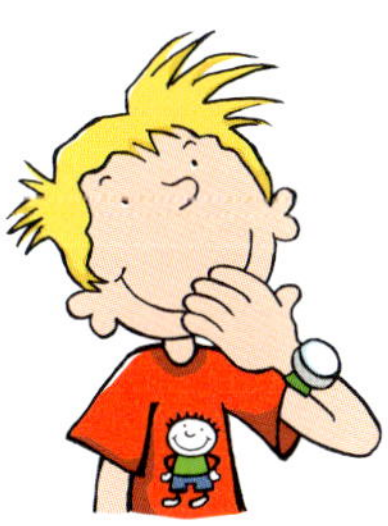

Was ist eigentlich „blau kochen"?

Wenn du „Forelle blau" auf der Speisekarte liest, bekommst du die ganze Forelle mit unverletzter, noch schleimiger Haut. Sie wird nur ausgenommen und gekocht. Der Fisch schimmert dann schön blau.

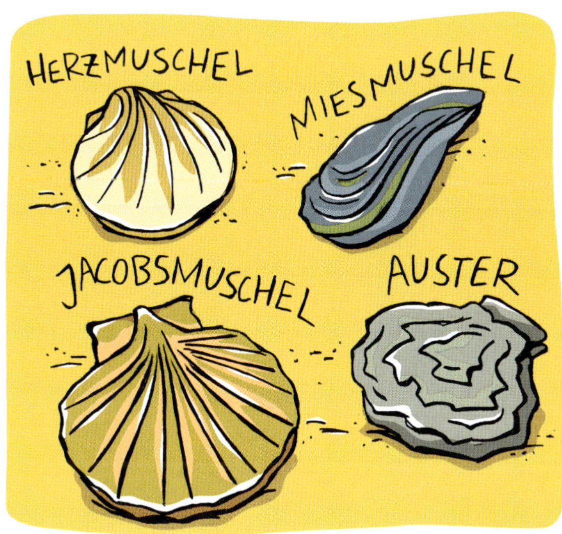

Hummer: Der mit zwei Scheren ausgestattete Hummer gehört zu den Krustentieren und wird bis zu 50 Zentimeter lang. Ein fester, gelbbrauner bis blauer Panzer schützt den Hummer vor Feinden. Beim Kochen wird der Panzer rot.

Tintenfische/Octopusse: Sie gehören zu den Kopffüßlern und haben acht Fangarme. Außerdem haben sie ein Säckchen mit schwarz-brauner Tinte, die sie Angreifern entgegensprühen. Lecker schmecken die zartfleischigen Arme in Olivenöl gebraten.

Kalmare: Es handelt sich um schlanke, zehnarmige Kopffüßler mit Schwimmflossen. Die festfleischigen Arme werden je nach Größe im Ganzen, in Stücken oder in Ringen gegessen. Als panierte Ringe mögen auch Kinder sie fast immer gern.

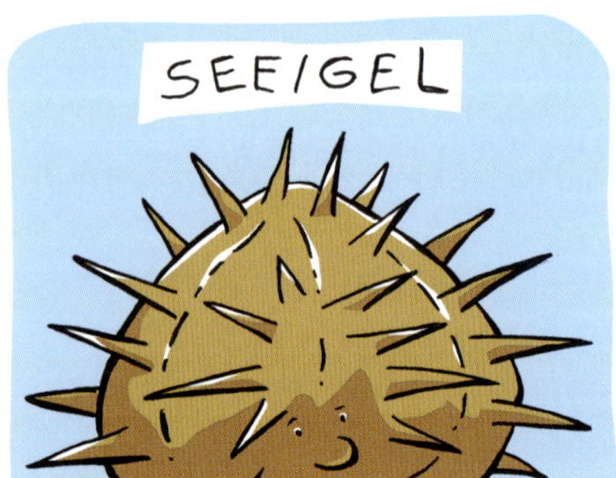

Seeigel: Das sind Stachelhäuter, die sich in Küstennähe aufhalten und schon so manchem ahnungslosen Badenden die Füße zerstachen. In Südfrankreich und Italien werden sie als Leckerbissen gegessen.

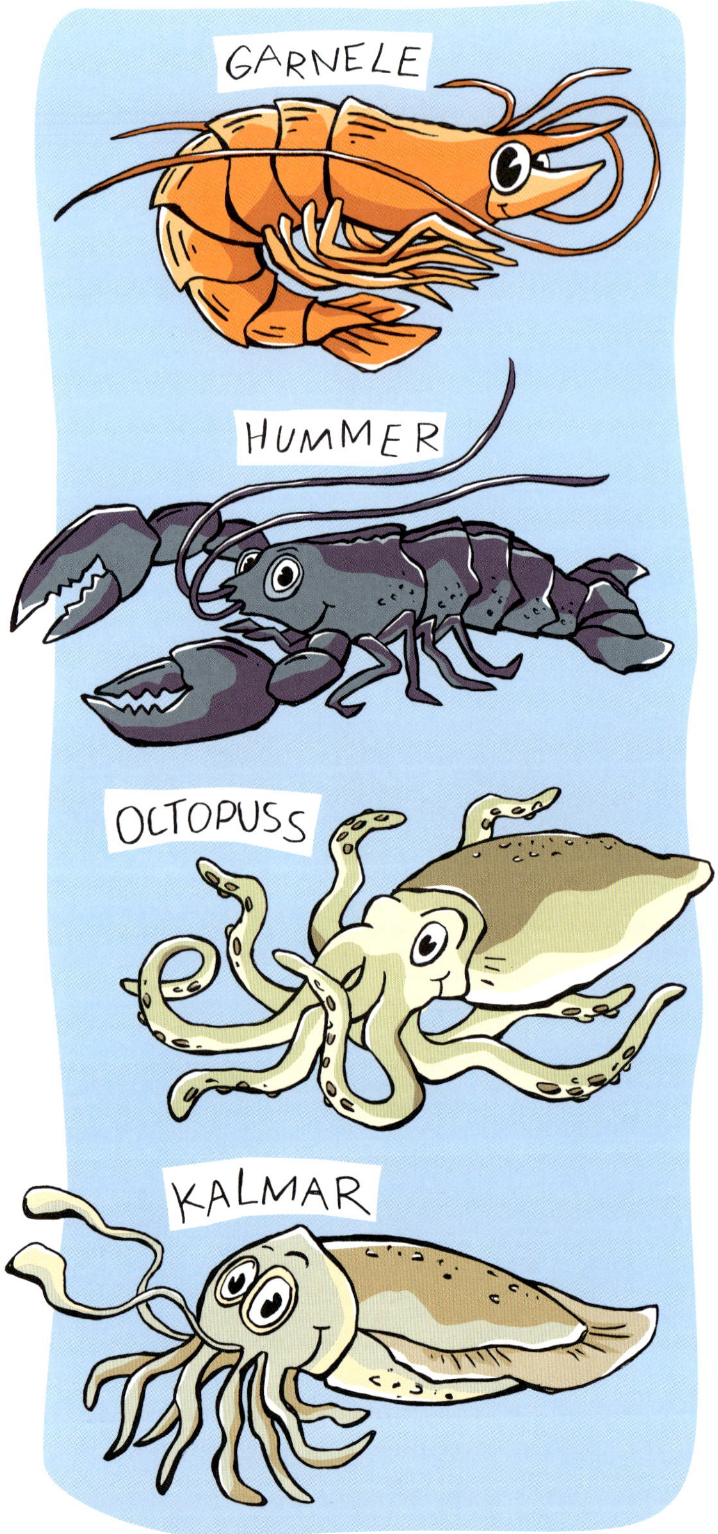

Können Muscheln miese Laune haben?

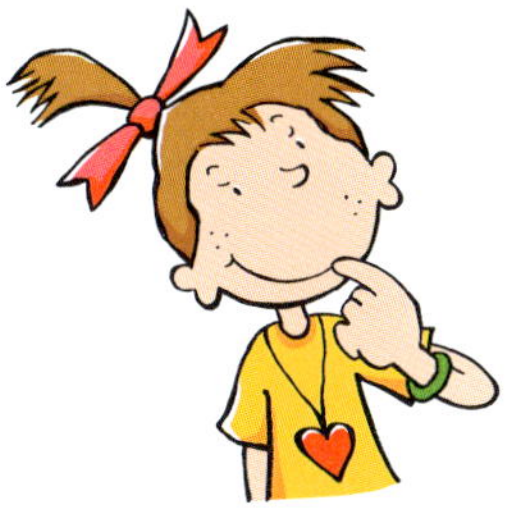

Oder woher haben die Miesmuscheln ihren Namen? Es liegt weder an ihrer Stimmung, noch an ihrem Aussehen, sondern nur daran, dass sie gerne an bemoosten Steinen und Holzplanken sitzen.
Aus Moos wurde dann irgendwann Mies. So kamen die Muscheln zu ihrem Namen.

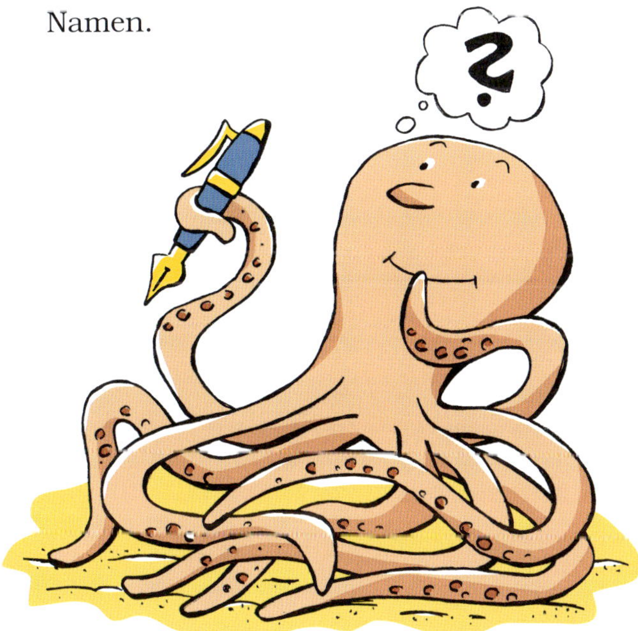

Welches Tier hat immer Tinte dabei?

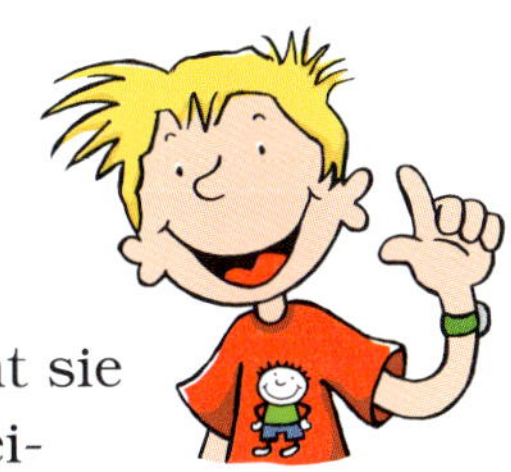

Der Tintenfisch. Er braucht sie allerdings nicht zum Schreiben, wie du dir schon denken kannst. Er benutzt sie, um sich vor Angriffen größerer Raubfische zu schützen. Im schwarz-braunen Tintenwasser kann der Angreifer nämlich nichts mehr sehen.

Was ist ein Filet?

Du würdest gerne Fisch essen, wenn da doch nur die Gräten nicht wären? Dieses Problem haben viele Menschen. Die einfache Lösung ist ein Fischfilet. Genauer betrachtet ist ein Fischfilet nur das zarte Fischfleisch ohne Gräten, Haut, Flossen oder gar Kopf und Schwanz. In einem Fischstäbchen steckt auch ein Fischfilet umgeben von Panade.

Welchen Fisch isst man mit Gräten?

Kann man Fisch denn überhaupt mit Gräten essen? Da sollen doch schon Menschen dran erstickt sein! Nicht bei den Sardinen. Die werden tatsächlich mit Haut und Gräten, Schwanz und – man glaubt es kaum – auch dem Kopf gegessen. Das geht nur, wenn sie noch sehr jung sind und die Gräten klein und weich. Zuvor werden sie kross gebraten oder gegrillt.

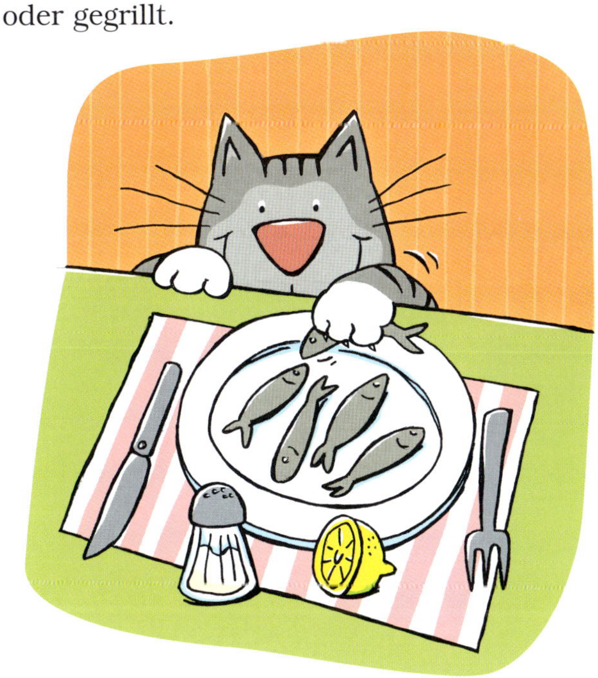

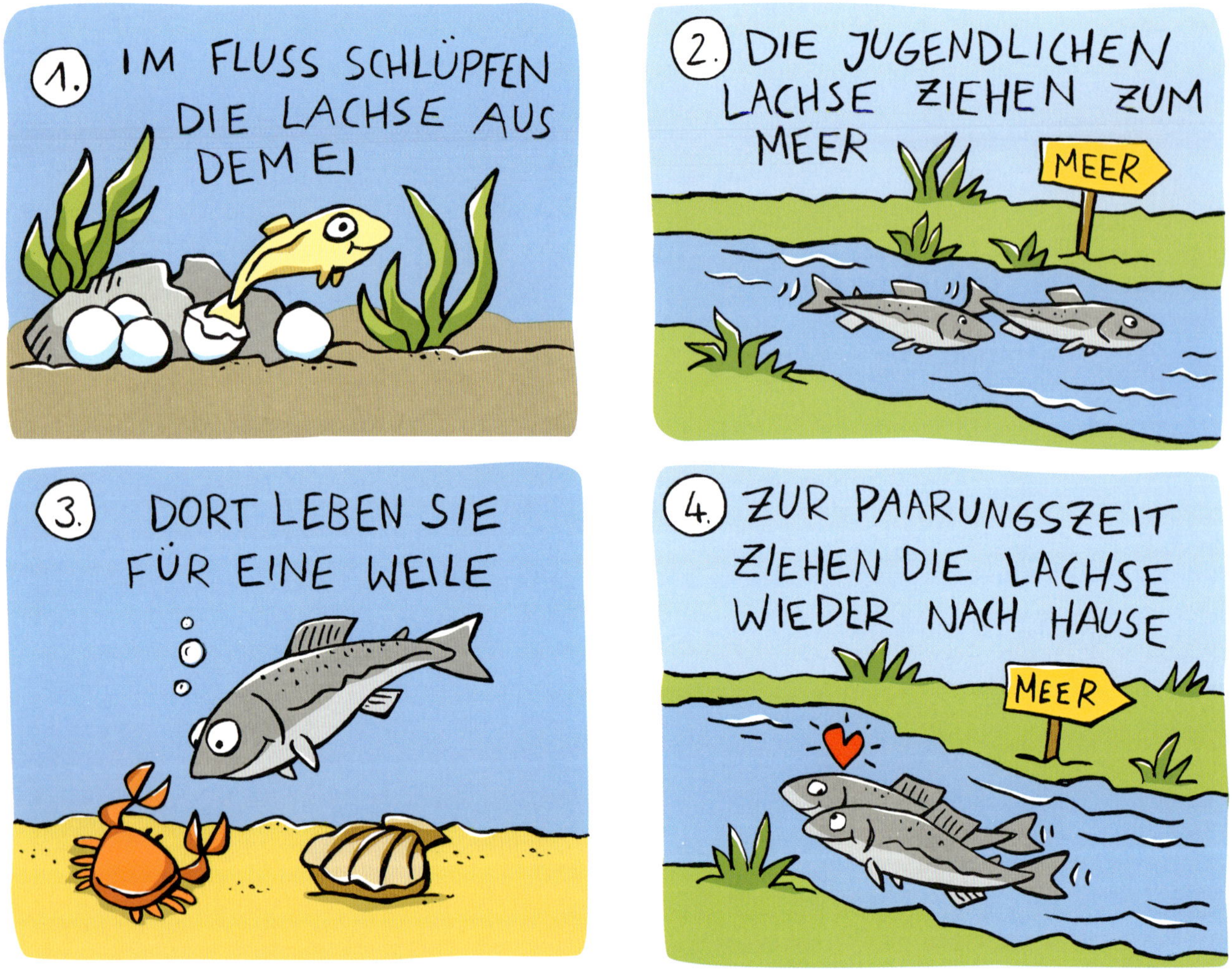
1. IM FLUSS SCHLÜPFEN DIE LACHSE AUS DEM EI
2. DIE JUGENDLICHEN LACHSE ZIEHEN ZUM MEER
MEER
3. DORT LEBEN SIE FÜR EINE WEILE
4. ZUR PAARUNGSZEIT ZIEHEN DIE LACHSE WIEDER NACH HAUSE
MEER

Welcher Fisch lebt sowohl im Meer als auch im Fluss?

Es ist der Lachs. Allerdings gibt es für seinen Aufenthalt im Meer oder Fluss ganz bestimmte Regeln. Er schlüpft nämlich im Fluss und verbringt dort seine Kindheit. Dann zieht er flussabwärts zum Meer in den Nordatlantik oder Pazifik und lebt dort während seiner Jugend. Zur Paarungszeit scheut er keine Mühen, wieder genau dorthin zurückzukehren, wo er selber das Licht der Welt erblickt hat. Also gegen den Strom flussaufwärts!

Welche Eier, die als Delikatesse serviert werden, stammen nicht von Vögeln?

Es handelt sich um Kaviar – also rohe Fischeier. Sie werden aus dem weiblichen Fisch heraus gestrichen. Der echte russische Kaviar stammt von einem Fisch namens Stör. Dieser Kaviar ist schwarz und sehr teuer und wird deshalb auch als „Schwarzes Gold" bezeichnet.

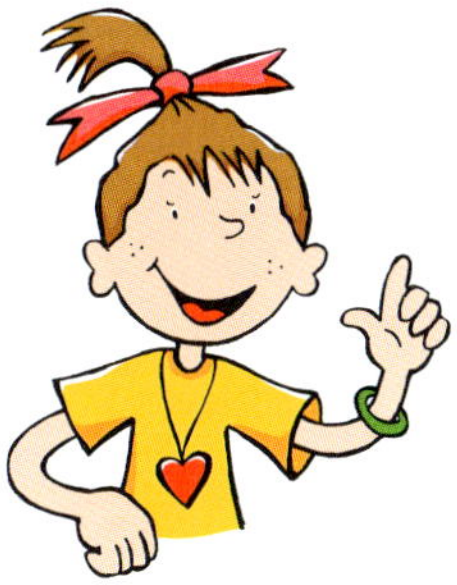

Welche Muschel liefert gleich ein schönes Tellerchen mit?

Es ist die Jacobsmuschel, eine große Meeresmuschel, die an den Küsten des Atlantiks und des Mittelmeeres lebt. In edlen Restaurants werden Jacobsmuscheln oft mit einer feinen Soße in der Muschelschale serviert.

Was schneiden die Hummer mit ihren Scheren?

Die Finger der Angler – wenn sie nicht aufpassen. Ansonsten aber auch ihr Mittagessen, denn die Scheren sind messerscharf. Dabei hält die eine Schere die Beute fest, während die andere Schere kräftig genug ist, auch eine Muschelschale oder einen Panzer zu knacken und den Fang mundgerecht zu zerkleinern. Auch im Kampf werden die Scheren eingesetzt, jedoch verletzen sich Hummer nicht damit. Nur wenn sie im engen Aquarium sitzen, können sie sich sogar gegenseitig töten, denn dort kann der Verlierer ja nicht das Weite suchen.

Welches Tier wird auch hier bei uns lebend gegessen?

Es ist die Auster, eine essbare Muschelart. Sie wird erst kurz vor dem Essen geöffnet. Das geschieht sehr vorsichtig, damit das in der tieferen Muschelhälfte befindliche Meerwasser nicht herausfließt. Dieses wird mit der Auster zusammen aus der Schale geschlürft und gilt als besondere Delikatesse!

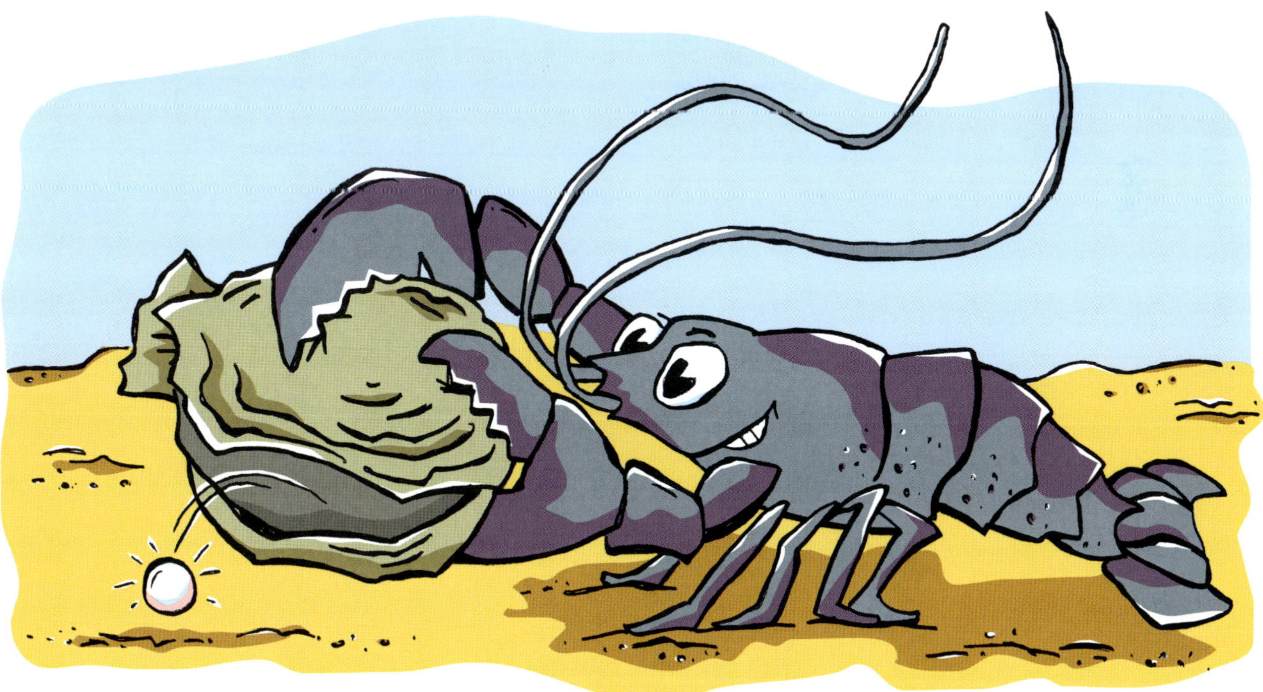

Der Hummer hält mit der einen Schere die Beute fest, um sie mit der anderen Schere zu knacken.

Rezeptecke

Fischpäckchen

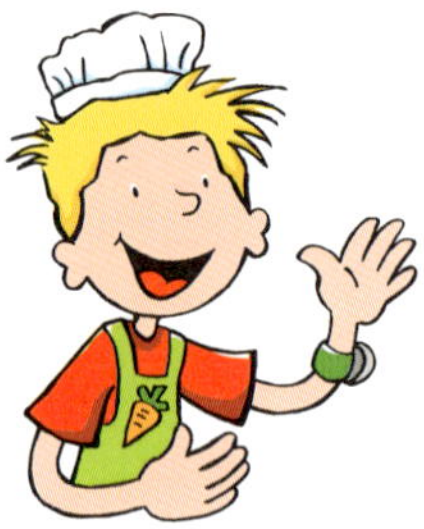

Pack dir dein eigenes Fischpäckchen in ca. 45 Minuten!

Für zwei, die sich in Schwung bringen wollen, brauchst du:

- 300 g Fischfilet (z. B. tiefgefrorenen Seehecht, Seelachs oder Rotbarsch)
- 300 g Broccoliröschen (tiefgefroren)
- 2 EL Olivenöl
- Jodsalz und Pfeffer
- Zitronensaft
- Alufolie

- Lege zwei große Stücke Alufolie bereit.
- Gib das tiefgefrorene Fischfilet auf die Folie und würze es mit Salz, Pfeffer und Zitronensaft von beiden Seiten.
- Lege die Broccoliröschen dazu und salze sie.
- Auf jedes Päckchen gibst du nun 1 EL Olivenöl und schließt sie dann sorgfältig zu.
- Die Päckchen werden auf der zweiten Schiene von unten im Backofen bei 180°C 40 Minuten lang gegart.

Solltest du aufgetaute Fischfilets verwenden, muss das Gemüse vorher kurz blanchiert werden. Das heißt, es muss mit wenig Wasser und etwas Salz ca. fünf Minuten gekocht werden, bevor es in die Päckchen kommt. Die Zubereitungszeit im Backofen verkürzt sich dann auf 20 Minuten.

Übrigens

Ein Fischpäckchen liefert wertvolles Eiweiß zum Aufbau von Muskeln. Aufgebaut werden diese aber nur, wenn sie auch benutzt werden, deshalb ist viel Bewegung genauso wichtig wie gutes Essen.

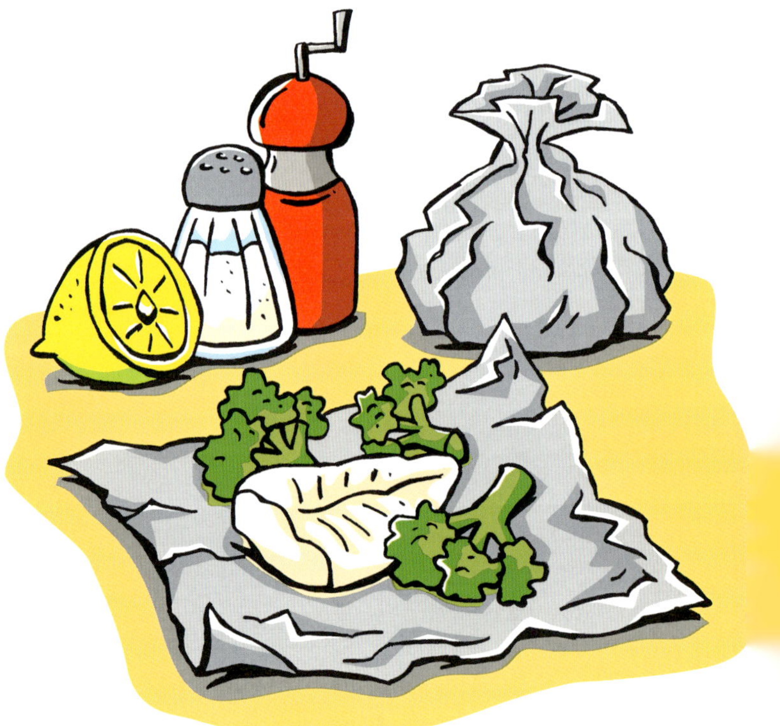

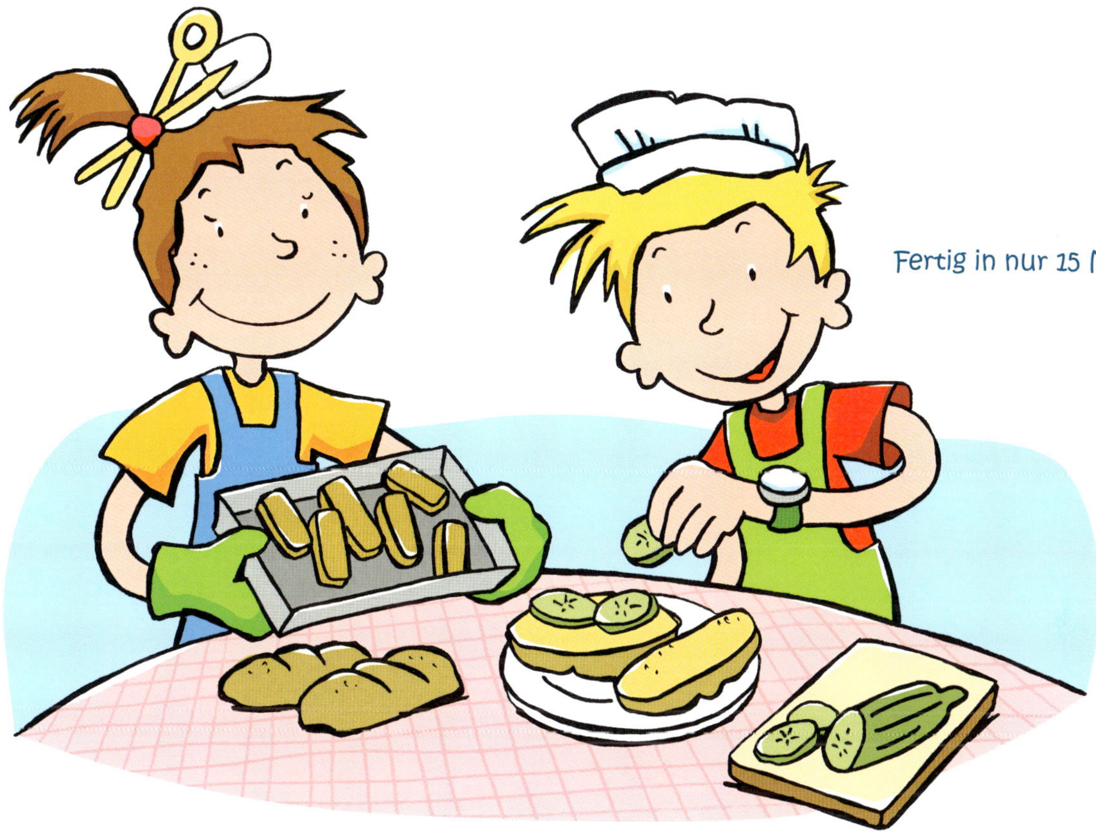

Fertig in nur 15 Minuten!

Fischstäbchen-Burger

Für zwei Personen brauchst du:
- 6 Fischstäbchen
- 2 Baguettebrötchen
- 12 Scheiben Schlangengurke
- 4 EL Joghurt
- 2 EL Mayonnaise
- 1 TL Tomatenmark
- Jodsalz und Pfeffer

• Bereite die Fischstäbchen im Backofen so zu, wie es in der Anleitung steht.
• Lege die Baguettebrötchen kurz mit in den Ofen, damit sie schön knusprig werden.
• Mische den Joghurt mit der Mayonnaise und dem Tomatenmark und würze die Sauce mit Salz und Pfeffer, bis sie dir gut schmeckt.
• Schneide die Baguettebrötchen auf, bestreiche beide Seiten mit der Joghurtsauce und lege auf jede Seite drei Scheiben Schlangengurke.
• Zum Schluss kommen je drei Fischstäbchen auf das Brötchen, nochmals mit Sauce beträufeln, zuklappen ...

... und guten Appetit!

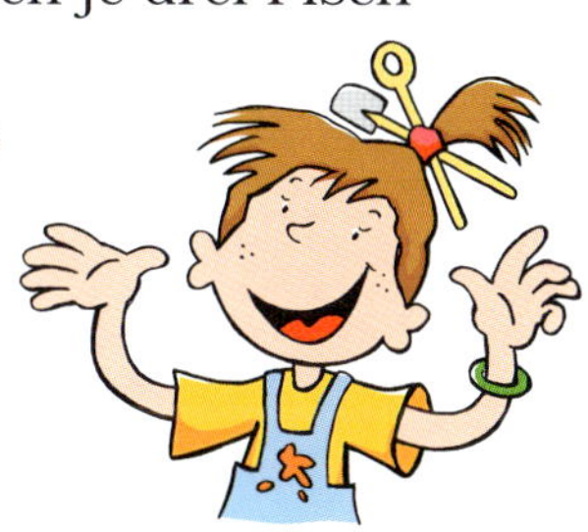

Fischsuppe „Anglerglück“

Fertig in 30 Minuten!

Am besten machst du gleich vier Portionen und kochst für deine Eltern oder Freunde mit:

- 1 l Gemüsebrühe
- 600 g Fischfilet, z. B. Seelachs, Seehecht, Kabeljau, Steinbeißer, Lachs
- 2 Schalotten
- 2 Möhren
- 1 Stange Porree
- 1 Stange Sellerie
- 2 EL Öl
- 1 Bund frischen Liebstöckel (Maggikraut)

• Schäle die Schalotten und schneide sie in kleine Würfel.
• Schäle die Möhren und schneide daraus feine Scheiben.
• Wasche den Porree und schneide das Hellgrüne und Weiße in feine Ringe.
• Wasche den Sellerie und schneide ihn in Stücke.
• Nimm einen großen Topf und erhitze das Öl darin.
• Gib das Gemüse dazu und lasse es kurz unter Rühren im heißen Öl braten.
• Gib die Gemüsebrühe dazu und lasse die Suppe 10 Minuten lang köcheln.
• Wasche die aufgetauten Fischfilets gut ab und tupfe sie mit Küchenpapier trocken.
• Schneide daraus mit einem scharfen Messer mundgerechte Stücke.
• Gib den Fisch in die Suppe, schalte die Temperatur auf die niedrigste Stufe und lasse den Fisch 10 Minuten in der nicht mehr kochenden Suppe ziehen.
• Nun schmeckst du die Suppe noch mit Salz und Pfeffer ab und gibst zum Schluss den gewaschenen Liebstöckel dazu. Wenn du keinen Liebstöckel bekommen kannst, nimm glatte Petersilie dafür.

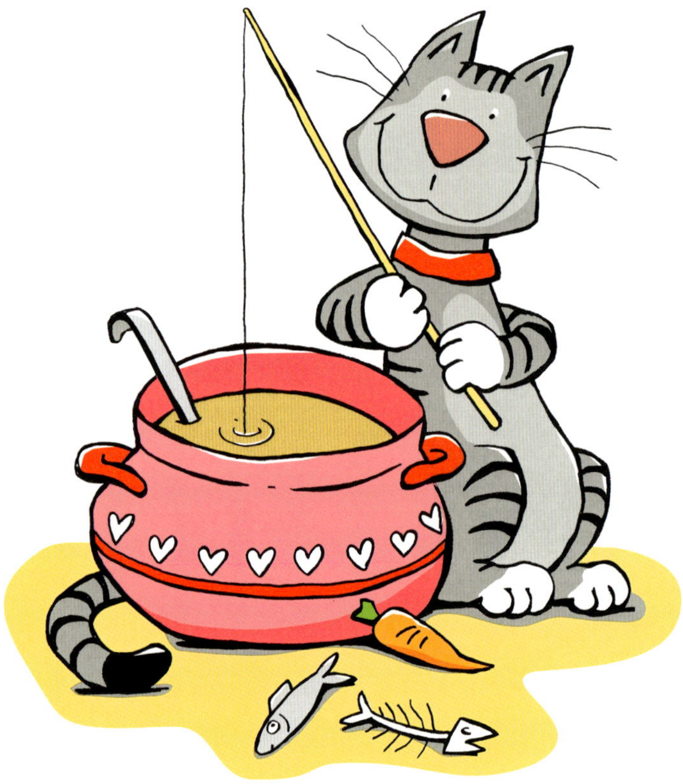

Zucker und Salz

Zucker und Salz

Wissensecke

Zucker

Zucker ist nicht gleich Zucker

Es gibt die verschiedensten Zuckersorten: von Puderzucker über Kandiszucker, Hagelzucker, Würfelzucker bis hin zum ganz normalen Haushaltszucker. Dabei handelt es sich immer um den gleichen Stoff: die Saccharose (gesprochen: Sacharose). Es gibt aber auch noch andere Zuckerarten, die nicht aus Saccharose sind, wie zum Beispiel den Fruchtzucker, den Milchzucker oder den Traubenzucker. Die Unterschiede liegen im chemischen Aufbau – das heißt, sie sind aus verschiedenen Bausteinen zusammengesetzt. Dadurch schmecken diese Zuckerarten unterschiedlich süß. Am Ende liefern jedoch alle dasselbe: Energie.

Wenn man von Zucker spricht, ist in der Regel der ganz normale Haushaltszucker, also die „Saccharose“, gemeint. Bei uns in Deutschland wird er aus dem Saft der Zuckerrübe gewonnen. Jedes Jahr Ende September sind die Zuckerrüben reif. Die Ernte und anschließende Verarbeitung in der Zuckerfabrik beginnt.

Die größten Zuckerproduzenten sind Brasilien, Indien und China. Dort wird

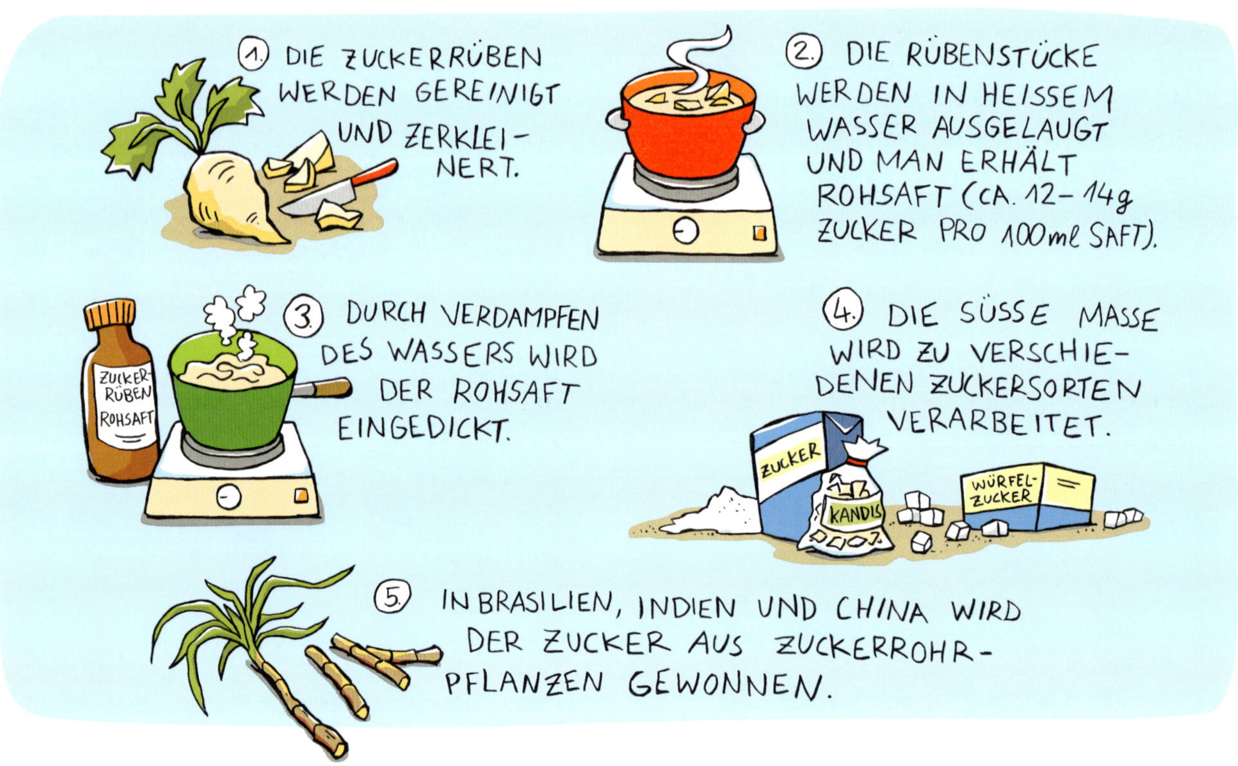

1. DIE ZUCKERRÜBEN WERDEN GEREINIGT UND ZERKLEINERT.
2. DIE RÜBENSTÜCKE WERDEN IN HEISSEM WASSER AUSGELAUGT UND MAN ERHÄLT ROHSAFT (CA. 12–14g ZUCKER PRO 100ml SAFT).
3. DURCH VERDAMPFEN DES WASSERS WIRD DER ROHSAFT EINGEDICKT.
ZUCKER-RÜBEN ROHSAFT
4. DIE SÜSSE MASSE WIRD ZU VERSCHIEDENEN ZUCKERSORTEN VERARBEITET.
ZUCKER
KANDIS
WÜRFEL-ZUCKER
5. IN BRASILIEN, INDIEN UND CHINA WIRD DER ZUCKER AUS ZUCKERROHR-PFLANZEN GEWONNEN.

Hier siehst du, wie aus Zuckerrüben oder Zuckerrohr Zucker wird.

der Zucker aus Zuckerrohr gewonnen – übrigens ganz ähnlich der Gewinnung von Rübenzucker.

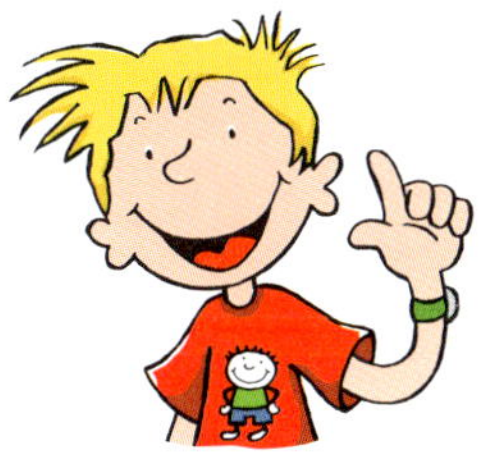

In Brasilien fahren viele Autos mit aus Zucker gewonnenem Ethanol.

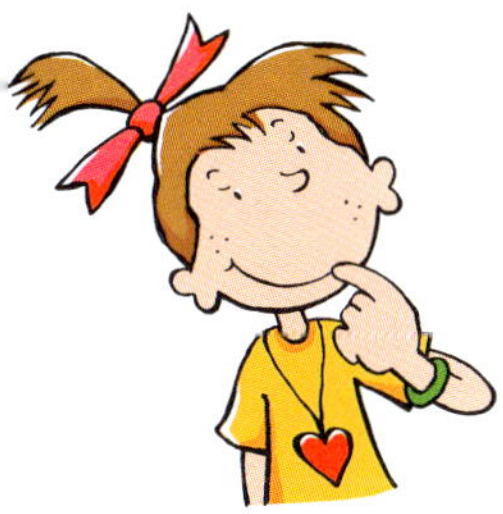

Es gibt auch eine Krankheit, die Zucker heißt. Bekommt man die, wenn man zu viel Zucker isst?

Nicht direkt, aber es hat schon etwas damit zu tun. Es gibt zwei Arten der Zuckerkrankheit. Die eine ist angeboren und entsteht daher nicht durch die Ernährung. Die andere, die man auch Alterszucker nennt, bekommt man durch falsche Ernährung. Menschen, die daran erkranken, haben meistens Übergewicht und bewegen sich nicht genug. Es bleibt dann ständig zu viel Zucker im Blut, und der schädigt die Wände der Blutgefäße. Die sicherste Vorbeugung ist eine gesunde Ernährung und viel Bewegung.

Zu viel Zucker schadet den Zähnen

Zucker schädigt die Zähne – das weiß jedes Kind. Der Grund dafür sind die Bakterien, die in deinem Mund leben und liebend gerne Zucker essen. Dabei entsteht eine Säure auf den Zähnen. Diese Säure wiederum kann Mineralstoffe aus dem Zahnschmelz herauslösen und ihn brüchig machen. Das ist ähnlich wie bei der Eierschale, die sich in Essig vollkommen auflöst (siehe Seite 39). Die Folge sind Löcher – also Karies.

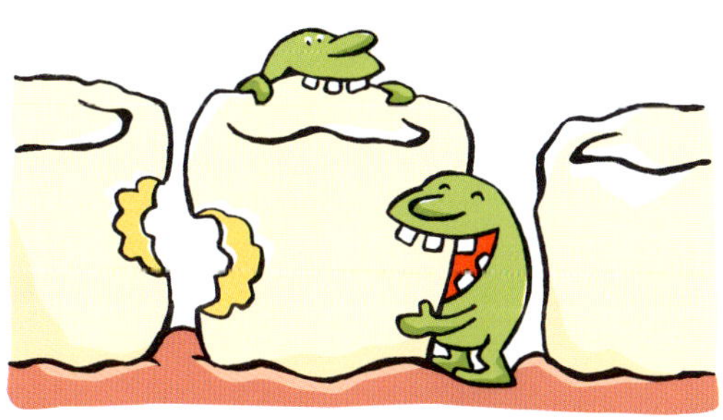

Warum essen Sportler Traubenzucker?

Traubenzucker ist der schnellste Energielieferant, den es gibt. Er besteht aus einzelnen Zuckerbausteinen, die direkt – teilweise schon im Mund – ins Blut transportiert werden. Das Blut bringt die Bausteine, die man auch Glucose nennt, dann in jede Zelle. Dort wirkt die Glucose als pure Energie. Aber Achtung: Die Traubenzucker-Energie wirkt zwar schnell, aber auch nur sehr kurz! Kaum ist der Zucker nämlich in den Zellen verschwunden, lässt die Kraft wieder nach. Für Ausdauer beim Sport ist Traubenzucker also ungeeignet. Da helfen eine Banane oder ein Brot, die langsam die Energie ins Blut liefern, viel besser.

Ist Honig auch Zucker?

Ja, im Prinzip schon. Honig besteht zu über 80% aus Zucker. Wenn du ihn zum Süßen nimmst, verleiht er neben der Süßkraft auch einen leckeren Honiggeschmack.

Wie viel Zucker ist in Marmelade?

Beim Einkochen von Marmelade benutzt man die gleiche Menge Zucker wie Früchte. Die Marmelade wird dadurch haltbar und schimmelt nicht.

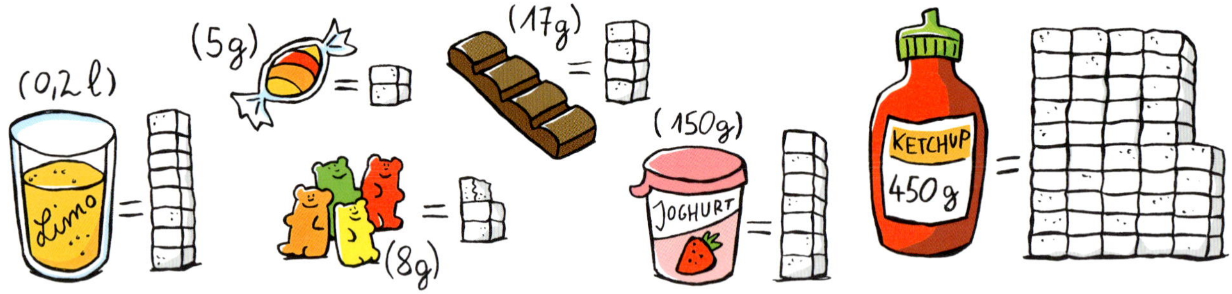

Viele Lebensmittel enthalten viel mehr Zucker, als du vermuten würdest.

Ist in Ketchup Zucker?

Manchmal ist Zucker in Lebensmitteln versteckt, in denen wir ihn gar nicht vermuten. Ketchup gehört dazu. Pro Flasche enthält er sogar 45 Würfel Zucker.

Salz

Unser Kochsalz ist eine Verbindung von zwei Bausteinen: Natrium und Chlorid. Daher ist der chemische Name von Kochsalz auch Natriumchlorid. Es wird entweder aus dem Meer gewonnen (Meersalz), unter der Erde in Bergwerken abgebaut oder aus Sole eingedampft (Steinsalz).

Das Salz, das heute aus der Erde abgebaut wird, entstand vor Jahrmillionen. Damals war Europa noch von Meerwasser bedeckt. Dieses verdunstete in Wasserbecken und zurück blieben die Salzkristalle. So wuchsen bis zu 800 Meter dicke Salzschichten, die nach und nach von Erde bedeckt wurden.
Wenn Regenwasser bis zu den Salzschichten vordringt und das Salz löst, dann entsteht Sole. Sole ist ein sehr salzhaltiges Wasser. Die Sole wird eingedampft und auf diese Weise wieder Salz gewonnen.

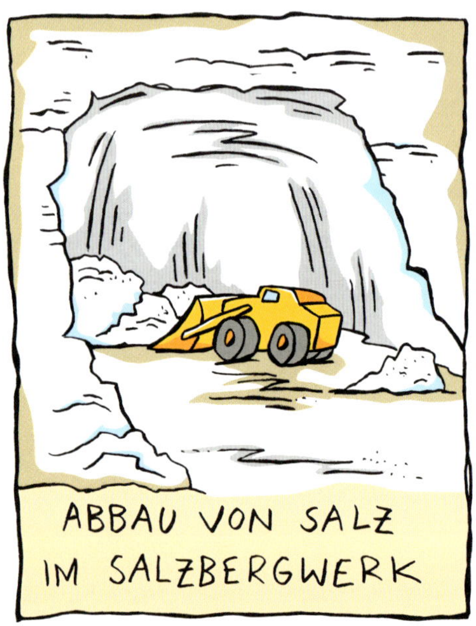

ABBAU VON SALZ IM SALZBERGWERK

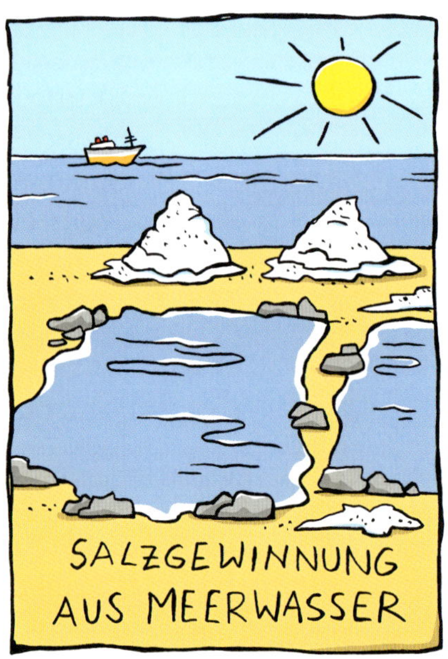

SALZGEWINNUNG AUS MEERWASSER

Was macht das Jod im Salz?

Steht auf deinem Salz auch „Jodsalz“? Das Jod wird dem Salz extra hinzugefügt, da es sehr gesund ist. Obwohl der Körper Jod dringend braucht, nimmt nicht jeder genug davon zu sich. In Deutschland hat man sich daher überlegt, Jod in ein Lebensmittel zu mischen, das jeder braucht und benutzt, nämlich Kochsalz.

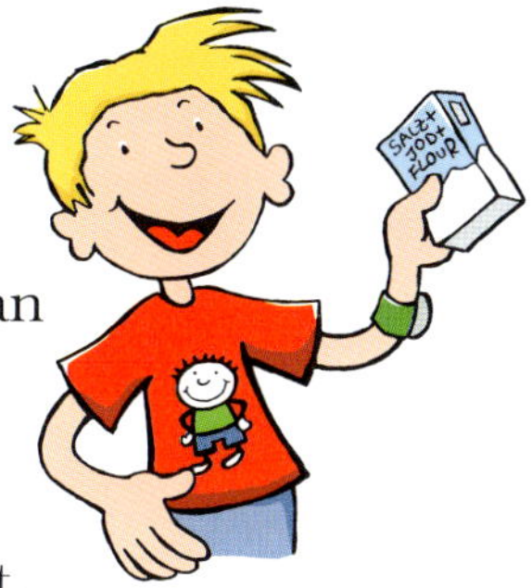

Salz, das Jod und Fluor enthält, ist gesund.

Auf diese Weise isst man ganz automatisch bei jedem Salzen eine kleine Menge Jod. Warum der Körper Jod braucht, kannst du auch im Kapitel Fisch auf Seite 114 nachlesen. Im Seefisch ist natürlich viel Jod enthalten.

Was macht das Fluor im Salz?

Neben Jod wird dem Speisesalz noch Fluor zugesetzt. Auch Fluor essen wir zu wenig und das ist schlecht für die Zähne. Die brauchen es nämlich und werden dadurch geschützt. Wenn du Speisesalz mit Fluor benutzt, nimmst du auch immer eine kleine Portion „Zahnstärkung" zu dir.

Wieso kann man mit Salz Lebensmittel haltbar machen?

Früher, als es noch keine Kühlschränke gab, mussten die Menschen ihre Lebensmittel anders vor dem Verderben schutzen. Im Kühlschrank ist es vielen schädlichen Bakterien zu kalt und sie können sich nur langsam vermehren. Dadurch bleiben Joghurt und Wurst länger frisch. Schlachtete man jedoch früher ein Schwein, so musste man das Fleisch mit Salz und Rauch vor Bakterien schützen. Die Fleischteile wurden mit einer dicken Schicht Salz eingerieben. Das Salz zieht Wasser aus den äußeren Fleischschichten. Dadurch bildet sich eine feste Kruste. Diese trockene und salzige Umgebung ist nichts für Bakterien. Das Fleisch bleibt länger frisch.

Andere Methoden, um Lebensmittel haltbar zu machen:
in Essig einlegen, Einkochen, Trocknen, Konservierungsstoffe dazugeben, Tiefkühlen.

Was macht das Salz in deinem Körper?

Salz schmeckt nicht nur gut als Gewürz, es ist auch wichtig für deinen Körper. Es sorgt dafür, dass der Wasserhaushalt im Körper immer funktioniert. Es reguliert, wie viel Wasser im Körper bleibt und wie viel ausgeschieden wird. Beim Schwitzen geht Salz verloren und muss ersetzt werden. Wenn du Durchfall hast oder dich übergeben musst, geht ebenfalls jede Menge Salz verloren, das der Körper dann dringend wieder braucht. Neben dem Wasserhaushalt ist Salz auch für die Energieübertragung in den Muskeln zuständig. Außerdem ist der Baustein Chlorid wichtig für die Bildung von Salzsäure. Die wiederum wird im Magen für die Verdauung benötigt.

In unseren Lebensmitteln ist ausreichend Salz vorhanden, so dass keiner an Salzmangel leidet. Im Gegenteil, es gibt sogar einige Menschen, die darauf achten müssen, nicht zu viel Salz zu essen, da davon ihr Blutdruck steigt.

Bei Durchfall und Erbrechen solltest du eine Elektrolytlösung trinken. Dieses Getränk enthält auch viel Salz.

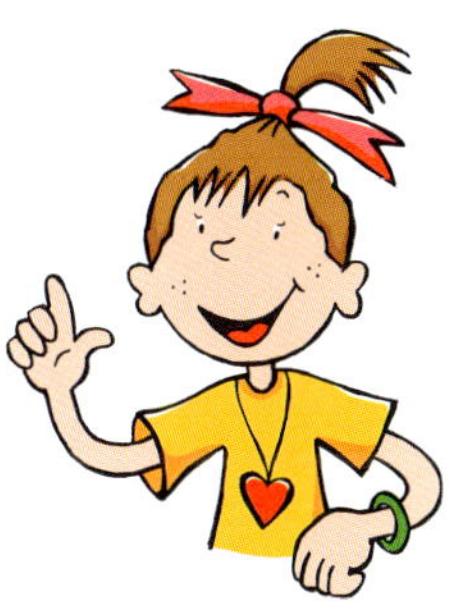

Mach-Labor

Forschertipps für schlaue Kids

1. Experiment
Zucker wegzaubern – wo ist er hin?
Zeitaufwand: 5-10 Minuten

Stelle die folgenden Dinge bereit, die du für dein Experiment brauchst:

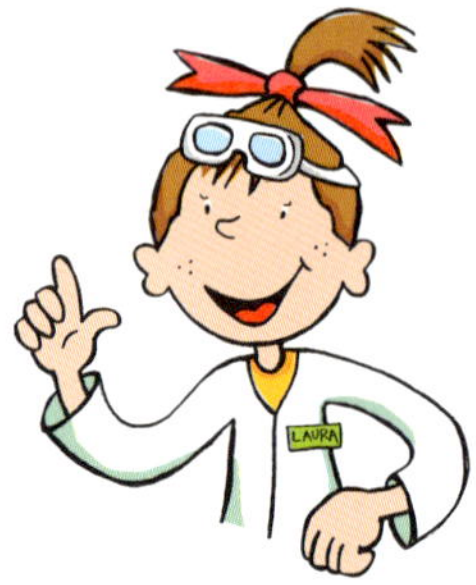

- 2 Tassen Zucker
- 1 Tasse Wasser
- 1 Messbecher
- 1 Topf
- 1 Schneebesen
- 1 Herdplatte

Versuchsverlauf

- Gib Zucker und kaltes Wasser in den Messbecher und merke dir genau, wie viel Platz beides im Messbecher braucht, solange sich der Zucker noch nicht gelöst hat.
- Stelle den Topf auf die Herdplatte und schütte den Inhalt des Messbechers komplett hinein.
- Erhitze das Ganze vorsichtig unter Rühren, bis sich der Zucker vollständig im heißen Wasser aufgelöst hat.
- Gieße das heiße Zuckerwasser zurück in den Messbecher und schaue nach, wie viel Platz es jetzt einnimmt.

Genauer betrachtet

Der Wasserstand ist nach dem Auflösen des Zuckers deutlich niedriger als zuvor. Der Grund ist, dass die Zuckerkristalle sperrig und kantig aufeinander liegen und dazwischen viel Platz für Luft ist. Auch die Wasserteilchen sind nicht dicht zusammengedrängt, sondern bieten noch viel Platz in den Zwischenräumen. Die großen Zuckerkristalle können sich also prima in den Zwischenräumen der Wasserteilchen „verstecken". Erst wenn alle Zwischenräume ausgefüllt sind, kann kein weiterer Zucker mehr gelöst werden und es bleiben Kristalle am Boden zurück.

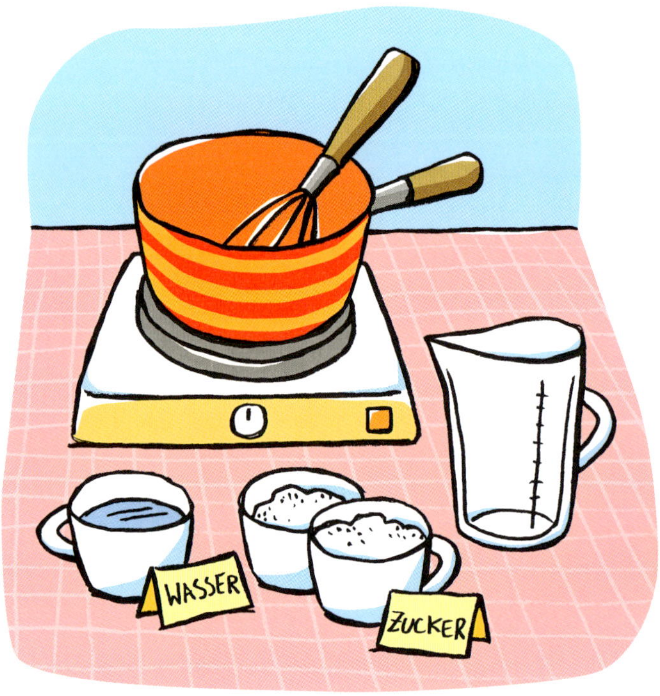

2. Experiment
Salz gewinnen

Zeitaufwand: 5-10 Minuten

Beobachtungs-
zeitraum: 2-3 Tage

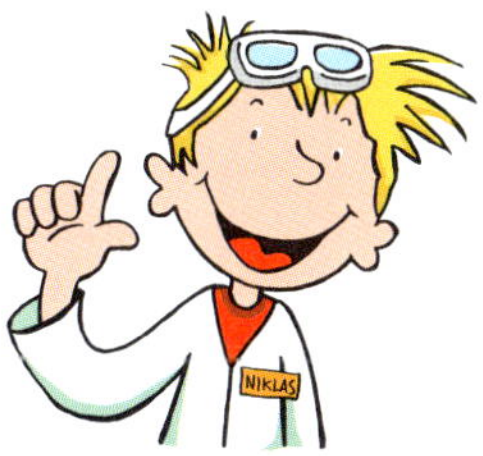

Stelle die folgenden Dinge bereit, die du für dein Experiment brauchst:

- 4 EL Salz
- 2 Tassen
- 1 Baumwollfaden (achte auf das Material, es muss saugfähig sein)
- 200 ml warmes Wasser
- 1 Untertasse
- 1 Löffel

Versuchsverlauf

- Gieße in jede Tasse 100 ml warmes Wasser.
- Löse in jeder Tasse so viel Salz auf, wie sich lösen lässt.
- Tauche nun in jede Tasse ein Fadenende ein und stelle in die Mitte der Tassen eine Untertasse, auf der der mittlere Teil des Fadens liegt.
- Stelle das Ganze an einen warmen Ort (z. B. auf die Fensterbank) und warte ab, was passiert.

Genauer betrachtet

Schon am nächsten Tag sind die ersten Salzkristalle am Faden sichtbar. Der Grund dafür ist, dass die Salzlösung den Faden durchnässt. Dann verdunstet das Wasser und zurück bleiben Salzkristalle. Wenn du länger wartest, kannst du das gesamte Salz zurückgewinnen.

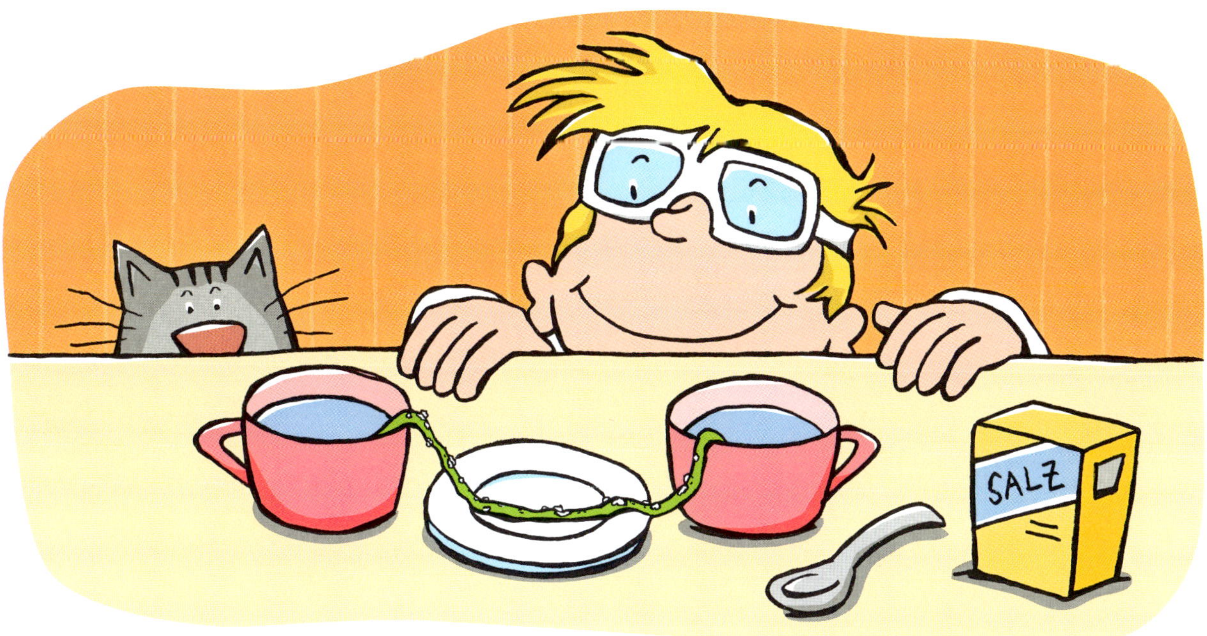

Rezeptecke

Nur für echte Naschkatzen

Karamell-Bonbons aus der Pfanne

Du brauchst:
- 3 EL Zucker
- eine Pfanne
- 2 EL Butter
- Backpapier
- 1 Holzlöffel
- etwas Wasser

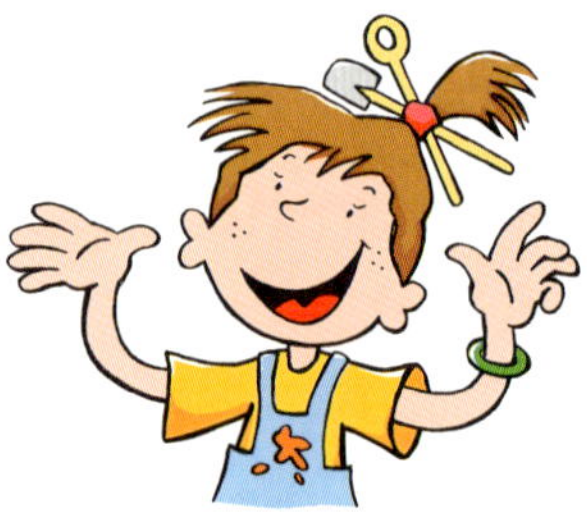

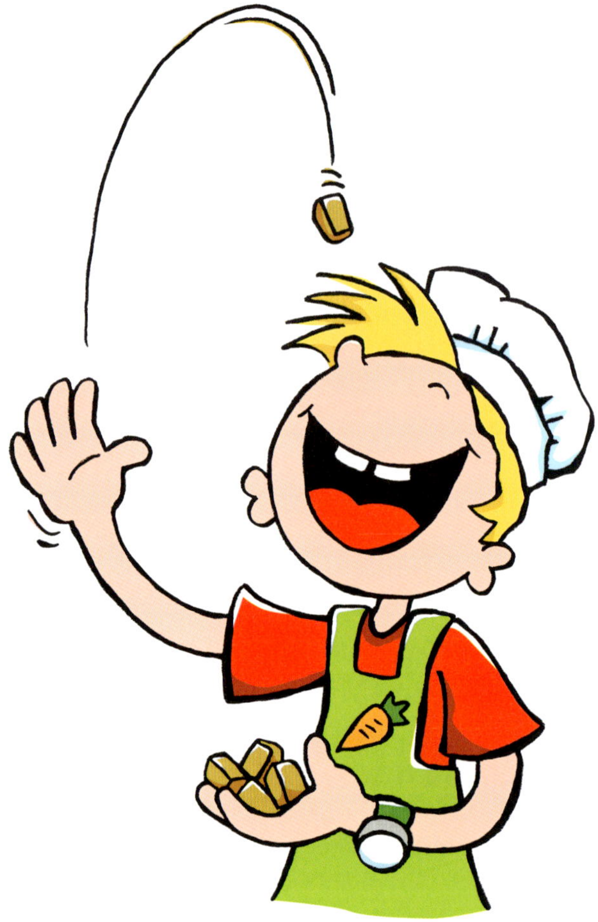

- Erwärme die Pfanne auf dem Herd und gib den Zucker, ein paar Spritzer Wasser und die Butter dazu.
- Lasse die Zutaten unter Rühren schmelzen.
- Sobald eine zähe Masse entstanden ist, schütte diese auf das Backpapier.
- Nach kurzer Zeit erstarrt die Masse und kann zu Bonbons zerkleinert werden.

Öle und Fette

Fette und Öle

Wissensecke

Zu viel Fett kann deinem Körper schaden. Aber Fette liefern auch lebenswichtige Vitamine und Fettsäuren. Ganz ohne Fette könntest du nicht überleben. Fette und Öle sind sehr energiereich. Sie enthalten mehr als doppelt so viel Energie wie Zucker und Eiweiß. Der Körper legt sie gerne als Energiereserve für Notzeiten an. Auch für dein Gehirn und das Nervensystem sind Fette sehr wichtig. Man unterscheidet feste Fette und flüssige Öle. Beide bestehen aus denselben Bausteinen: einem Glycerin und drei Fettsäuren. Je nach Länge und Aufbau der Fettsäuren entstehen flüssige oder feste, gesunde oder ungesunde Fette und Öle.

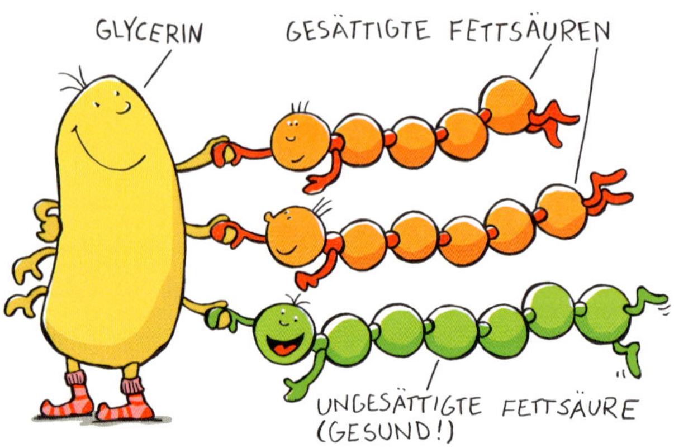

Was sind Fettsäuren?

Fettsäuren sind Bausteine der Fette und Öle. Man kann sie sich vorstellen als lange, mittlere und kurze Ketten mit unterschiedlichen Verbindungsgliedern. Je nachdem wie die Verbindungsstücke aufgebaut sind, unterscheidet man gesättigte und ungesättigte Fettsäuren. Gesund sind die ungesättigten Fettsäuren, da dein Körper sie braucht. Er baut sie in Zellwände ein oder benutzt sie für dein Gehirn. Das Immunsystem (die Körperpolizei) arbeitet mit ihnen zusammen, so bleiben deine Blutgefäße gesund.
Unter deiner Haut befindet sich eine wärmende Fettschicht. Sie wirkt wie eine Decke und hält die inneren Organe warm. Wer wenig Körperfett hat, friert meist schneller.

Hier ist Dicksein Pflicht!

Beim Sport sind meistens die Schlanken von uns im Vorteil. Sie tragen kein überflüssiges Gewicht mit sich herum. Allerdings gibt es eine Sportart, bei der das Dicksein dazu gehört: Sumoringen. Durch ihr Gewicht sind die Ringer nicht so leicht umzuwerfen. Um so dick zu werden und zu bleiben, müssen sie jeden Tag große Mengen fettreicher Fleischspeisen essen.

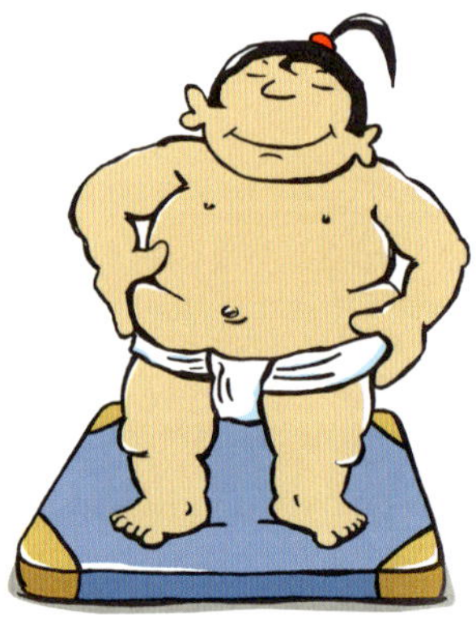

Wo kommt das Fett her?

Es gibt pflanzliches und tierisches Fett. Meistens ist das pflanzliche Fett gesünder, da es die lebenswichtigen Fettsäuren enthält, die unser Körper braucht. Fischöl ist eine Ausnahme. Dieses tierische Fett ist sehr gesund und wir dürfen ruhig etwas mehr davon essen.

Zum Frittieren und Braten braucht man unempfindliche Fette, die große Hitze gut aushalten können. Dazu gehören Palmkernöl und Kokosfett.

Pflanzen, aus denen Öl gewonnen wird:

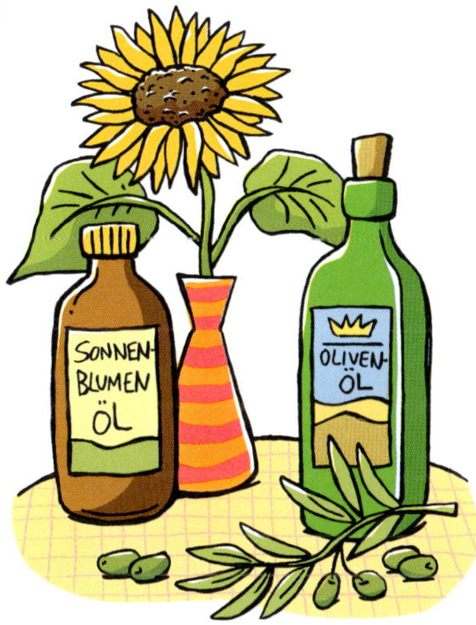
SONNEN-BLUMEN ÖL
OLIVEN-ÖL

Hast du schon mal ein gelbes Rapsfeld gesehen? Aus den Samen der Rapspflanze wird Rapsöl gewonnen.

Woher kommt das tierische Fett?

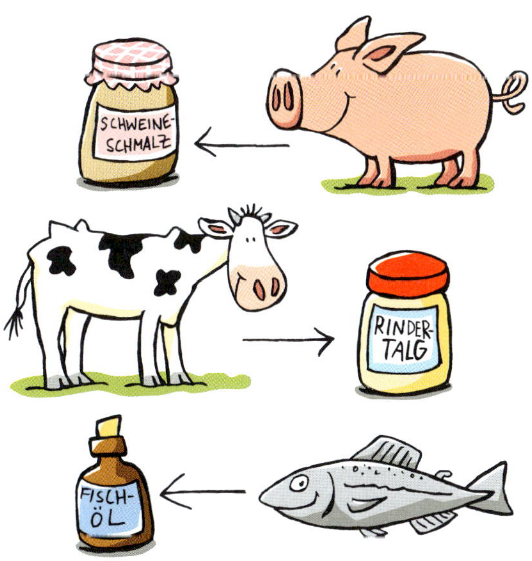
SCHWEINE-SCHMALZ
RINDER-TALG
FISCH-ÖL

Die Butter für dein Butterbrot wird meist aus Kuhmilch hergestellt.

Oliven sind gesund und energiereich zugleich

In Italien und Spanien ist Olivenöl die wichtigste Zutat vieler Gerichte. Das Olivenöl schmeckt je nach Sorte und Herkunft sehr unterschiedlich, ebenso wie die Oliven, aus denen es gewonnen wird. Oliven wachsen an knorrigen Bäumen und zählen zum Obst. Je reifer sie werden, desto mehr verändert sich ihre Farbe von grün bis zu schwarz.

Öle und Fette mögen es kühl und dunkel

Butter, Margarine und empfindliche Ölsorten sind am besten im Kühlschrank aufgehoben. Dort bleiben sie länger haltbar und werden nicht ranzig. Ranzige Fette schmecken nämlich scheußlich. Außer Wärme können auch Licht und Luft die Fette verderben. Deshalb sollen sie immer dunkel und gut verschlossen aufbewahrt werden. Wenn Fette ranzig werden, sind sie verdorben.

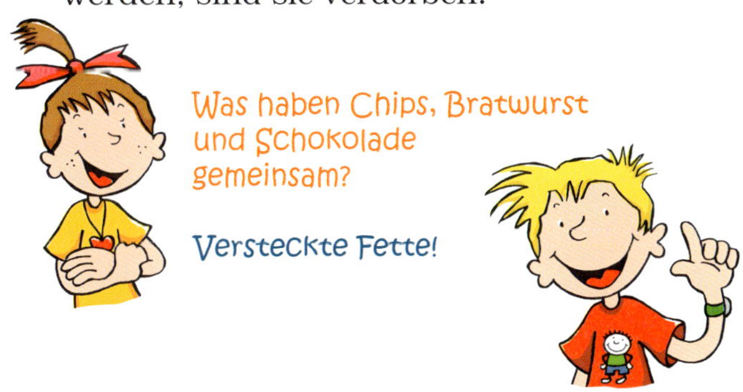
Was haben Chips, Bratwurst und Schokolade gemeinsam?
Versteckte Fette!

Es gibt eine ganze Menge Lebensmittel, bei denen du nicht ahnst, dass sie sehr viel Fett enthalten. Es ist gut, wenn man diese Lebensmittel kennt, sonst kann man leicht viel zu viel Energie futtern, aus der der Körper Fettdepots für Notzeiten anlegt.

Versteckte Fette:

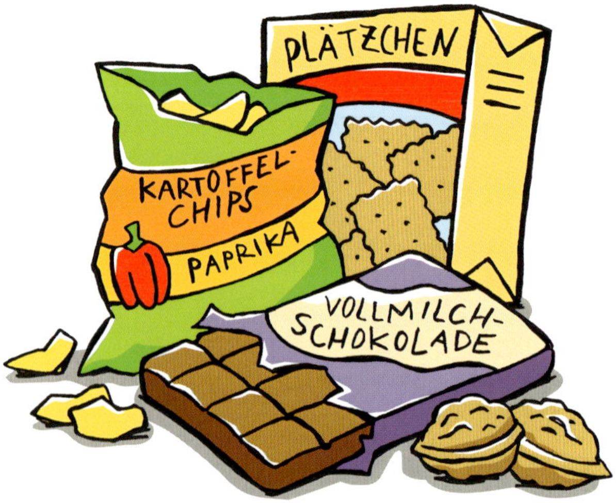

In Schokolade, Gebäck, Knabbereien, Wurst und Käse ist ziemlich viel Fett enthalten. Auch Milchprodukte können ganz schön fettig sein

Fettfrei hingegen sind:

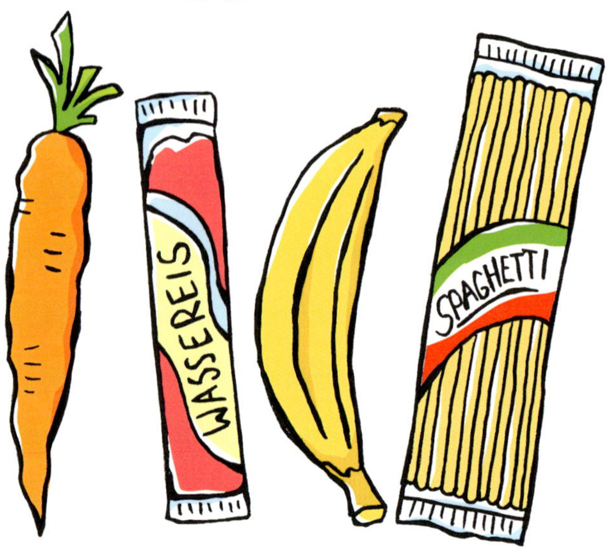

In Obst und Gemüse ist kaum Fett drin. Auch unsere Beilagen wie Kartoffeln, Reis und Nudeln enthalten genauso wenig Fett wie Gummibärchen oder Wassereis.

Fett macht lecker!

Wieso gibt es eigentlich so viele fettige Speisen, die total lecker schmecken? Das liegt daran, dass Fett ein Geschmacksträger ist. Durch Fett kann sich der Geschmack viel besser entfalten. Kurzum: Mit Fett schmecken viele Gerichte einfach besser!

Fettlösliche Vitamine

Im Kapitel Obst und Gemüse kannst du einiges über Vitamine lesen. Es gibt zum Beispiel fettlösliche und wasserlösliche. Die fettlöslichen befinden sich natürlich im Fett. Allerdings gibt es eine Ausnahme und das ist das Betakarotin. Das steckt zum Beispiel in Möhren. Deswegen wird die Möhre auch Karotte genannt. Aus Betakarotin kann sich dein Körper selber Vitamin A herstellen. Allerdings muss es zunächst mal von der Möhre in dein Blut gelangen. Das geht nach dem Essen und Verdauen nur mit etwas Fett.

Im Mach-Labor kannst du ausprobieren, wie sich Betakarotin aus der Möhre lösen lässt.

Was ist Margarine?

Du benutzt sie wie Butter als Brotaufstrich. Doch sie wird nicht aus Milchfett, sondern aus Pflanzenfett hergestellt. Dabei ist Pflanzenfett doch normalerweise flüssig und nicht fest? Der Trick ist ein chemisches Verfahren, bei dem aus flüssigen Ölen Streichfette werden. Margarine hat genau so viel Fett wie Butter. Allerdings gibt es auch Halbfettmargarine. Ein Teil des Fettes wird dort durch Wasser ausgetauscht. Menschen, die auf ihr Gewicht achten müssen, können mit Halbfettmargarine und anderen Diätprodukten viel Energie einsparen.

Mach-Labor

Forschertipps für schlaue Kids

1. Experiment

Wo steckt das Fett?

Zeitaufwand:	20 Minuten
Beobachtungs-zeitraum:	20 Minuten

Stelle jeweils einige Tropfen, Krümel oder Stückchen der folgenden Dinge bereit:

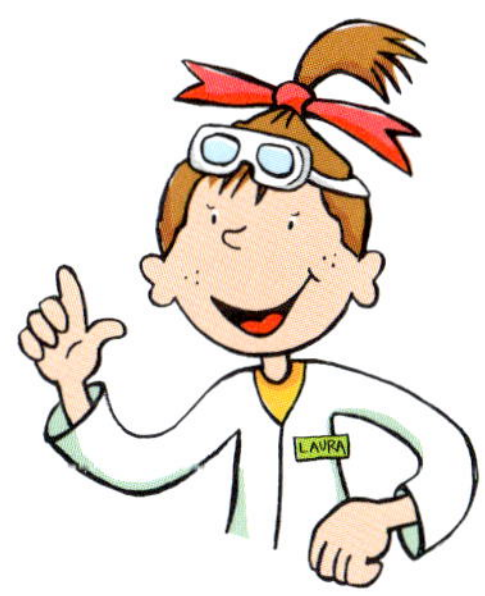

- Apfel
- Kartoffel
- Milch
- Käse
- Sahne
- Chips
- Möhre
- Saft
- Öl
- Margarine
- Butter
- außerdem mehrere Blätter Papier

Versuchsverlauf

- Gib jeweils einen Tropfen Flüssigkeit auf das Papier und beschrifte es sofort, damit du später weißt, wo du welches Lebensmittel aufgebracht hast.
- Drücke die festen Lebensmittel auf das Papier und reibe sie etwas.
- Bei schmierigen Lebensmitteln kannst du eine kleine Menge mit dem Finger auf das Papier streichen.
- Warte einige Minuten, bis das Wasser verdunstet ist. Was kannst du jetzt erkennen?

Genauer betrachtet

Bei einigen Lebensmitteln entstehen große durchsichtige Flecken im Papier. Andere Lebensmittel hinterlassen nichts oder nur einen kleinen Schmutzfilm. Die durchsichtigen Flecken weisen auf Fett hin. Du kannst ganz deutlich ablesen, in welchen Lebensmitteln viel Fett und in welchen wenig oder nichts vorhanden ist. Aber Achtung: Du musst auf jeden Fall warten, bis das Wasser verdunstet ist, damit du Fett- von Wasserflecken gut unterscheiden kannst.

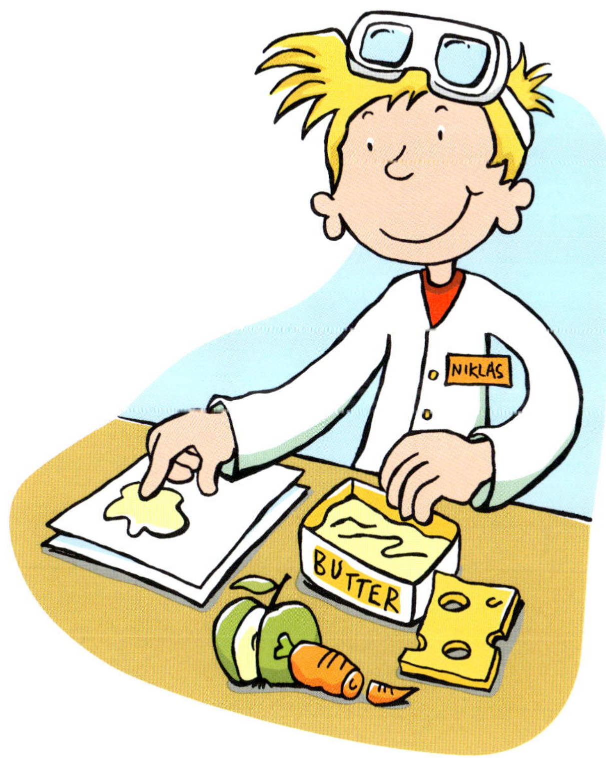

2. Experiment

Wie kriegt man die Farbe aus der Möhre?

Zeitaufwand:	20 Minuten
Beobachtungs-zeitraum:	20 Minuten

Die orangene Farbe der Karotte ist Betakarotin: Dieses ist die Vorstufe von Vitamin A. Damit es in den Körper gelangen kann, muss es aber zunächst mal in Fett gelöst werden. Nur so kann es durch die Darmwand wandern. In diesem Versuch kannst du beobachten, wie Betakarotin aus der Möhre herausgelöst wird.

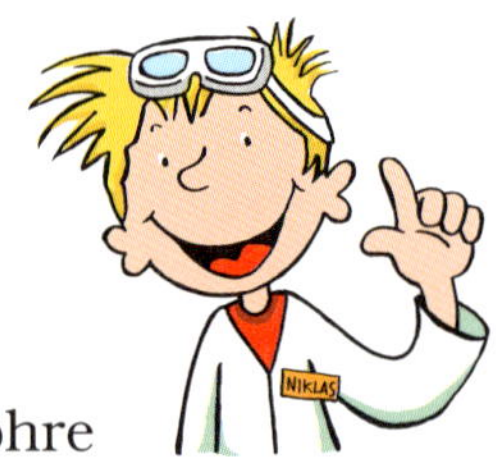

Stelle folgende Dinge bereit, die du für dein Experiment brauchst:

- 1 kleines Stückchen Möhre
- 1 Reibe
- 2 kleine Gläser
- etwas Wasser
- etwas farbloses Pflanzenöl
- 1 Löffel

Versuchsverlauf

- Zerreibe die Möhre, so dass du ca. einen Teelöffel Möhrenschnitzelchen erhältst.
- Verteile dic Schnitzel auf die beiden kleinen Gläser.
- Gib nun in das eine Glas etwas Wasser und in das andere etwas von dem Öl. Rühre kräftig um und warte einen Moment ab.

Genauer betrachtet

Das Wasser wird leicht orange gefärbt. Das Öl hingegen färbt sich sichtbar stärker orange, da sich der Farbstoff Betakarotin im Fett deutlich wohler fühlt. Er löst sich in Fett. Nur mit etwas Fett ist es möglich, das Betakarotin durch die Darmwand in den Körper aufzunehmen. Und auch in deinem Körper wird Betakarotin ins Fettgewebe eingelagert. Die Fettschicht unter der Haut färbt sich dadurch sogar leicht orange braun. Das sieht man besonders oft bei Babys, die jeden Tag Möhrenbrei essen.

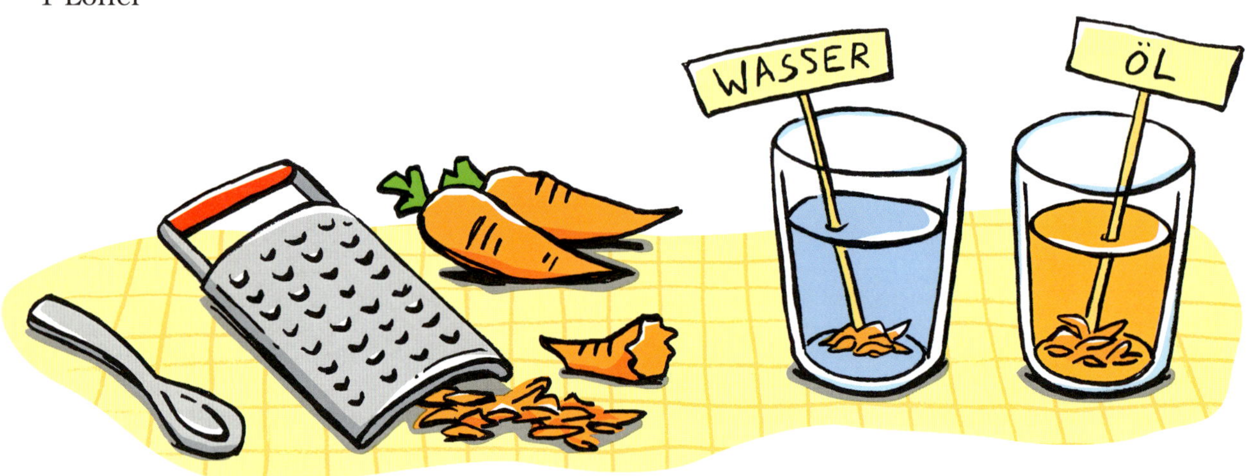

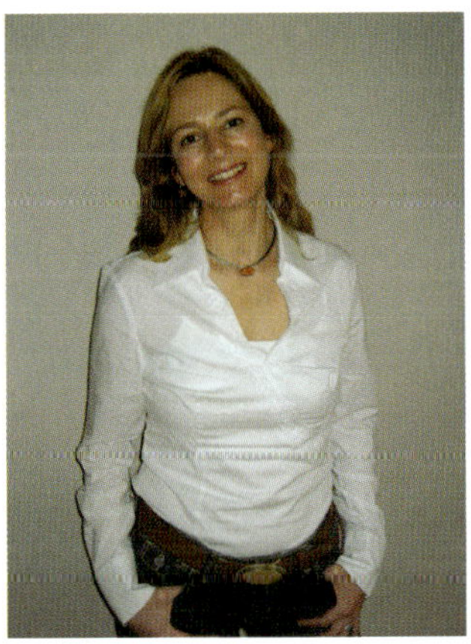

Die Autorin
Sonja Floto-Stammen wurde 1968 in Kerken am Niederrhein geboren. Nach dem Studium der Ernährungswissenschaften in Gießen (1987-1992) folgten die Promotion und die freiberufliche Tätigkeit als Autorin für Zeitschriften. In den Jahren 1994 bis 1999 arbeitete Frau Floto-Stammen als Marketingleiterin für die Firma eismann city Berlin und spezialisierte sich nach der Familiengründung und der Geburt ihrer Tochter (Lara) und ihres Sohnes (Lennard) auf Kinderernährung.
Seit 2000 arbeitet sie freiberuflich als Marketingberaterin und Autorin. Im moses. Verlag hat sie bereits die beiden Titel „Montag ist Piratengulasch Tag“ und „Pocket Quiz: Essen & Trinken“ veröffentlicht.

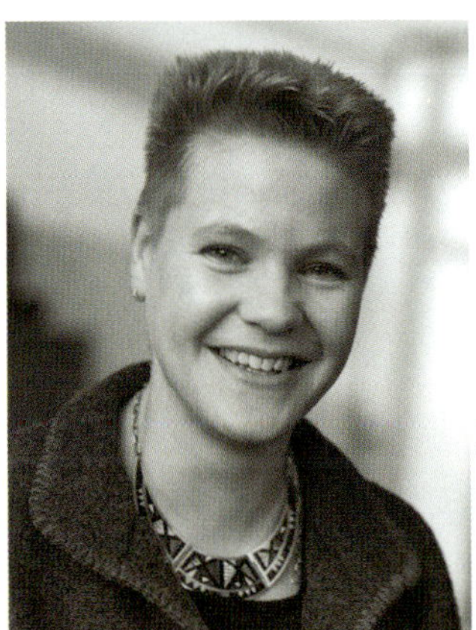

Foto: Stephan Brendgen

Die Illustratorin
Charlotte Wagner absolvierte von 1989 bis 1992 eine Ausbildung zur Werbeassistentin. 1992 folgte ein Grafikdesign-Studium an der Fachhochschule Dortmund mit Schwerpunkt Illustration und Siebdruck. Frau Wagner verbrachte ein Auslandssemester in Norwegen, um an der Kunsthochschule in Bergen zu studieren. Seit 1999 – nach erfolgreichem Abschluss ihres Diplom-Studiums – arbeitet sie freiberuflich als Illustratorin für Werbeagenturen, Zeitschriften und Buchverlage und erfüllt seit 2001 einen Lehrauftrag für Druckgrafik/Siebdruck an der Fachhochschule Dortmund im Fachbereich Design.
„Von Kakaokühen und Rülpsbakterien“ ist ihre erste Veröffentlichung im moses. Verlag.

Stichwortregister

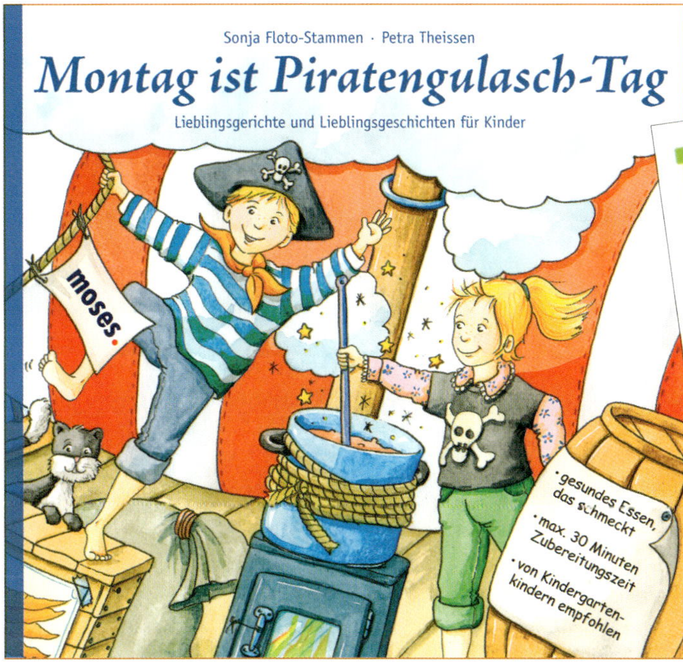

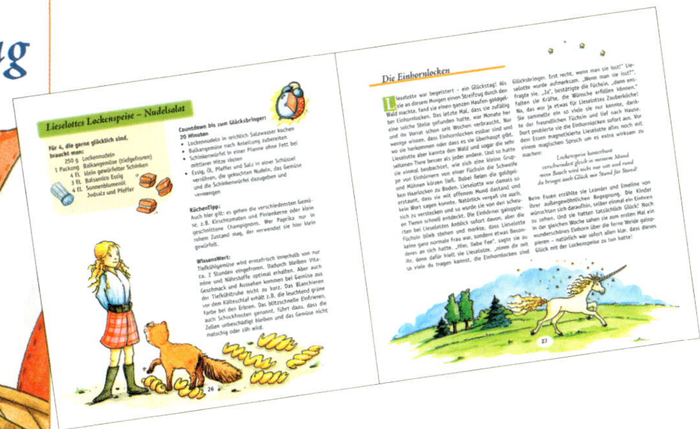

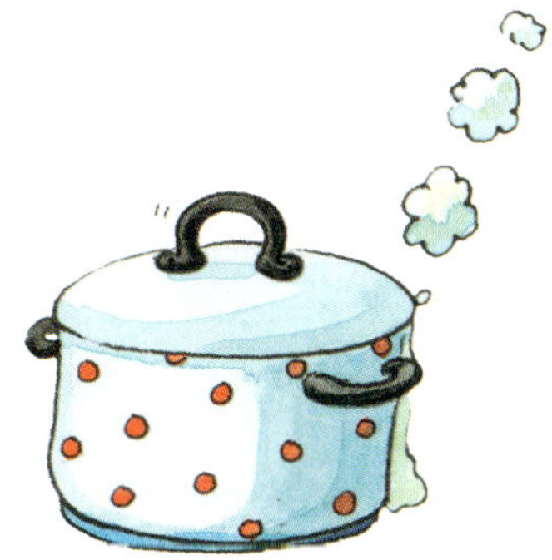

Montag ist Piratengulasch-Tag

Lieblingsgerichte und Lieblingsgeschichten für Kinder

Was hat Paprikagemüse mit „Piratengulasch“ zu tun? Was Möhren mit „Knackraketen“ und Kartoffel-Omelett mit „Blitzgescheit-Torte“?

„Montag ist Piratengulasch-Tag“ macht aus unpopulären Lebensmitteln wie Spinat, Möhren, Kohlrabi & Co. endlich Lieblingsgerichte für Kinder. Durch die fantasievollen Kurzgeschichten wird Essen zu einem märchenhaften Erlebnis.
Ein Kochbuch für Eltern und ein Geschichtenbuch für Kindergartenkinder.

Sonja Floto Stammen:
Montag ist Piratengulasch-Tag
Lieblingsgerichte und Lieblingsgeschichten für Kinder
Durchgehend farbig illustriert von Petra Theissen
Mit Wasser abweisenden, abwischbaren Innenseiten
64 Seiten, 23 x 23 cm, Spiralbindung

€14,95 (D), €15,40 (A), SFr 26,90
ISBN 3-89777-325-2

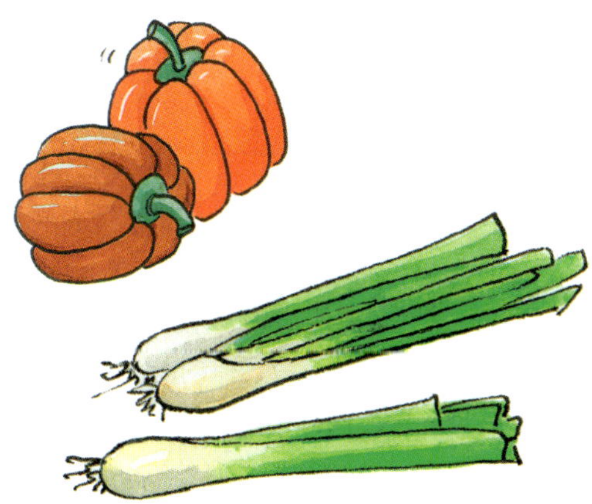

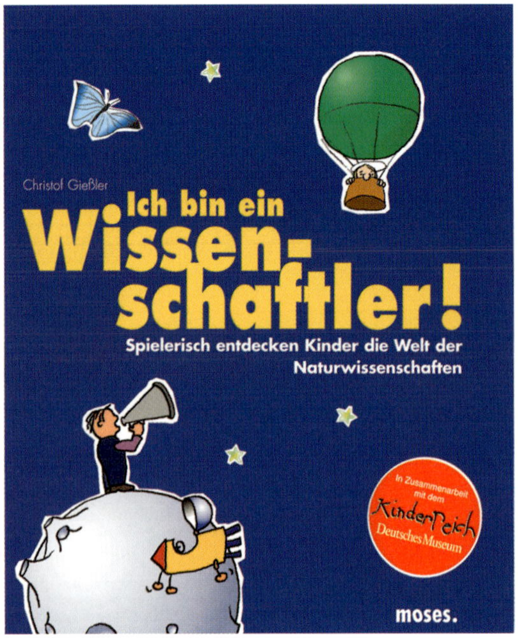

Ich bin ein Wissenschaftler!

Spielerisch entdecken Kinder die Welt der Naturwissenschaften

In Zusammenarbeit mit dem Kinderreich des Deutschen Museums in München.

Warum kann man im Bad so gut singen? Wie funktioniert eine Kamera? Wie misst man mit einem Kiefernzapfen die Luftfeuchtigkeit und wie bastelt man aus Milchtüten ein Periskop?

Mit „Ich bin ein Wissenschaftler" können Kinder spielerisch Naturwissenschaften entdecken und selbst zu Hause auf Forschungsreise gehen. Chemische und physikalische Phänomene werden anschaulich und kindgerecht erklärt. Viele aufregende Versuche warten auf neugierige Nachwuchswissenschaftler ab 6 Jahren. Liebevoll illustriert vom Autor.

Christoph Gießler:
Ich bin ein Wissenschaftler!
Spielerisch entdecken Kinder die Welt der Naturwissenschaften
Durchgehend farbig illustriert von Christoph Gießler
96 Seiten, 24 x 29,5 cm, Hardcover
€15,95 (D), €16,40 (A), SFr 28,50
ISBN 3-89777-210-8

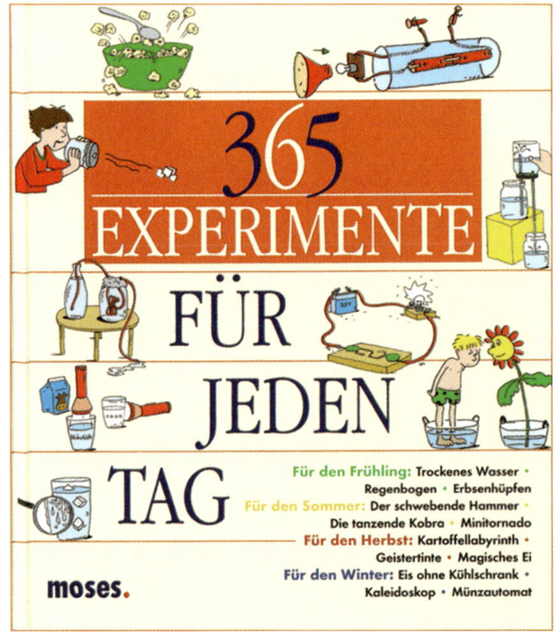

365 Experimente für jeden Tag

Gibt es trockenes Wasser? Kann man Luft quetschen? Was ist der Bananentrick und wie baue ich eine Taschenlampe?

Mitten im Alltag gibt es die erstaunlichsten Phänomene – 365 spannende Experimente für jeden Tag des Jahres bringen sie ans Licht und enthüllen die faszinierenden Tricks der Natur. Alle Experimente sind kinderleicht nachzumachen mit einfachen, haushaltsüblichen Materialien. Für Forschernachwuchs ab 8 Jahren.

Anita van Saan:
365 Experimente für jeden Tag
Zahlreiche Illustrationen von Dorothea Tust
256 Seiten, 21 x 24 cm, Hardcover
€14,95 (D), €15,40 (A), 26,90 (SFr)
ISBN 3-89777-113-6

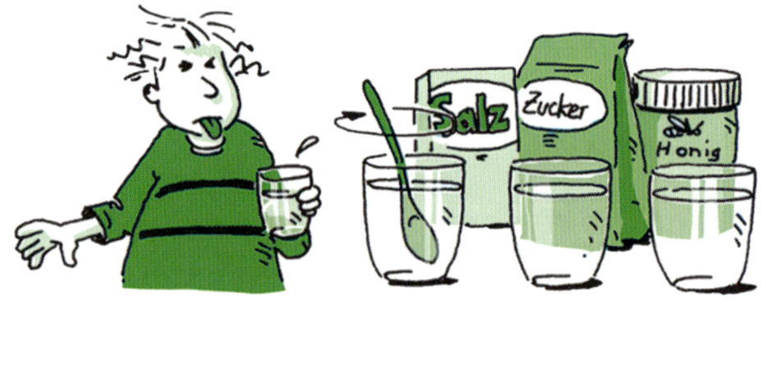